*Dieter Bürgin/Barbara Steck*

*Seelischer Schmerz bei Kindern und Jugendlichen*

Psychische Entwicklung ist mit Loslassen und Neuergreifen, mit Verlustschmerz und Funktionslust verknüpft. Frustration und Trennung sind meist mit seelischem Schmerz verbunden. Seelischer Schmerz wird im Gehirn gleich repräsentiert wie körperlicher und kann auch unter dem Aspekt eines oft die jeweiligen Toleranzgrenzen überschreitenden Stress betrachtet werden. Somit ist der Umgang mit Seelenschmerz zentral für eine möglichst konfliktfreies Voranschreiten des Entwicklungsprozesses von Kindern und Jugendlichen. Bei Wegfall äußerer Schutzgaranten (z. B. der primären Bezugspersonen) ist das Kind nur noch auf seine inneren Abwehren angewiesen, um schmerzliche Zustände erträglicher zu machen. Je nach der Bearbeitung wird dieser Abwehrprozess mit unterschiedlich störenden Symptomen »bezahlt«.

Die psychoanalytischen, allgemein- und neuropsychologischen Aspekte des seelischen Schmerzes werden erörtert und dann an Beispielen von Gesprächen und/oder supervidierten psychoanalytischen Psychotherapien exemplifiziert. Dabei wird von einer größeren Zahl expliziter Grundannahmen ausgegangen. Zu diesen gehört z. B., dass in Übertragungs-/Gegenübertragungs-Bewegungen im analytisch-therapeutischen Prozess mehr oder weniger gut repräsentierte, traumatische Konvolute archaischer Beziehungsrepräsentanzen reaktiviert werden. Durch ein entsprechend angemessenes Aufnehmen (Containment) und eine sorgfältige Transformation in sprachliche Elemente besteht im dialogischen Ablauf zwischen den beiden Protagonisten die Möglichkeit, neue Beziehungserfahrungen mit einer parallel ablaufenden partiellen Umgestaltung solcher archaischer oder auch entwickelterer Repräsentanzen zu machen.

Im psychotherapeutischen Prozess gilt es, dem Kind (und den Eltern) zu helfen, ihre schmerzlichen Erfahrungen und den damit verknüpften Stress wahrzunehmen, ihn auf ein erträgliches Niveau zu reduzieren und die Trauerarbeit schon von Kleinkindern, aber durchaus auch weiter bis zur Adoleszenz, bei Verlusten so in Gang zu bringen, dass möglichst keine pathologische Trauer entsteht. Die bisher nicht integrierten, affektiven Erfahrungen der Vergangenheit werden, eingeschrieben in die analytisch-psychotherapeutische Beziehung, in der Gegenwart dem Bewusstsein zugeführt, in irgendeiner Form wiederempfunden und in eine Zeitfolge wie auch eine persönliche Geschichte integriert. Das spielerische und durch die therapeutischen Interventionen der Sprache zugeführte Durcharbeiten erleichtert die Integrationsarbeit.

*Dieter Bürgin*, Prof. em. Dr. med., war Ordinarius und langjähriger Chefarzt der Psychiatrischen Universitätsklinik für Kinder und Jugendliche in Basel. Er ist Ausbildungsanalytiker der Schweizerischen Gesellschaft für Psychoanalyse (IPA), in verschiedenen internationalen Gremien tätig und Autor zahlreicher Fachpublikationen sowie vieler Bücher. Bei Brandes & Apsel: *Psychoanalytische Grundannahmen* (2020), *Gilgamesch - eine verlorene Illusion?* (2019).

*Barbara Steck*, Dr. med., Priv. Doz. für Kinder- und Jugendpsychiatrie und -Psychotherapie der Universität Basel; Psychoanalytikerin und Familientherapeutin; war langjährig an den Kinder- und Jugendpsychiatrischen Universitätskliniken von Basel und Lausanne tätig; arbeitet in privater Praxis und ist Autorin und Co-Autorin von zahlreichen Publikationen.

Dieter Bürgin / Barbara Steck

# Seelischer Schmerz bei Kindern und Jugendlichen

Psychoanalytisch-psychotherapeutische Perspektiven

Brandes & Apsel

Auf Wunsch informieren wir Sie regelmäßig mit unseren Katalogen *Frische Bücher* und *Psychoanalyse-Katalog*. Wir verwenden Ihre Daten ausschließlich für die Zusendung unserer beiden Kataloge laut der EU-Datenschutzrichtlinie und dem BDS-Gesetz.
*Bitte senden Sie uns dafür eine E-Mail an info@brandes-apsel.de mit Ihrer Postadresse.* Außerdem finden Sie unser Gesamtverzeichnis mit aktuellen Informationen im Internet unter: www.brandes-apsel.de sowie www.kjp-zeitschrift.de

1. Auflage 2021


Cover & DTP: Brandes & Apsel Verlag
Umschlagabbildung: Haci Sami Yaman – Galerie ART CRU Berlin. Mit freundlicher Genehmigung.
Druck: STEGA TISAK d.o.o., Printed in Croatia
Gedruckt auf einem nach den Richtlinien des Forest Stewardship Council (FSC) zertifizierten, säurefreien, alterungsbeständigen und chlorfrei gebleichten Papier.

Bibliografische Information der Deutschen Nationalbibliothek:
Die Deutsche Nationalbibliothek verzeichnet diese Publikation in der Deutschen Nationalbibliografie; detaillierte bibliografische Daten sind im Internet über www.ddb.de abrufbar.

ISBN 978-3-95558-317-0

# Inhalt

»When deprived of something, children react with such a great intensity, either of protest or sadness, that it seems as though the experience they are living at the moment completely invades all aspects of their life…«[1]

# 1. Seelischer Schmerz

Von den äußerst vielfältigen und zahlreichen Quellen seelischer Schmerzen und deren Auswirkungen werden in diesem Buch die neurobiologischen und die psychoanalytischen Aspekte beschrieben. Insbesondere wird der seelische Schmerz infolge von Stress und psychischer Traumatisierung diskutiert, und es werden auch die Wechselwirkungen zwischen psychischem und somatischem Schmerz erörtert (Bürgin & Steck, 2020). Überdies wird der seelische Schmerz im Trauer- und im psychotherapeutischen Prozess kurz erwähnt.

Seelischer Schmerz kann bei somatischen, neurologischen oder psychischen Krankheiten auftreten. Bei Kindern und Jugendlichen stellen aber auch kürzere oder länger andauernde Interaktionen mit einer für ihre Entwicklung nur suboptimalen Umwelt eine z. T. schwerwiegende Quelle für seelische Schmerzen dar.

Nach der Darstellung der diesem Buche zu Grunde liegenden Grundannahmen theoretischer Art (Bürgin et al., 2020) werden verschiedene klinische Erscheinungsformen mittels der Beschreibung von vielfältigen Lebenssituationen von Kindern und Jugendlichen erläutert und diskutiert.

Wir sprechen hier vom Seelenschmerz als einer psychischen Grundtatsache. Er hat, wie bereits von Freud festgestellt, mit Sehnsucht und Hilflosigkeit zu tun. Seelenschmerz lässt sich nicht genau definieren und umschreiben. Er liegt zwar an den Schnittstellen des Körpers und der Psyche, aber auch an der des Lebendigen oder Toten. Zumeist wird er im Körper und dort im unteren Brustbereich lokalisiert.[2]

---

1 »Wenn ihnen etwas vorenthalten wird, reagieren Kinder mit einer so großen Intensität, entweder aus Protest oder aus Traurigkeit, dass es scheint, als ob die Erfahrung, die sie in diesem Moment machen, alle Aspekte ihres Lebens vollständig einnähme« (Matte-Blanco, 1975, S. 239; Übersetzung der Autoren).

2 Es ist nicht erstaunlich, dass der psychische Schmerz auf der körperlichen Ebene oft in der Herzregion gefühlt wird, spricht man doch von Herzschmerz, ein Schmerz beim realen oder subjektiv empfundenen Liebesverlust. Dies wird z. B. deutlich in psychoanalytischen Psychodramagruppen, in denen nonverbale Kommunikationen bei gewissen Kindern im Vordergrund stehen. Ihre Handbewegung richtet sich bei Schmerzempfindungen auf die Herzgegend.

Der Seelenschmerz hat nichts mit hypochondrischen oder psychosomatisch bedingten Schmerzen zu tun. Er kann aber durch hypochondrische Klagen oder psychosomatische Schmerzen ausgedrückt werden. Es handelt sich auch nicht um Schuldgefühle oder Unlust. Er ist meist mit dysphorischen Affekten und ängstlich-ärgerlichen, sehnsuchtsvoll-tiefbetrübten oder auch hasserfüllten Gefühlen verknüpft.

## 1.1 Schmerz bei Sigmund Freud

Freud hat sich verhältnismäßig wenig zum »Schmerz« geäußert. Unlust als Antipode von Lust stand für ihn viel mehr im Vordergrund. Der Ausgangspunkt seiner Überlegungen betrifft den somatischen Schmerz. »Auch vom Schmerz wissen wir sehr wenig. Den einzig sicheren Inhalt gibt die Tatsache, dass der Schmerz – zunächst und in der Regel – entsteht, wenn ein an der Peripherie angreifender Reiz die Vorrichtungen des Reizschutzes durchbricht und nun wie ein kontinuierlicher Triebreiz wirkt, gegen den die sonst wirksamen Muskelaktionen, welche die gereizte Stelle dem Reiz entziehen, ohnmächtig bleiben« (Freud, 1926, S. 204). Die spezifische Unlust des körperlichen Schmerzes ist also eine Folge davon, »dass der Reizschutz in beschränktem Umfange durchbrochen wurde« (Freud, 1920, S. 29). Das Gleiche gilt, wenn der Schmerz von einem inneren Organ ausgeht. Schmerz wird oft mit Unlust gleichgesetzt.

Die narzisstische Besetzung der schmerzenden Körperstelle wirkt entleerend auf das Ich. Man spricht von einem »lähmenden« Charakter des Schmerzes, der eine Verarmung aller anderen Systeme nach sich zieht. Der Schmerz hat einen imperativen Charakter. Der von Schmerz Gepeinigte zieht sein Interesse an Dingen der Außenwelt, d. h. seine Libidobesetzungen, auf sein Ich zurück und aktiviert eine »Gegenbesetzung«, »zu deren Gunsten alle anderen psychischen Systeme verarmen, so dass eine ausgedehnte Lähmung oder Herabsetzung der sonstigen psychischen Leistung erfolgt« (Freud, 1926, S. 30). Wenn das »Unlustmotiv [d. h. der Schmerz] eine stärkere Macht gewinnt als die Befriedigungslust«, dann ist eine Bedingung zur Abwehraktivität des Ichs gegeben (Freud, 1915, S. 249).

Die Konsequenz dieser Sätze ist enorm, wenn man bedenkt, dass seelischer Schmerz für den Säugling wegen des unausweichlichen Besetzungsabzugs von der Außenwelt und der nachfolgenden Abwehraktivitäten geradezu dem Gegenteil der nach außen Wendung der Besetzungen entspricht, die für die Entwicklung entscheidend sind.

»Es ist überdies keine Frage, dass der Schmerz eine besondere Qualität hat, die sich neben der Unlust geltend macht« (Freud, 1895b, S. 413). Freud beschreibt bei Erinnerungsvorgängen das Auftauchen von Affekten, die ›nicht Schmerz‹ sind, aber ›Ähnlichkeiten mit ihm‹ haben und ›Unlust‹ enthalten und damit eine ›Abfuhrneigung‹ aufweisen. Denn »durch die Besetzung von Erinnerungen [wird] Unlust aus dem Körperinnern entbunden« (a. o. O.). Schmerz scheint eine »ganz besonders ausgiebige Bahnung« zu Unlust- und Affektentbindung zu hinterlassen. Aus dem Schmerzerlebnis erfolgt eine Vermeidung, das entsprechende Erinnerungsbild besetzt zu halten. Primäre Schmerzerlebnisse dürften durch reflektorische Abwendungen zu Ende gebracht worden sein. Bei der »reflektorischen Beendigung eines Schmerzerlebnisses [wird] die feindliche Wahrnehmung durch eine andere ersetzt« (a. o. O., S. 442).

Wenn ein Baby reichliche Schmerzerfahrungen macht, so steht es nicht nur vor der Frage, wie mit der Hilflosigkeit umzugehen, sondern auch vor der Tatsache, dass jeder neue Schmerz – durch seine Ähnlichkeit mit den erinnerten, früheren Schmerzen – es in dieselbe Erlebnisposition bringt, die durch die ursprünglichen Schmerzerfahrungen ausgelöst worden sind. Damit ist es übermächtigen Abwehrversuchen ausgesetzt, die es mit den primitiven Mitteln, die ihm zur Verfügung stehen, zu realisieren versuchen muss. Vermeidungen werden sich dabei besonders hervortun und die Bahnungen für Unlusterlebnisse werden, da verstärkt, zu besonders häufigen und intensiven Negativerlebnissen Anlass geben.

Bisher war von körperlichen Schmerzen die Rede. Solche Schmerzen sind noch unabhängig von Bedürfniserlebnissen. Empfindungen des Objektverlustes können aber dem körperlichen Schmerz gleichgestellt werden. »An der Trauer, mit der wir uns bereits früher beschäftigt haben, blieb ein Zug völlig unverstanden, ihre besondere Schmerzlichkeit […]. Wann macht die Trennung vom Objekt Angst, wann Trauer und wann vielleicht nur Schmerz?« (Freud, 1926, S. 202) »Der Schmerz ist also die eigentliche Reaktion auf den Objektverlust, die Angst auf die Gefahr, welche dieser Verlust mit sich bringt« (a. o. O., S. 203/204).

»Die intensive, infolge ihrer Unstillbarkeit stets anwachsende Sehnsuchtsbesetzung des vermissten (verlorenen) Objekts schafft dieselben ökonomischen Bedingungen wie die Schmerzbesetzung der verletzten Körperstelle […]. Der Übergang vom Körperschmerz zum Seelenschmerz entspricht dem Wandel von narzisstischer zur Objektbesetzung […]. Die vom Bedürfnis hochbesetzte Objektvorstellung spielt die Rolle der von dem Reizzuwachs besetzten Körperstelle […]. Die Kontinuität und Unhemmbarkeit des Besetzungsvorganges bringt den gleichen Zustand der psychischen Hilflosigkeit [wie beim körperlichen Schmerz] hervor« (Freud, 1926, S. 205). »Mag das Ich in dem einen Falle einen Schmerz, der nicht aufhören will, erleben, im anderen Falle eine Bedürfnisstauung, die keine Befriedigung finden kann, die ökonomische Situation ist für beide Fälle die nämliche und die motorische Hilflosigkeit findet in der psychischen Hilflosigkeit ihren Ausdruck« (a. o. O., S. 201).

Das Baby oder Kleinkind, welches hohe körperliche oder seelische Schmerzquantitäten zu erleben gezwungen ist, sieht sich also mit einer riesigen Menge Hilflosigkeitsgefühlen konfrontiert, deren Abwehr sehr häufig nicht nur viel psychische Arbeit erfordert, sondern die oft auch nur um den Preis von Ich-Funktionsverzerrungen verschiedenster Art erreicht werden kann.

»Ebenso wie Bedürfnisspannungen, kann auch der Schmerz unbewusst bleiben, dies Mittelding zwischen äußerer und innerer Wahrnehmung, der sich wie eine innere Wahrnehmung verhält, auch wo er aus der Außenwelt stammt« (Freud, 1923, S. 250). Oft gelingt es uns nur allmählich, hinter den manifesten Symptomen eines Kindes oder Jugendlichen die verdeckten und abgewehrten Verursachungen durch frühinfantil erlebte Schmerzen aufzufinden. Natürlich besteht bei den entsprechenden Patienten ein nicht geringer Widerstand gegen diese Bewegungen, die sie früher oder später mit dem infantilen Schmerzerleben wieder in Kontakt bringen. Diese Kinder und Jugendlichen sind erst bereit, sich so heiklen Infantilerfahrungen auszusetzen, wenn die bestehende, analytisch-therapeutische Beziehung genügend vertrauensvoll besetzt werden kann und eine gewisse Regulationsfähigkeit der Affekte erworben worden ist, die es ermöglicht, dass die Übertragungs-/Gegenübertragungsbewegungen nicht überschwemmend und damit retraumatisierend werden.

Die Idee einer »rückläufigen«, vom Gedächtnis ausgehenden Schmerzerregung (Freud, 1895a, S. 248), die halluzinativ den Schmerz wiederaufleben lässt, beruht auf einer übermäßigen Erregbarkeit des schmerzempfindenden »Apparates«. Besteht eine solche Situation, so kann die von Gedächtnisspuren ausgehende, erneute Schmerzerfahrung wie ein Wiederholungszwang aussehen. Sie kommt in Tat und Wahrheit aber einem Unvermögen gleich, sich gegen diese Mottbrände, gegen diese Schwelbrände zu wehren. Dies gelingt oft erst nach längerer Zeit, wenn sich die Ich-Funktionen durch die tragende Beziehung zur analytisch-therapeutischen Person soweit verbessert haben, dass das Ich sich nicht anhaltend in chronischer Hilflosigkeit befindet.

Neben vielen bekannten Dressureffekten bei Tieren wird über den Einsatz von Schmerzen zur Machtausübung über Menschen nicht gerne gesprochen. Schmerz kann – im Laufe von Handlungen im Sinne einer »schwarzen Pädagogik« – eingesetzt werden, um auf ein Individuum »lenkend« einzuwirken, d. h., um es zu dressieren, damit es in eine bestimmte Richtung geht oder sich dorthin entwickelt. Die Behandlung von Kriegsneurotikern im Ersten Weltkrieg durch Militärpsychiater mittels einer schmerzhaften Starkstrombehandlung, die bis zur Unerträglichkeit eingesetzt wurde und bei der es auch zu Todesfällen sowie Suiziden kam, ist nur ein

Beispiel für den sadistisch-sorglosen Umgang mit Schmerzzufügung als Gewaltmittel zwischen Menschen (s. Freud, 1920/1955, S. 708/709).

Wenn früher – nach damaligen, heute kaum mehr nachvollziehbaren Grundannahmen – kochbuchmäßig empfohlen wurde, Babys, die schrien, ruhig eine bis zwei Stunden schreien zu lassen, so war man sich wahrscheinlich nicht über den iatrogenen Sadismus und die Spuren im Klaren, die ein solches Verhalten in der Innenwelt eines Kindes hinterließ. Rationalisierend sprach man davon, dies sei »gut für die Lungen«. Wer würde denn einen erwachsenen Menschen, mit dem man in enger Beziehung steht, einfach in ein Zimmer wegsperren und so lange schreien lassen?

Wenn wir im Folgenden dem Schmerzerleben von Kindern und Jugendlichen folgen wollen, so nicht in der Vorstellung, diesen Wesen in Entwicklung sei jeglicher Schmerz zu ersparen, sondern um die Schmerzempfindungen von Säuglingen, Kleinkindern, Kindern und Jugendlichen ernst zu nehmen und sie zu respektieren; vor allem aber, um zu sehen, ob und wie weit es möglich wird, die beeinträchtigenden Folgen frühester Schmerzerfahrungen, zusammen mit den Patienten, so zu transformieren, dass deren Entwicklung leichter voranschreiten kann.

Ausgehend von psychoanalytischen Grundannahmen suchen wir hinter den symptomatisch-phänomenologischen Erscheinungsbildern von Störungen im Kindes- und Jugendalter stets die intrapsychische und die interpersonale Dynamik zu erfassen. Die in Kapitel fünf aufgeführten Problemfelder erfassen längst nicht alle Störungsarten. So fehlt die Darstellung von Schmerzverarbeitungsformen in der Kindheit und in der Jugendzeit bei autistischen Syndromen, Depressionen, frühkindlich-psychotischen Störungen, bei einer Vielzahl von psychosomatischen Störungen, bei todkranken und sterbenden Kindern, bei Kindern und Jugendlichen mit einem sogenannten »Migrationshintergrund«, beim Münchhausen-by-proxy-Syndrom usw. Die Liste würde zu lange, wollten wir das gesamte Spektrum der Kinder- und Jugendpsychiatrie ausloten. Die dargestellten Vignetten sollen die Anwendung der theoretischen Überlegungen in der Praxis erleichtern und fördern und dem Phänomen »Schmerz« einen angemessenen, klinischen Platz einräumen.

Das Schuldproblem der Schmerz verursachenden Person und die entsprechenden Wiedergutmachungs- und Reparationsversuche wie auch die Mechanismen der Identifizierung eines Kleinkindes mit dem Schmerz verursachenden Aggressor sind bei allen Situationen körperlichen und seelischen Schmerzes bei Kindern und Jugendlichen zu beobachten. In der Adoleszenz werden sie durch die entsprechenden Neubesetzungen oft und mit großer Heftigkeit, aber in einer Neufassung, welche die Urfassung kaum mehr erkennen lässt, wiederbelebt. Welche Bedeutung dem Schmerz innerhalb der Entwicklung der Eltern-Kind-Beziehung grundsätzlich zukommt, wird im Kapitel sechs besprochen.

## 1.2 Schmerz und Tränen

Sowohl körperlicher als auch seelischer Schmerz ist vielfach – ganz besonders aber im Säuglings-, Kleinkind- und Kindesalter wie auch in der Adoleszenz – mit Weinen verknüpft. Natürlich kann Weinen willentlich oder durch viele unbewusste Abwehren unterdrückt werden.

Rein phänomenologisch ist Weinen mit Tränenabsonderung, mimischen Veränderungen (z.B. Grimassieren, Mundwinkel herunterziehen), Dilatation der Venen der Konjunktiva, Schwellung der Lieder oder des gesamten Gesichts, Heulen, Veränderungen der Atmung (Schluchzen), motorischen und Haltungsveränderungen (z.B. Abfall des Muskeltonus, Störung willentlicher Handlungen) und vor allem aber mit Stimmungsveränderungen verknüpft. Es handelt sich um eine parasympathische Innervation, d.h. um einen Anstieg des Vagustonus.

Weinen als einerseits psychobiologisches und andererseits vor allem emotionales Phänomen ist eine exklusiv menschliche Äußerungsform (Löfgren, 1966). Zu Beginn des Lebens ist Weinen ein Ausdruck von Unlust bzw. körperlichem Schmerz. Etwa nach der dritten Lebenswoche ist affektives Weinen zu beobachten. Es wird jetzt durch Hunger, körperlichen Schmerz, intrakorporale Schmerzempfindungen wie Koliken, laute Geräusche und später auch durch fremde Gesichter, Angst, Frustration, Entbehrung, Verlust von Menschen oder Gegenständen sowie bei Mitleid, Hilflosigkeit, Hoffnungslosigkeit, Erniedrigung oder Scham ausgelöst und bringt auch Vorwürfe zum Ausdruck. Grundsätzlich entspricht das Weinen also einer Mitteilung an die Mutter, dass etwas Wichtiges nicht stimmt. Es gibt Kunde von einem Zustand von Disstress (Greenacre, 1965). Knaben weinen mehr als kleine Mädchen. Dies ändert sich nach der Pubertät. Erwachsene Frauen weinen dreimal mehr als Männer. Weinen kann auch ausgelöst werden durch besonders heftiges Berührt-Werden, sei dies optischer, akustischer, emotionaler oder szenischer Art. Tränen können auch bei Wut beobachtet werden. Die Frequenz des Weinens nimmt über die Jahre ab und höchstens wieder im Alter zu. Psychopathologisch findet sich Weinen oft bei depressiven Erkrankungen (allerdings nicht in der tiefen Depression), bei Angststörungen, aber nur wenig bei Psychosen.

Weinen ist oft mit einem Spannungsabfall und manchmal mit dem Wunsch, einzuschlafen, verknüpft. Tränen gelten – und dies im Gegensatz zu anderen Körpersekretionen – als eine absolut reine und damit einzigartige Körperabsonderung. Neben ihrer physiologischen Funktion der Feuchthaltung und des Schutzes der Augen vor Infektion befördern sie ein unbekanntes Etwas aus dem Körperinneren in die Außenwelt. Anfänglich vor allem mit Schmerz korreliert, weitet sich ihr Verknüpfungssystem mit anderen Affekten und situativen Bedingungen immer mehr aus, sodass Tränen im Laufe des Lebens ein immer breiteres Bedeutungsspektrum abdecken.

Trauer kann als eine Art prototypischer Affekt verstanden werden, der dem Weinen zu Grunde liegt. Aber auch Machtlosigkeit, körperliche Verletzung mit körperlichem Schmerz, auferlegte Passivität, Scham und Erniedrigung sind oft mit Weinen verknüpft. Immer geht es eigentlich darum, den gefährlichen Zustand von viel aufgestauter aggressiver Energie in Richtung eines Gegenübers zu entladen oder mindestens zu reduzieren, und das möglichst in der unstrukturierten Form des Weinens. Gelingt dies, so können Gefühle von Zärtlichkeit und Liebe, gleichsam getrennt von der Aggressivität, verstärkt empfunden werden. Durch Weinen wird ein aggressives Problem autoplastisch verändert. Das Phantasma umfasst vielfach die Vorstellung, Schlimmes, Böses oder Aggressives wegwaschen zu können. Wut wird in Traurigkeit umgewandelt, was beim Gegenüber empathische Gefühle auszulösen vermag, eine alloplastische Veränderung, anstelle einer potenziell aggressiv-defensiven Antwort, ein Schutzmechanismus vor der Aggression des Gegenübers.

## 1.3 Seelenschmerz und Verlust

Seelenschmerz hat mit dem Verlust oder der Unmöglichkeit einer intensiven libidinösen Besetzung einer Objektrepräsentanz irgendwelcher Art zu tun, kommt einer Verzweiflung über ein Ausgeliefert-Sein und etwas nicht verändern zu können gleich. Jegliche Art eines unersetzbaren und anhaltenden Verlustes lässt die für die Erhaltung des emotionalen Gleichgewichtssystems wichtige intrapsychische Omnipotenz scheitern. Scheiternde Omnipotenzstrebungen sind in den meisten Fällen mit narzisstischen Verletzungen, Hassgefühlen und Zerstörungswünschen verknüpft. Wenn der Seelenschmerz heftig ausgebildet ist, so zerreißt er das Gefühl einer »continuity of being« (Winnicott, 1974) und damit Schutzhüllen des Selbst. Oft wird er im meist unbewussten, aber auch im bewussten Fantasieleben als eine Attacke auf das Selbst oder als Selbstverlust erlebt.

Es liegt daher auf der Hand, dass der Seelenschmerz zu unterschiedlichen Zeiten der psychischen Entwicklung unterschiedliche Auswirkungen auf die intrapsychischen Abläufe hat. Ein sehr elaborierter Seelenschmerz hat zumeist Wurzeln im frühesten Säuglingserleben. Wird zum Beispiel das noch völlig undifferenzierte Kern-Selbst durch die Schmerzintensität zerrissen, so resultiert daraus eine massive Entwicklungsstörung.

Ein Zuviel, ein Zuwenig oder eine völlig inadäquate Qualität von interaktiver Stimulation, d.h. jede entwicklungsmäßig bedingte Überforderung, wie auch die

Unmöglichkeit, einen emotionalen Kontakt mit dem für die Entwicklung notwendigen Gegenüber herzustellen (z. B. bei depressiven, psychotischen oder drogenabhängigen Eltern), kann wegen des Unvermögens, für diese Zustände aus eigenen Mitteln Abhilfe zu schaffen, unerträglichen Seelenschmerz verursachen.

Die ersten Quellen eines Seelenschmerzes dürften in den ersten Lebensmonaten lokalisiert werden, dann nämlich, wenn noch eine Psyche-Körper-Zeit-Raum-Einheit und damit eine Ungetrenntheit zwischen Innen und Außen besteht. Im Bion'schen Sinne umfassen »Beta-Elemente« stets etwas sehr Schmerzliches, weshalb sie externalisiert werden müssen, damit sie durch die entsprechenden Betreuungspersonen in klare, nicht mehr schmerzliche und bedeutungsgeladene »Alpha-Elemente« umgewandelt werden können. Nicht-transformierte Affektanteile können im Körper verbleiben und in der Folge an der Entstehung psychosomatischer Symptome beteiligt sein (Hartung & Steinbrecher, 2018).

Ein erratisches, absolut unberechenbares und unvorhersehbares Verhalten der primären Betreuungspersonen oder eine Vernachlässigung der Autonomiebedürfnisse des Säuglings, d. h. des zentralen Wunsches, als eine eigene Person wahrgenommen zu werden, wie dies z. B. bei intensiven narzisstischen Grundstrebungen oder einer schweren Empathiestörung der primären Betreuungspersonen (mit z. B. übermäßigem Warten-Lassen des Säuglings), gegebenenfalls auch bei einer Überpräsenz der Betreuenden der Fall sein kann – all dies bewirkt unerträglichen seelischen Schmerz, der dringendst ferngehalten werden soll.

Aber auch das Ausgesetzt-Sein an Konfusionszustände der Betreuenden, die dem Säugling und/oder Kleinkind weder Ordnung noch Orientierung zu entwickeln erlauben und das junge Wesen zu einer übermäßig raschen und starken Entwicklung der Intellektualität zwingen (damit das emotional Unklare wenigstens »verstanden« werden kann und dadurch eine Orientierung zu Stande kommt), verursachen einen Seelenschmerz, der schleunigstens und mit allen Mitteln zum Verschwinden gebracht werden muss.

Hat sich ein Ich-Ideal oder ein Ideal-Selbst zu bilden begonnen, so vermag auch die Diskrepanz zwischen dem aktuellen und dem angestrebten Idealzustand mit derartigen Verlusten von Omnipotenzgefühlen verknüpft sein, dass die Selbstwirksamkeit verloren zu gehen droht, Hilflosigkeit sich einstellt und der seelische Schmerz überwältigend wirkt.

## 1.4 Seelenschmerz und Abwehr

Jede Entwicklungsphase kann durch Seelenschmerz in mehr oder weniger großem Ausmaß beeinträchtigt oder gestört werden. Das Ich versucht, seiner jeweiligen Entwicklungsebene entsprechend, die ihm in jener Entwicklungsphase zugänglichen und wirksamen Abwehr- oder Anpassungsformen rasch einzusetzen, um den Zustand der Hilflosigkeit so schnell wie möglich rückgängig zu machen.

Akhtar (2000) beschreibt vier hauptsächlichste Abwehrformen, denen er im Zusammenhang mit Seelenschmerz begegnet ist, die, wenn sie nicht entwicklungsbeeinträchtigend sind, in erster Linie Schutz bieten. Allerdings können sie rasch, vor allem in den nächsten Entwicklungsphasen, ungünstig, dysfunktional und pathogen werden:

1. Rückzug, Abkapselung;
2. manische Abwehr und Verleugnung, zum Teil Drogen und andere Genussmittel, Hypersexualität;
3. Projektion und Nötigung von anderen, sich mit den projektiv abgespaltenen schmerzlichsten Affekten zu identifizieren;
4. Form- oder Funktionsveränderungen (Konkretisierung im Somatischen – wie zum Beispiel Selbstattacken oder -verstümmelungen – oder auch im Sinne masochistischer Haltungen).

Künstlerische Aktivitäten helfen oft, Seelenschmerz kreativ umzuwandeln und damit erträglich zu machen. Reifungsarbeit im psychoanalytischen Prozess hat ähnliche Auswirkungen, da sie die Fähigkeit, seelischen Schmerz zu ertragen, erhöht und die Frustrationsintoleranz reduziert.

Es werden viele Anstrengungen unternommen, um »den Schmerz des menschlichen Lebendig-Seins zu beseitigen, zu pervertieren, zu unterbinden oder auf andere Weise abzutöten. Vielleicht ist der fast unwiderstehliche Impuls, den Schmerz und mit ihm einen Teil von uns selbst zu töten, das Menschlichste an uns« (Ogden, 2004, S. 99).

## 1.5 Seelenschmerz und Entwicklung

Der Säugling kann sich nicht selbst genügen. Er ist nicht imstande, sich selbst zu helfen, und ist damit auf die Pflege durch Andere auf Gedeih und Verderb angewiesen. Bei Geburt verfügt er vor allem über eine ungesteuerte Totalmotorik und eine gewisse sensorische Wahrnehmung. Die Anpassungsleistungen vermag er aufgrund seiner genetischen Ausstattung allein nicht zu erbringen. Er ist deshalb immer wieder Spannungszuständen ausgesetzt. Dies gilt umso mehr, als der Säugling, gemessen an übrigen Primaten, grundsätzlich zu früh geboren wird. Dies dürfte der Fall gewesen sein, damit er – nach einem Sprung im Gehirnwachstum und damit einer Vergrößerung des Kopfumfanges – noch immer den Weg durch den Beckenboden der Mutter finden konnte. Diese Frühgeburtlichkeit ist mit einer noch kaum organisierten Psychophysiologie verknüpft. Der Säugling verfügt also über eine hohe psychosomatische Instabilität, Verletzlichkeit und Fragilität (z.B. betrifft das Schlafrhythmus, Wärmeregulation, Blutzirkulation, Muskeltonus).

Viele Funktionen sind anfänglich in ihrem Ablauf recht chaotisch und finden ihre Rhythmizität erst mit der Zeit (z.B. Aktivität/Passivität oder Schlaf). Selbst das wirksame Saugen will gelernt sein. Die Entwicklung vieler Abläufe braucht eine Stimulation durch die Umwelt (z.B. die Motorik oder die sensorische Wahrnehmung); es besteht sogar geradezu ein Suchen nach angemessener Stimulation. Die Stimulierung bildet aber stets auch eine potenzielle Gefahr durch ein Zuwenig, ein Zuviel oder durch Verzerrungen. Rein körperlich braucht der Säugling Sauerstoff und Nahrung. Längeres und wirksames Saugen reguliert die Herzfrequenz und den Muskeltonus nach unten und ermöglicht einen guten Erschöpfungsschlaf. Spannungen irgendwelcher Art können oft durch liebevolles Streicheln der Haut oder sanftes Schaukeln reduziert werden.

Der Säugling ist somit in hohem Maße abhängig von einer stabilen, konsistenten und auf den Säugling bezogenen sowie auf ihn angepassten, fürsorglichen »Umwelt«, die erlaubt, sämtliche hereditären Anlagen Schritt für Schritt in dieser soziokulturell spezifischen und durch persönliche Kontinuität gekennzeichneten Umgebung zu entwickeln. Der Säugling entspricht gleichsam einem kooperativen Ursprungs- und Resonanzkern. Durch biologische Kräfte, den Triebdruck und interaktionale Erfahrungen beginnt er sich zu entwickeln. In der Folge differenziert er sich durch Aufnehmen, Sich-Aneignen und phantasmatische Ausgestaltung. Gelingt dies aufgrund von ausgeprägten Frustrationserfahrungen nicht, so ist dies, als würde der Säugling mit seinen Suchimpulsen und Besetzungswünschen alleine im Regen stehen gelassen: ein höchst schmerzlicher und verzweifelter Zustand! Werden die diesbezüglichen »Entwicklungsrechte« auf Erfüllung der nötigsten

Bedürfnisse nicht berücksichtigt, so bilden sich Schmerz und Rage, da das Individuum das ihm »Zustehende« nicht erhält, und es diese Tatsache mit beeinträchtigter Entwicklung »bezahlen« muss (Racamier, 1999).

Der menschliche Säugling kommt also nicht nur zu früh, sondern auch absolut hilflos zur Welt. Ohne Fürsorge von Erwachsenen kann er nicht überleben. Er braucht eine Stillung physiologischer Grundbedürfnisse (z. B. Nahrung, Schutz, Wärme) und auch die Befriedigung psychologischer Grundbedürfnisse (Austausch, Emotionalität, Präsenz, Empathie). Auf die letzten ist er in gleichem Ausmaß angewiesen wie auf diese physiologischer Art. Kann er auf Grund von schweren physischen oder psychischen Krankheiten, von Beziehungsunterbrüchen oder Frustrationserfahrungen durch primäre Betreuungspersonen die unbedingt erforderlichen Angebote der Umwelt, auf die er so etwas wie ein biologisches und seelisches Anrecht zu haben scheint, nicht erhalten, so entsteht ein vitaler Frustrationszustand, der mit existentiellem Unwohlsein und massivstem seelischem Schmerz verknüpft ist. Der Säugling selbst kann sich unter solchen misslichen Voraussetzungen nur anstrengen, durch Überanpassung noch das Bestmögliche zu erreichen. Er kann aber nicht eine zufriedenstellende, die Entwicklung fördernde Situation selbst herstellen, erleidet somit eine basale, existentielle Frustration. Es gelingt ihm höchstens, in etwas günstigeren Situationen eine gewisse Nachholentwicklung voranzutreiben, dann aber ist er erneut auf Gedeih und Verderb der Erwachsenenwelt ausgeliefert.

Ein Grundschmerz als vitales Signal begleitet somit seine gesamte extrauterine Lebenszeit. Überschreitet dieser eine anfänglich recht tiefliegende Schwelle, so löst er Gefühle zentraler Bedrohung aus, die meist in Schreien Ausdruck finden.

## 1.6 Schmerz und Frustration/Privation bzw. Deprivation

»Deprivation« beschreibt den Verlust von etwas, das eine Person bereits einmal erworben hatte, während der Begriff der »Privation« eine Entbehrung von Beginn an umfasst.

Primärer Mangel bei der Befriedigung vitaler körperlicher Bedürfnisse wie auch bei den Grundbedürfnissen nach Pflege, zwischenmenschlicher Zuwendung und Kontinuität, d. h. den Faktoren, die für den Aufbau des Ichs unabdingbar sind, schafft primäre Frustrationen (zum Beispiel schmerzhafte Enttäuschungen), die anders sind als spätere. Sie beeinträchtigen mehr oder weniger große Teile der Entwicklung. Der durch primäre Frustrationen ausgelöste, psychophysische, primäre Schmerz hat, wenn er länger andauert, eine Stressreaktion zur Folge. Er findet keinen spezifischen Ausdruck, es sei denn durch eine holothyme Spannungssteigerung, eine schmerzliche Mimik, durch Schmerz betontes Schreien und schließlich auch durch eine Dringlichkeit, die sich in der Heftigkeit des psychophysischen Ausdrucks erkennen lässt. Solche Frustrationen sind oft sehr komplex, da sie verschiedenste Ebenen berühren. Sie entstehen durch ein Nicht-vorhanden-Sein (Privation) oder ein teilweises Fehlen lebenswichtiger Zufuhr von körperlicher oder seelischer Fürsorge. Affektive Frustrationen bezüglich liebevoller und zärtlicher Zuwendung bzw. mehr oder weniger offene Feindseligkeit wie auch ein ungeformtes Gemisch von beidem (d. h. ein Zuviel, ein Zuwenig oder spezielle Verzerrungen) beeinträchtigen die gesamte affektive Entwicklung und, als Folge davon, viele weitere psychische Funktionen.

Die Studien von Harlow an Affen, von Spitz (der von psychotoxischen Einflüssen spricht), der Robertsons (welche frühe Trennungserfahrungen untersuchten), von Bowlby (der die Bindungstheorie begründete), von Winnicott (mit seiner tiefgehenden klinischen und theoretischen Erfahrung) und von Guex (»Névrose d'abandon«) und von vielen Anderen belegen diese Erfahrungen hundertfach. Sie werden auch gestützt von breiten Teilen der Säuglingsforschung sowie durch die ernüchternden Ergebnisse aus den Nachuntersuchungen rumänischer Kinderheime. Weiterhin gehören sie auch zur Alltagserfahrung in der Säuglingspsychiatrie und der Kinderpsychoanalyse, wo sie in feinerer Ausgestaltung die vielen Verästelungen der Pathologie aufzeigen, die durch primäre Frustrationen und den primären Schmerz bei Säuglingen verursacht worden sind. Auffällig ist, wie wenig der Schmerz als massive subjektive Unlusterfahrung mit dem Säugling in Zusammenhang gebracht worden ist. Bei einem Erwachsenen, dessen Gesicht Schmerz verzerrt ist, erkennt man den Schmerz empathisch sofort. Beim Blick in das Gesicht eines frustriertschreienden Säuglings hingegen scheint das empathische Miterleben deutlich erschwert zu sein. Der Wunsch, das Kind zu beruhigen, steht im Vordergrund.

Gegebenheiten der Umwelt oder Verhaltensspezifitäten der primären Betreuungspersonen (z. B. deren Tod, Krankheit, postpartale Depression oder Psychose; transgenerationale Weitergabe psychosozialer Frustration, längere Absenz, Armut oder Mehrlingsgeburten) können primäre Frustrationen und damit primären Schmerz auslösen.

War die Signalisierung von Unbehagen und Schmerz erfolgreich, d. h. konnten die Betreuenden angemessen aktiv werden, um die schmerzhafte Situation zu verringern, dauert die Karenz also nicht allzu lange an, so mögen die reparativen Möglichkeiten des Säuglings schon so ausgebildet sein, dass die normale Entwicklung einigermaßen unbeschadet weitergehen kann. Je mehr negative, schmerzdurchzogene Interaktionsrepräsentanzen in den ersten Lebensmonaten aufgebaut worden sind, desto schwieriger wird diese Aufgabe und desto aufwendiger gestaltet sich die emotionale Zuwendung durch die primären Betreuungspersonen der Umgebung, um eine Restitutio ad integrum erreichen zu können.

Jede länger dauernde primäre Frustrationserfahrung ist mit einer globalen, vegetativ-affektiven Desorganisation und einer Entwicklungsregression verbunden. Die Dauer und die Intensität der Karenz, Frustration und des primären Schmerzes sowie das Entwicklungsalter legen die Reversibilität der Schäden fest. Die Ausreifung des menschlichen Gehirns wird durch die persönlichen Lebenserfahrungen eines Individuums in wesentlichen Teilen mitgestaltet. Für bestimmte Entwicklungsschritte muss zu einer bestimmten Zeit eine durchschnittlich zu erwartende Umwelt, d. h. ein durchschnittlich zu erwartender Input, vorhanden sein. Solche »sensitiven Perioden« liegen für verschiedenste Funktionen in unterschiedlichen Zeitabschnitten. Sie sind beim Menschen nicht eindeutig abgrenzbar und beeinflussen sich zudem untereinander in unterschiedlichem Ausmaß. Wahrscheinlich werden früheste sensitive Perioden durch die nachfolgenden Lebenserfahrungen allmählich umgeschrieben, modifiziert und remodelliert.

Wie das »Bucharest early intervention project« (Nelson et al., 2014) klar aufzeigte, »kann eine tiefgreifende Deprivation, die früh im Leben eines Kindes auftritt, tragische Langzeitfolgen für die psychologische, neurologische und biologische Entwicklung haben«[3] (S. 304). »Das Ausmaß, in dem der Schaden, der aus fehlendem und fehlerhaftem Input resultiert, kompensiert oder korrigiert werden kann, wird zum Teil durch den Grad und die Dauer der Deprivation beeinflusst.«[4] (a. o. O., S. 308) Die Platzierung von Kleinkindern aus Institutionen, in welchen sie vernachlässigt worden waren, in Pflegefamilien erwies sich als segensreich. Je früher diese erfolgte, desto besser die Aufholschritte. Bis zum Alter von acht Jahren aber konnten nie alle Entwicklungsauffälligkeiten der platzierten Kinder, sondern stets nur einige davon, verbessert werden (a. o. O., S. 331). Es scheint ein Schatten über diesen Kindern schweben zu bleiben.

Je häufiger und intensiver der Frustrationsschmerz vom Säugling empfunden wird, desto mehr sammeln sich Aggressivität, Ungeduld, Gier, Rachewünsche und Forderungen nach Wiederherstellung eines emotional ruhigen Zustandes an. Schließlich kann es dazu kommen, dass der Säugling sich gar nicht mehr leben lässt und dass er in eine Resignation versinkt, um sich vor neuen Enttäuschungen und entsprechenden seelischen Schmerzen zu schützen. Diese Erfahrungswelt wird in

3 »A profound deprivation occurring early in a child's life may have tragic long-term consequences for psychological, neurological and biological development.«

4 »The extent to which the harm that results from lack of input and faulty input can be compensated for or corrected will be influenced in part by the degree of deprivation and the duration of deprivation.«

Beziehungsrepräsentanzen gespeichert, die von Feindseligkeit und Gewalt durchsetzt sind. Das Ich und die entsprechenden Selbstrepräsentanzen sind vielfach außer Stande, ein Gleichgewicht und eine Gleichmäßigkeit des Funktionierens zu erzielen, sie bleiben destabilisiert und ermöglichen kaum mehr die so basale Erfahrung der »Kontinuität des Seins«. Zeigen sich – aufgrund entsprechender Prädispositionen – die Störungen vor allem im Bereich des neurovegetativen Funktionierens, so finden wir oft, statt des üblichen Schmerzausdrucks, eine vegetative Fehlsteuerung mit psychosomatischen Krankheiten des ersten Lebensjahres (z. B. Säuglingsanorexie, Dreimonatskoliken, Übergewichtigkeit, Neurodermitis etc.) (Bürgin & Steck, 2019).

Die Ich- oder Selbsterhaltungstriebe dienen der Selbsterhaltung und damit dem Wachstum. Entsteht eine spezifische Frustration der Ichentwicklung, dann ist nicht nur die Autonomieentwicklung gefährdet, sondern auch das Bedürfnis, als eigene Person durch die primären Bezugspersonen wahrgenommen zu werden. Der Wunsch, über die eigene Motorik verfügen zu lernen, Selbstwirksamkeit und eigene Gefühle zu empfinden und persönliche Gedanken sowie eigene Repräsentanzen entwickeln zu können, bleibt unerfüllt. Im Allgemeinen ist das mütterliche Ich eine Art Hilfs-Ich für den Säugling, das jeden Neuerwerb einer psychophysischen Funktion des Säuglings begeistert aufnimmt und mit Freude empfängt. Der Säugling bekommt dadurch nicht nur den Eindruck, Spuren hinterlassen zu haben, sondern er erfährt durch das bewahrende emotionale Spiegeln der primären Bezugsperson auch eine Bestätigung und Formung seines Erlebens. Entsteht hierbei Frustration, so werden gleichzeitig die Affekte von Schmerz, Rage und Hilflosigkeit aktiviert, da es dem Säugling noch nicht möglich ist, diese Funktionen selbst zu übernehmen, er totale Hilflosigkeit empfindet. Die Ichentwicklung ist somit in hohem Ausmaß auf Bestätigung durch zugewandte Menschen in der Außenwelt und damit auf Interaktion angewiesen. Der Säugling erhält seinen eigenen, anfänglich noch undifferenzierten Input, der sich in den Interaktionen mit den primären Beziehungspersonen in Form von Sprache, Melodie, Stimme, Gestik, Mimik, Emotionalität, Berührung und Pflege widergespiegelt (er wird damit wie neu formatiert). Fällt dieser regelmäßige, kreative Austauschprozess dahin, so fallen die Bemühungen des Säuglings gleichsam in die Leere. Ist die primäre Beziehungsperson überbemüht und glaubt, die Signalsprache des Säuglings gar nicht lernen zu müssen, sondern ist erfüllt von der Überzeugung, sie bereits a priori zu verstehen, so entsteht für den Säugling eine ähnliche Frustration wie durch eine Karenz. Erfährt ein Säugling einen emotionalen Missbrauch, indem er als Deponiegefäß für Impulse, welche die erwachsenen Bezugspersonen aus ihrer eigenen Psyche eliminieren möchten, eingesetzt wird, so entstehen Formen einer verzerrten Ich-Entwicklung.

»Die psychische Deprivation ist ein Zustand des Organismus, der als Folge solcher Lebenssituationen entsteht, in denen dem Subjekt nicht in ausreichendem Maße und für genügend lange Zeit die Möglichkeit zur Befriedigung seiner grundlegenden psychischen Bedürfnisse gegeben ist« (Langmeier & Matejcek, 1977, S. 12). »Fast immer ist es eine Summe mehrerer wichtiger Bedürfnisse, die dem schließlich deprivierten Kinde nicht erfüllt worden waren. Die Konstellation verschiedener, dem Kinde vorenthaltener Bedürfnisse muss offenbar bei verschiedenen Kindern in verschiedenen Entwicklungsstadien in unterschiedlichen Beziehungen zueinanderstehen, wenn es zur Deprivation kommen soll« (a. o. O., S. 6).

Deprivation ist ein um vieles bedenklicher Zustand als nur eine übliche Frustration. Allerdings kann eine langanhaltende Frustration in eine Deprivation übergehen, eine solche einleiten. Wird ein »vernachlässigtes« Kind aus einer Familie entfernt und in ein Heim eingewiesen, so kann die Vernachlässigung zwar möglicherweise beseitigt werden, aber es kommt, z. B. bei einer schlechten Qualität der Betreuung im Heim, paradoxerweise oft zur noch schlimmeren Deprivation.

Jede Kultur und jede gesellschaftliche Umwelt verfügen über ein Wertesystem, wie mit Säuglingen auf einer gegebenen Entwicklungsstufe und in einem gegebenen Zeitabschnitt umgegangen werden soll. Deprivationen entstehen als Folge eines andauernden Unbefriedigt-Seins von psychischen Grundbedürfnissen, wenn ein Kind nicht imstande ist, sich denjenigen Situationen anzupassen, die in seiner Gesellschaft normal und erwünscht sind. »Werden mehrere Kinder ein und derselben deprivativen Situation ausgesetzt, so werden sie, da jedes Kind unterschiedliche persönliche Voraussetzungen mitbringt, auf diese auch unterschiedlich reagieren und an ganz verschiedenen Folgeerscheinungen leiden« (a. o. O., S. 13).

Von welchen Bedürfnissen sprechen wir? Von denen

- nach einer angemessenen, gleichzeitigen Variabilität und Stabilität von Reizen,
- nach wohltuender Abhängigkeit und Unabhängigkeit zugleich,
- lernen zu können und Erfahrungen zu erwerben,
- nach primären gesellschaftlichen Beziehungen, welche die Integration der Persönlichkeit des Kindes ermöglichen,
- sich gesellschaftlich geltend zu machen, sich differenziertere Rollen anzueignen und wertvolle Lebensziele anzustreben.

Kleinkinder leiden manchmal sukzessiv oder auch gleichzeitig an verschiedenen Deprivationsformen. Offenbar existiert ein breites Spektrum von Reaktionen bei Trennungssituationen ohne entsprechende Substitutspersonen. Die Situation von Heim- oder Krippen-Kindern und von Tagesbetreuungen bewirkt insbesondere dann pathogene Trennungsreaktionen und Deprivationserfahrungen, wenn die Qualität (Beziehungsangebote) und Quantität (Kontinuität der Beziehungsangebote) der Substitutsbetreuung und der angemessenen Stimulation mit Reizen nicht ausreichend ist. Der Niederschlag dieser Erfahrungen in der Psyche der Kinder zeigt sich in messbaren, kognitiven, emotionalen und auch somatischen Entwicklungsstörungen.

Langzeitstudien bei schwer deprivierten Kindern aus rumänischen Institutionen zeigen: Je jünger ein Kind adoptiert wurde, desto besser verlief seine psychosoziale Entwicklung. Ältere Kinder hingegen wiesen multiple Beeinträchtigungen auf, wobei ein Drittel, im Alter von sechs bis elf Jahren, bezüglich ihrer kognitiven Funktionen, noch aufzuholen im Stande war. Die Faktoren, die eine Resilienz bei Kindern fördern, die eine außergewöhnlich schwere Deprivation erfahren haben, bleiben unklar (Rutter, 2006, 2012).

Langmeier und Matejcek (1977) fanden bei einer Studie an Heimkindern in der damaligen Tschechoslowakei drei Persönlichkeitstypen:

- angepasste Kinder (rund 25 %),
- gehemmte Kinder (10–12 %),
- sozial hyperaktive Kinder (rund 15 %),
- unangepasst-aggressive Kinder (rund 10 %) und
- solche mit verschiedenen Ersatzbefriedigungen (z. B. höhere Krankheitsanfälligkeit, Essstörungen, sexuelle Auffälligkeiten, übermäßiger Narzissmus).

Sensorisch-emotionale Deprivation kann aber auch in der Familie auftreten. Eine solche zeigt sich insbesondere, wenn bei der primären Betreuungsperson eine

- ausgeprägte Unfähigkeit vorliegt, Beziehungen aufzubauen (z. B. bei eigener Deprivation, Psychose, tiefen narzisstischen Störungen, schwerer Depression oder Toxikomanie);
- unbewusste, transgenerationale Transmissionen stattfinden (das Kind z. B. als Ersatzkind »eingesetzt« wird oder bei pathologischer Trauer der Eltern).

In der Institution oder in der Familie kann unter ungünstigen Umständen die Umwelt vom Säugling als nicht mehr förderlich erfahren werden, die entsprechenden primären Beziehungspersonen sind intrusiv übergriffig und nicht mehr in erster Linie entwicklungsförderlich. Ein Zuviel, Zuwenig oder eine Verzerrung zentraler Beziehungsanteile vermag dann vom Säugling nicht mehr ausgeglichen zu werden. Anhaltendes Schreien (sog. »Schreikinder«) bringt zwar den Schmerz deutlich zum

Ausdruck, nützt im ungünstigen Falle aber nicht mehr viel. Es stellen sich schließlich Erschöpfung und Resignation ein, die »Anpassung« kommt entweder auf Kosten der somatischen oder der psychischen Entwicklung (oder beider zusammen) zu Stande. Hemmungen, Beeinträchtigungen und/oder Fehlentwicklungen können beobachtet werden. Diese werden auf der jeweiligen Entwicklungsstufe des Ich mit dessen zu jener Zeit zur Verfügung stehenden Möglichkeiten unbewusst ausgearbeitet. Solche frühen Schutz- und Anpassungsmodalitäten zeichnen sich durch einen archaischen Charakter aus. Im günstigsten Falle erlauben sie einem Rest-Ich noch, sich unbeeinträchtigt weiter zu entwickeln.

Die Deprivation in der Familie ist viel schwieriger zu erfassen als diese im Heim, dies nicht zuletzt, weil sie oft aus Scham oder Schuld kaschiert wird oder die primären Bezugspersonen sich extrem alleingelassen fühlen und selbst nicht auf angemessene zwischenmenschliche Hilfe zurückgreifen können (z. B. bei Migration, Armut, nicht Eingebunden-Sein in ein soziales System, schwerem partnerschaftlichem Zerwürfnis, Kriegs- oder Hungersituationen).

Natürlich zählen zum Beispiel verwilderte Kinder oder sogenannte Wolfskinder zu den Menschen, die schwerster sozialer Isolation ausgesetzt waren und dadurch eine langdauernde Erfüllung verschiedenster Grundbedürfnisse entbehren mussten. Die totale Isolation aus der menschlichen Gemeinschaft kann zweifellos zu den schwersten Deprivationssituationen gezählt werden. Die Folgen sind extrem gravierend, da die gesamte geistige Entwicklung massiv zurückbleibt, sich keine Sprache entwickelt und die übliche soziale Beziehungs- und emotionale Resonanzfähigkeit nicht ausgebildet wird. Die entsprechende Erholungsfähigkeit unter optimalen Bedingungen ist begrenzt. Fortschritte zeigen sich nur außerordentlich langsam und kaum je vollkommen.

Bei einer experimentell hergestellten sensorischen Deprivation können eine verminderte Aufmerksamkeit und Konzentrationsfähigkeit, Störungen im Zeiterleben, eine gewisse von Verwirrung geprägte Denkstörung, Veränderungen im Körperbild und manchmal auch Zustände von Depersonalisation und Halluzinationen auftreten.

Bei allen Formen des Mankos und der Karenz ist ein qualitativer und ein quantitativer Aspekt zu unterscheiden; zudem, ob sich Manko und Karenz auf die Zufuhr von inneren (coenästhetische, phantasmatische oder durch die »Formatio reticularis«[5] bedingte Afferenzen) oder von äußeren Stimuli (sensorische Afferenzen) beziehen. Bei den sensorischen Afferenzen ist zudem zwischen Stimuli zu

5 Die Formatio reticularis ist eine netzartige Anordnung aus grauer (Substantia grisea) und weißer Substanz (Substantia alba), die den ganzen Hirnstamm bis zum Rückenmark durchzieht. Sie besteht aus diffus verteilten Kerngebieten, die netzförmig miteinander verbunden sind.

trennen, die von Gegenständen/Dingen oder solchen, die von Menschen ausgehen. Manchmal lässt sich ein Manko im einen Stimulationskanal durch Afferenzen aus einem anderen ausgleichen. Eine weitgehend offene Frage bleibt, welche Karenz in welchem Alter und in welchem Ausmaß irreversible Folgen hat.

## 1.7 Schmerz und Trennung

Trennung gehört zur Entwicklung. Der Säugling lockert sich allmählich aus der engen Abhängigkeit von der Mutter, wird immer selbstständiger. Mit dem aufrechten Gang entfernt er sich geographisch, mit der Sprache dringt er in immer weitere Gesellschaftskreise ein. Trennung ist notwendig für seelische Gesundheit. Damit Trennung möglich wird und die Entwicklung unterstützt, müssen die Mechanismen der primären Trauer entwickelt worden sein. Ist dies nicht der Fall, so finden wir Fixierungen. Trennung kann dann gefährlich und pathogen werden, wenn sie zeitlich unangemessen ist oder nicht vollzogen werden kann. Ein Verzicht auf den vollständigen Besitz des Primärobjekts durch die primäre Trauer (Racamier, 1979, 1999), die das Ende der narzisstischen Säugling-Mutter-Verbindung der anfänglichen Lebensphase markiert, erweist sich für die Trennungsbewegung als unerlässlich. Trennung kann zum Deprivationsfaktor werden, muss es aber keinesfalls. In Tierversuchen zeigt sich bei Säugetieren (zum Beispiel bei Ratten) eine direkte Abhängigkeit von der Dauer einer Trennung und Störungen der Gehirnentwicklung (s. Langmeier & Matejcek, 1977, S. 204ff.; Harlow & Harlow, 1979).

Die von den Robertsons (1971) und Bowlby (1988) untersuchten Trennungsreaktionen im Kleinkindesalter ließen – soweit keine geeigneten Substitutspersonen verfügbar waren – drei weltweit nachweisbare Phasen erkennen:

1. Die Phase des Protestes, in welcher das Kind schreit, sich herumwirft, nach der primären Betreuungsperson ruft und erwartet, dass darauf reagiert wird.
2. Die Phase der Verzweiflung, in der das Kind allmählich die Hoffnung auf die Präsenz der primären Betreuungsperson verliert, weniger schreit und beginnt, sich in tiefer Niedergeschlagenheit von der Umgebung abzuwenden.
3. Die Phase der Abkehr, in der seine Gefühle für die primäre Betreuungsperson unterdrückt werden, das Kleinkind sich zurückzieht, die Besetzung der Beziehungen aufgibt und mehr Interesse an Gegenständen als am Menschen zeigt.

Diese Trennungsreaktionen stellen sich insbesondere dann ein, wenn kein angemessener Muttterersatz vorhanden und die Beziehungstrennung auch mit geographischer Trennung (neue Umgebung) und einer Trennung von den bisherigen vertrauten Gegenständen verknüpft ist. Bereits sieben bis zehn Tage einer vollständigen Trennung von den primären Betreuungsperson bewirken massive Reaktionen, die bei der Wiedervereinigung sehr deutlich zu erkennen sind. Diese basalen Gegebenheiten liegen auch der »fremden Situation« nach Ainsworth (1985) zu Grunde, die ein wesentliches Element der Testung im Bereich der Bindungstheorie darstellt.

Zweifellos bestehen auch ausgeprägte genetische und konstitutionelle Unterschiede bei Neugeborenen und Säuglingen bezüglich der sensorischen und sozialen Vulnerabilität, des Vermögens, sich das Fehlende zu ergattern, das Übermäßige fernzuhalten oder das Verzerrte doch noch nutzen zu können. Innerhalb eines bestimmten Einwirkungssektors wirken sich dieselben Deprivationsbedingungen bei verschiedenen Kleinkindern unterschiedlich aus. Außerhalb eines solchen Sektors, nämlich dort, wo die Möglichkeiten eines Säuglings zur Eigenkorrektur grundsätzlich nicht mehr ausreichen, bilden sich bei Deprivationskonstellationen mit Sicherheit Beeinträchtigungen. Je größer die Zahl der schädlichen Faktoren, desto höher die Wahrscheinlichkeit von Entwicklungsschädigungen (z. B. eine Kombination einer frühkindlichen Hirnschädigung mit nachfolgender Deprivation).

## 1.8 Schmerz, Ich-Entwicklung und Objektbeziehung

### *1.8.1*

Psychische Entwicklung ist durch eine enorme Quantität von Variablen gekennzeichnet. Ein durchschnittlich gut entwickeltes Ich vermag die primären Beziehungspersonen und deren Einflüsse für die anstehenden Entwicklungsschritte gut zu nutzen. Dennoch entstehen allein schon durch die widersprüchlichen Anlagen im Säugling diverse Konflikte, welche die Entwicklung des Ichs individuell beeinflussen.

Gegenseitiger Austausch und affektive Beziehungen sind, wie Harlow und Harlow (1962) nachgewiesen haben, für die Entwicklung der Fähigkeit von Primaten, soziale Beziehungen anzuknüpfen, unabdingbar. Fehlen Austausch und affektive Beziehungen, so ist, wie in ihren Forschungen nachweisbar wurde, bei den erwachsen gewordenen Individuen eine absolut gestörte Fähigkeit, Kinder aufzuziehen, zu beobachten.

Anhand von eineiigen Zwillingen, deren Entwicklung vom dritten Lebensmonat ab von einer Forschergruppe untersucht werden konnte, hielt Spitz (1971) fest, dass die Ich-Entwicklung von R. (dem zweitgeborenen Mädchen) und C. (dem erstgeborenen) bei gleichbleibenden, verspielten und verständnisvollen Eltern auf verschiedensten Ebenen deutlich different verlief. Klare Unterschiede schon bei der Geburt (Größe, Gewicht, Reifung), dann solche in der postnatalen Phase und schließlich größere Ungleichheiten im gesamten Entwicklungsverlauf wiesen auf verschiedene, miteinander interagierende Schrittmacher in jedem der Zwillinge hin.

»R. verführte ihre Liebesobjekte, sie kokettierte mit ihnen, sie hatte die Fähigkeit sich mitzuteilen, sie hatte gesellschaftliche Geschicklichkeit« (a. o. O., S. 140). »C. lernt nicht primär durch Austausch mit der Umwelt. Sie provoziert nicht eine Antwort auf ihre Initiative, sie lernt vielmehr durch ihre eigenen Mittel, durch ihre eigene Kraft [...]. Im Verhältnis zu ihrer wachsenden Autonomie musste diese Haltung zu [intrapsychischen] Konflikten führen, denn sie wurde in wachsendem Maße fähig, Dinge zu tun, welche mit den Wünschen der Erwachsenen in schroffen Gegensatz standen, und die so zu Konflikten führten« (a. o. O., S. 140). »C. ist an dem interessiert, was sie hat, R. ist an dem interessiert, was sie kann« (a. o. O., S. 148).

Die versuchten, hypothetischen Voraussagen von Spitz anhand der jeweiligen Forschungsdaten erwiesen sich als höchst heikel und nur wenig zutreffend. C. zeigte mit sieben Jahren einen ausufernden, die Umwelt terrorisierenden Allmächtigkeitsanspruch, R. litt unter enormen Trennungsängsten – zwei sehr unterschiedliche Arten auf eine längere Trennung, die im Alter von rund dreieinhalb Jahren mit Unterbringung bei den Großeltern stattgefunden hatte, zu reagieren! Bei gleichen Eltern, gleicher Separation und gleichen Großeltern entstanden aus ungleichen Ich-Entwicklungen verschiedenartige Reaktionen!

Dass das Ich eines Säuglings oder Kleinkindes auf eine durch Dysstress charakterisierte Situation reagiert, steht außer Zweifel. Wie aber diese Reaktion aussieht, lässt sich anterograd kaum voraussagen, auch wenn dies, retrograd gesehen, ganz eindeutig erscheinen mag. Je unterstützender die Umwelt für das sich entwickelnde Ich ist, desto weniger muss dieses archaische, die weitere Entwicklung massiv beeinträchtigende Notmaßnahmen ergreifen, um zu überleben. Je ungünstiger eine sonst förderliche »Hilfe« (z. B. auf Grund von Absenz der primären Bezugsperson) durch die primären Betreuungspersonen ausfällt, desto aussichtsloser bleibt das Bemühen des Säuglings/Kleinkind-Ichs, eine entwicklungsförderliche Lösung entwickeln zu können.

Spitz betonte die Angst beim Verlust eines Primärobjektes wie auch die Rolle von körperlich bedingter Hilflosigkeit bei Säuglingen und Kleinkindern. »Es gibt eine ganze Reihe unglücklicher Kinder, die den Beginn ihres Lebens in schwerster Krankheit verbringen, ob das nun Asthma ist, eine Herzkrankheit oder alle die möglichen Kinderkrankheiten, die ein Kind während seines ersten Lebensjahres hilflos machen« (Spitz, 1971, S. 155). Er ermunterte alle Fachpersonen, die mit solchen Kindern zu tun hätten, zu beobachten, ob bei diesen Kindern nicht stets eine aus der Hilflosigkeit entstandene Trennungsangst (und damit eine sehr schmerzliche Empfindungsweise) vorhanden sei.

»Je weiter wir in die frühe individuelle Lebensgeschichte hinuntersteigen, desto mehr herrschen die emotionellen und affektiven Aspekte über die intellektuellen« (a.o.O., S. 79/80). Ich-Entwicklung und Objektbeziehungen stehen in engster gegenseitiger Abhängigkeit. »Die Objektbeziehungen bestimmen dann die Richtung, die Bahnen, die aus dem Bündel des Mitgebrachten, das potenziell im Genom ist, jene Talente herausholen, die dann den Objektbeziehungen entsprechen« (a.o.O., S. 97).

### *1.8.2*

Ein Nicht-vorhanden-Sein oder die eingeschränkte Nutzung bzw. eine gänzliche Unbrauchbarkeit einer lebendigen Umwelt für die Entfaltung von Reifungs- und Entwicklungsschritten beeinträchtigen die Ich- und Selbst-Entwicklung eines Säuglings in extrem schmerzlicher und fast immer sehr beeinträchtigender Art.

Spitz hält abschließend fest: »Wir werden schließlich zu dem Schluss kommen, dass man nicht so ohne weiteres entscheiden kann, welches Los [d.h., das von C. oder das von R.] das wünschenswertere ist.« Auferlegte Versagungen verlangen »einen viel größeren Einsatz der Energie von Seiten des Kindes in der Richtung der Anpassung« (a.o.O., S. 135). Auf jeden Fall ist für das »normale Kind im ersten Lebensjahr die Beziehung zum Lebendigen unendlich viel lohnender und wichtiger [...] als die Meisterung des Unbelebten. Unbelebtes erwidert niemals, das Lebendige erwidert immer« (a.o.O., S. 141).

Als kleine Vignette fügt Spitz noch hinzu: »Ich habe heute privat Gelegenheit gehabt, von einem anderen, von mir beobachteten Kinde zu sprechen, welches meine Mitarbeiter und ich unser kleines Genie zu nennen pflegten. Im Alter von siebeneinhalb Monaten war das ein ganz besonders anziehendes, ein ganz reizendes Kind; strahlend, der durchschnittlichen Entwicklung seines Alters weit voraus, lebhaft, temperamentvoll, schwatzhaft und an menschlichen Beziehungen außerordentlich interessiert. Mit diesen siebeneinhalb Monaten wurde sie von ihrer Mutter, zu der sie eine besonders gute Beziehung hatte, über drei Monate lang getrennt. Ihre Reaktion auf diese Trennung war unvergleichlich schwerer als die Reaktion anderer, ursprünglich weniger gut behandelter Kinder. Es war eine geradezu tragische Reaktion« (a.o.O., S. 135/6).

Dem für soziale Beziehungen begabten Kind, welches auch auf eine durchschnittlich gute Umwelt trifft, stehen für seine zukünftige Entwicklung ausgezeichnete Möglichkeiten offen, aber es ist gleichzeitig auch für Trennungen oder Beziehungsstörungen viel verletzlicher als ein selbstgenügsames, denn es hat viel zu verlieren!

Zu den besonders schmerzlichen Erfahrungen gehören beeinträchtigte, emotionale Bewegungen eines Säuglings im mutuellen Austausch mit den primären Beziehungspersonen. Diese Austauschvorgänge können bereits bei durchschnittlichen Verhältnissen in unendlicher Vielfalt erfolgen und zeigen immer eine Spezifität, die durch das, was durch den jeweiligen Interaktionspartner mobilisiert oder gebremst wird, zustande kommt. Treffen die Bewegungen des Säuglings, der auf eine förderliche Umwelt angewiesen ist, auf ein fehlendes, nur wenig präsentes, dauernd wechselndes oder zerrspiegelhaftes Gegenüber und findet sich kein angemessenes Substitutsobjekt, so werden der lebendige Austausch – und damit sowohl die Ich- als auch die Selbst-Entwicklung – blockiert. Ähnlich einer angehaltenen Stoffwechselinteraktion fehlen nun Glieder in der Entwicklungskette. Der Säugling wird versuchen, durch Schreien und Hyperaktivität auf seine Not aufmerksam zu machen. Werden diese Signale nicht wahrgenommen, gelingt es ihm nicht, auf seinen Schmerz und seine Not – die gleichsam in den Wind gesprochen sind – aufmerksam zu machen, bleibt also auch dieser Versuch vergeblich, und erreicht er es nicht, die Nutzung helfender Kräfte in der Außenwelt zu beanspruchen, so steht ihm nur noch offen – wie den Affen von Harlow und Harlow (1979) –, eine verkümmerte Weiterentwicklung in Angriff zu nehmen und sich mit einem solipsistischen Rückzug auf die spärlichen Ressourcen seiner Innenwelt zu begnügen. Auch bei diesen Bewegungen sind unendlich viele Variationen zu beobachten. Die Schädigungen der Ich- und der Selbst-Entwicklung sowie die kümmerlichen Selbst-/Objekt-Beziehungsrepräsentanzen lassen sich nur in ganz seltenen Fällen rückgängig machen. Im analytisch-therapeutischen Prozess kann, wenn die Entwicklungsressourcen nicht verschüttet sind, eine Nachentwicklung zustande kommen, allerdings nur um den Preis einer höchst schmerzlichen Reaktivierung frühester Erfahrungen in der Übertragung.

## 1.9 Schmerz und Beziehungsentwicklung

Der Schmerz, der bei einer nicht angemessenen Erfüllung von Grundbedürfnissen, vor allem in den ersten Lebensmonaten, entsteht, lässt sich aus der absoluten Hilflosigkeit, diese selbst zu beseitigen, gut verstehen. Bei längerer Dauer der Entbehrung stellt sich dazu noch Hoffnungslosigkeit ein. Dem kindlichen Organismus stehen keine Möglichkeiten zur Verfügung, diesem Schmerz entrinnen zu können. Er ist auf Grund der »Conditio humana« dieser Unerträglichkeit voll ausgeliefert. Einzig der Schlaf, der schließlich auf die Erschöpfung folgt, blendet die Wahrnehmung dieses Schmerzes aus. Offensichtlich besteht von der Geburt ab eine Wahrnehmung, dass es einer Anrufung von etwas außerhalb des eigenen Organismus bedarf, um das Notwendige zu erhalten.

Entsprechend der Entwicklung der Objektbeziehungen und der Ich-Reifung ist das versagende Gegenüber jeweils ein unterschiedliches. In der ersten Phase einer Selbst-Verdoppelung (die ersten zwei bis drei Monate) wird das Versagen dem Alter Ego, einer Art spiegelbildlichem Selbstobjekt, zugesprochen, das lebensbedrohlich erscheint. Im zweiten Stadium der Selbst-Objekte (ca. 2./3.–8. Monat), bei dem das Gegenüber zwar als außenstehend, aber im Einflussbereich des Säuglings als von diesem nicht getrennt erlebt wird, bedeutet die Versagung einen Zusammenbruch der eigenen Omnipotenz. In der dritten Phase, in welcher das Gegenüber als eine andere, eigenständige, vom Subjekt getrennte Person wahrgenommen wird (ca. 8.–12. Monat), wird die Umwelt bei Frustration als feindlich-verfolgend und gegen einen selbst gerichtet erlebt. In einem vierten Schritt, nämlich dem beginnenden Spracherwerb und dem freien, aufrechten Gang (zweites Lebensjahr), wird gegen die Entbehrung schaffende Person gekämpft (Trotz).

Parallel zu den veränderten Objektbeziehungsarten werden in absolut individueller Form unzählige Gefühle und andere entstehende Ich-Funktionen miteinbezogen, was ein sehr unterschiedliches, individuelles Störungsbild ergibt, das durch die spezifischen Reaktionen der Umgebung nochmals weiter modifiziert wird.

Der gesamte Entwicklungsprozess kann somit als andauernd neu einzurichtendes, dynamischen Gleichgewicht von vitalen Grundbedürfnissen und dem Austausch mit einer auf diese Bedürfnisse angemessen eingehenden Umwelt beschrieben werden, was sich auf einer entwicklungsmäßig jeweils neuen und höheren Ebene abspielt. Alle Formen der Deprivation, d. h. die Stimulus-, die kognitive, die emotionale wie auch die persönlich-soziale Deprivation, lösen Schmerz aus und veranlassen das Ich, die ihm auf der jeweiligen Entwicklungsebene zur Verfügung stehenden Abwehren und Kommunikationsformen mit aller ihm zur Verfügung stehenden Intensität einzusetzen. Hyper- oder Hypoaktivität auf der Ebene der Motorik, des Vorantreibens kognitiver Fähigkeiten sowie der sozialen Beziehungen entsprechen häufig zu findenden Anpassungsstrukturen bei Säuglingen und Kleinkindern. Oft ist auch die Aufmerksamkeit in dem Sinne verändert, dass sie sich nicht auf etwas Bestimmtes fokussieren lässt, sondern irrlichternd andauernd alle potenziellen Reizquellen zu erfassen sucht. Die narzisstischen Besetzungen sind oft überhöht oder blockiert, z. B. was Autonomie, Wahrgenommen-Werden, Geltungsstreben, Hunger nach Liebe im Sinne von Bewunderung, das Bemerkbar-Machen des eigenen Körpers oder die Entwicklung eines »falschen Selbst« (Winnicott, 1974) angeht. Die Summe der individuellen Beeinträchtigungen kann sich in einer Vielzahl von Entwicklungsstörungen manifestieren.

Der eigene Körper ist immerfort verfügbar. Krause (2019) macht mit Recht darauf aufmerksam, dass »frühe« Schmerzen sich mit unterschiedlichsten anderen Affekten verknüpfen können, mit den frühen Repräsentanzen der primären Bezugspersonen verbunden sind und auch, wie Plomben oder organisierte Kerne, sogar eine Fragmentierung des Ichs zu verhindern im Stande sind.

## 1.10 Anmerkungen zum Masochismus

Aggressive Strebungen stehen in enger Verbindung mit den sexuellen, vor allem in den prägenitalen Stufen der Ich- und der Selbstentwicklung. Unter bestimmten Umständen scheint die Orientierung am Lustprinzip außer Kraft gesetzt zu sein, sodass selbstzerstörerische Neigungen in Erscheinung treten. Wo immer der Masochismus, diese eigenartige Vermischung von nach innen gerichteter Destruktivität mit Sexualität, zu sehen ist, erweist sich, dass ein sadistischer Antrieb gegen das Ich/Selbst gewendet worden ist. Ein gewisses Ausmaß an Masochismus ist in jeder normalen Entwicklung zu finden.

Die orale Saug- und Beiß-Lust des Säuglings und Kleinkindes wie auch seine Erfahrung des Übersättigt- und Gestopft-Werdens und später die Ausscheidungs- und die nachfolgende Retentionslust weisen einerseits einen autoerotischen Charakter auf, weiten sich andererseits aber sogleich in den Bereich der Objektbeziehungen aus. Bei diesen Erweiterungen vom intrapsychischen in den interpersonalen Bereich erhalten diese Strebungen neue Bedeutungen. Die sadomasochistischen Neigungen spielen in der prägenitalen Organisation der Psyche lange Zeit eine dominante Rolle. »Man könnte sagen, der aus dem Ich herausdrängende Sadismus habe den libidinösen Komponenten des Sexualtriebes den Weg gezeigt; späterhin drängen diese zum Objekt nach. Wo der ursprüngliche Sadismus keine Ermässigung und Verschmelzung erfährt, ist die bekannte Liebe-Hass-Ambivalenz des Liebeslebens dargestellt« (Freud, 1920, S. 58). Das Destruktive wird »bald mit Hilfe eines besonderen Organsystems, der Muskulatur, nach außen abgeleitet, gegen die Objekte der Außenwelt« gerichtet. Es heißt dann »Destruktionstrieb, Bemächtigungstrieb, Wille zur Macht [...]. Das ist der eigentliche Sadismus [...]. Ein anderer Teil macht diese Verlegung nach außen nicht mit, er verbleibt im Organismus und wird dort mit Hilfe der erwähnten sexuellen Miterregung libidinös gebunden; in ihm haben wir den ursprünglichen erogenen Masochismus zu erkennen« (Freud, 1924, S. 376).

Das von Freud beschriebene »Fort-da-Spiel«, bei welchem das Kleinkind mit der Holzspule durch den Faden verbunden bleibt, kann, durch das Wegstoßen und durch das (dank des Fadens mögliche) Zurückholen der Holzspule, das aktive atraumatische Fortgehen und Wiederkommen der Mutter symbolisieren. Es lässt sich als ein spielerischer Prozess verstehen, welcher – durch die erhaltene Verbindung – beide Elemente, sowohl den schmerzhaften Verlust des Objekts als auch die lustvolle Wiederbegegnung mit ihm, umfasst und auf der Ebene der Fantasie kleine Trennungstraumata aufzufangen im Stande ist (Civitarese, 2017).

Die erwähnten Verknotungen von schmerzlichem mit lustvollem Erleben spielen sich auf der jeweils prädominanten Entwicklungsebene (oral, anal, phallisch oder genital) ab und werden durch die in jenem Moment zur Verfügung stehenden Ich-Funktionen ausgestaltet. Sie zeigen sich also in deren Erscheinungsformen und verbinden sich weiterhin mit den zum gegebenen Entwicklungsstand des Ichs gehörigen Beziehungsarten. Sie werden als Beziehungsangebote immer wieder in den Intermediärraum zu den bedeutungsvollen Anderen eingeschrieben und dort zu modifizieren versucht. Gelingt dies, so entstehen neue Repräsentanzen, welche die ursprünglichen sadomasochistischen Verbindungen in den Hintergrund treten lassen, sodass diese nur noch unter größeren Belastungen zum Vorschein kommen. Gelingt dies nicht, so werden die Schmerz-/Lust-Verknotungen intensiviert und zu einem fixen Teil des vom Säugling/Kleinkind eingebrachten Beziehungsfeldes. Der Schmerz bzw. die Selbstbeschädigung wird dann gleichsam gesucht und nicht, wie üblich, vermieden. Das Spektrum umfasst eine Kontinuität von kompensierbaren, frühen, unlustvollen Erfahrungen, die in verschiedensten Abstufungen bis zu extrem schmerzhaften Situationen reichen, welche nur noch mit Symptombildungen und damit einschränkenden, pathologischen Lösungen aufgefangen werden können.

Der Sadomasochismus vereinigt die aktive und passive Form eines Partialtriebes also in einem Individuum. Man kann das scheinbare Gegensatzpaar nicht getrennt untersuchen. Er spielt bei der Entwicklung der Trieborganisation im Kindesalter eine sehr große Rolle und ist vor allem mit der analsadistischen Organisation verknüpft.

Wie ein Kleinkind sich zur Ödipalität hin entwickelt und auf welche Weise es die ödipalen Konflikte und Probleme zu lösen versucht, wird weitgehend dadurch determiniert, welche Strukturen es bislang entwickelt hat (Greenacre, 1953/1987, S. 272). Die Ich- und die Selbstentwicklung, die entsprechenden Individuationsschritte, die Art der Objektbeziehungen und der Affektentwicklung sowie die Bewegungen von Fixierung, Abwehr oder Regression werden durch frühkindliche Traumatisierungen in starkem Ausmaß mitgestaltet. Je intensiver und je länger ein frühkindliches Trauma andauert, desto größer die narzisstische Verletzung. Narzisstische Verletzungen hinterlassen Gefühle der Hilflosigkeit, die beim Säugling/Kleinkind zuerst mit massivem, wut- oder hasserfülltem Schreien angezeigt werden und auf sofortige Behebung drängen. Gelingt dies nicht, da die entsprechenden Bezugspersonen nicht oder nicht angemessen darauf reagieren, so bleibt dem Säugling oder Kleinkind nur der Rückzug auf autoerotische Aktivitäten möglich, die stets den Körper miteinbeziehen. Oft werden hierzu masturbatorische Handlungen oder eine Flucht in den Erschöpfungsschlaf eingesetzt. Solche Situationen einer kombiniert lustbetonten Intention und einer schmerzhaften Hilflosigkeit erleichtern die Verknüpfung von libidinösen und aggressiv-destruktiven Impulsen und bahnen dadurch sadomasochistische Verbindungen. Auch eine übermäßige libidinöse Stimulierung kann zu einer Überforderung des Ichs mit sadomasochistischen Verknüpfungen Anlass geben, Hilflosigkeit auslösen und in die gleichen genannten Verarbeitungsschlaufen hineinführen.

Der Masochismus steht also in engstem Zusammenhang mit dem Sadismus, der auf die Realobjekte in der Außenwelt oder auf die entsprechenden Repräsentanzen in der Innenwelt gerichtet ist. Die Befriedigung beim Masochismus ist an ein schmerzvolles, psychisches oder physisches Leiden oder an eine Demütigung/Entwertung des Subjektes geknüpft. Oft handelt es sich um eine Art Selbstbestrafung. Hierbei ist zwischen masochistischen Fantasien und masochistischen Handlungen zu unterscheiden. Beim primären Masochismus (der gleichbedeutend mit dem Todestrieb gesetzt und von Freud als »Ursadismus« benannt worden ist) wird die Aggression, bevor sie noch nach außen gewendet werden konnte, gleich gegen das Subjekt selbst gerichtet. Sie vermengt sich dabei mit der Libido, da alles noch sehr ungetrennt funktioniert. Der Schmerz greift somit auf die Sexualerregung über und erzeugt einen lustbetonten, gemischten Zustand, der stärker ist als die reine Unlust des Schmerzes. Der sekundäre Masochismus kommt durch eine Wendung gegen das Selbst zustande, nachdem der Triebimpuls zuerst nach außen gerichtet gewesen und dann unterdrückt worden ist. Das Selbst ist dabei zum Objekt geworden.

Eine solche Affektmischungskonstellation vermag sich bis in das Erwachsenenalter hinein weiterzuentwickeln und zu einer entsprechenden Charakterstruktur Anlass geben, bei welcher keine Befriedigung ohne solche Fantasiebildungen mehr möglich wird und es bis zu bizarren Selbstschädigungen oder Verstümmelungen kommen kann. Im Erwachsenenalter zählt der manifeste, voll ausgebildete Sadomasochismus zu den pervertierenden Mechanismen. Beide Formen, d. h. der Sadismus wie auch der Masochismus, sind mit einer gewissen Gewaltausübung verknüpft.

In der etwas späteren Entwicklung kann Schmerz aber auch gesucht werden, um fantasierte Schuldgefühle zu tilgen oder eine Nicht-Lösung von Erregung mittels verzögerter Spannungsentladung einzuleiten. Auch eine solche unbewusste Erotisierung von Schuld/Strafe oder triumphaler Überlegenheit (als Abwehr von Hilflosigkeit) vermag, wenn sie sich im Laufe der Entwicklung durch die postödipale-, die Latenz-Phase und durch die Adoleszenz hindurch entwickelt hat und dabei immer mehr zu beeinträchtigenden Formen ausdifferenziert worden ist, zu schweren Störungsbildern (bis zu negativen therapeutischen Reaktionen) Anlass geben.

Der Masochismus umfasst postpubertär alle passiven Einstellungen zum Sexualleben und Sexualobjekt. Er bindet die Befriedigung an das Erleiden von physischem oder seelischem Schmerz und entsteht regelmäßig durch Umbildung aus dem Sadismus. Intensivster Masochismus mit konstanter, verzweifelter Suche nach Todesnähe kann den Charakter einer Sucht erhalten. Das paradoxe Bedürfnis, der eigenen Selbstzerstörung beiwohnen und darüber triumphieren zu können, steht dann im Vordergrund. Macht und Prestige sollen dem Sadisten Sicherheit gegen seine Ängste bieten. Die Machtlosigkeit der Gequälten wird genossen. Das Quälen kann vom Spielerischen bis zu höchster Destruktivität und Grausamkeit reichen. Manchmal wird der Sadismus auch dazu eingesetzt, einen gefährlichen Masochismus in Schach zu halten.

## 1.11 Schmerzdiagnostik und Kreativität

Diagnostisch ist eine sorgfältige kinderpsychiatrische Untersuchung, die eine komplexe Anamneseerhebung, mehrere Interviews (auch mit den Eltern) und gegebenenfalls auch einige Tests umfasst, hilfreich. Natürlich versucht sich das betreffende Individuum gegen eine Reaktivierung primären seelischen Schmerzes zu schützen. Dennoch lässt sich prüfen, wie weit ein Kind oder Jugendlicher (gegebenenfalls auch ein Erwachsener) bereit ist, nach günstigeren Entwicklungslösungen im eigenen Innenfeld zu suchen. Parallel dazu ist zu klären, was die Eltern bzw. Hauptbeziehungspersonen zur Entwicklungsförderung des Patienten beitragen können.

# 2. Neurobiologische Aspekte

## 2.1 Übersicht

Es besteht ein breites Spektrum von Schmerzempfindungen. Nozizeptiver Schmerz entsteht durch mechanische, thermische, chemische oder elektrische Stimulation der Schmerzrezeptoren, den Nozizeptoren, welche sich via afferente Schmerzfasern im sensorischen Kortex abbilden. Bei der medizinischen Untersuchung werden Schmerzen mit klinischen Skalen gemessen, während die Neurowissenschaften sie durch Gehirn-Bildgebungstechniken zu visualisieren versuchen (Steck & Steck, 2016).

Darwin (1872) zeigte in seinem Buch *The Expression of Emotions in Man and Animals* den evolutionären Ursprung des Schmerzausdrucks. Gesichtsausdruck und Vokalisierung von Schmerzen sind Verhaltensweisen, die Hilferufe darstellen und prosoziale Antworten und Reaktionen auslösen. Die Funktion des Schmerzes besteht bei allen Lebewesen darin, den Körper vor Schaden zu schützen, letztlich dient der Schmerz der Verlängerung des Lebens.

Bei emotionalem Schmerz werden sehr große neuronale Netzwerke mobilisiert, deren Wechselwirkungen und Korrelate während der variierenden Schmerzzustände erst noch genauer verstanden werden müssen. Umfangreiche, bildgebende Studien aber haben bereits ein Netzwerk von Hirnstrukturen nachgewiesen, welches schmerzbedingte Informationen verarbeitet. Dieses umfasst die thalamischen Kerne, die eine Schlüsselrolle beim Aufnehmen und Verarbeiten sensorischer Informationen einnehmen, sowie den somatosensorischen, insulären und vorderen cingulären Kortex. Die beiden Letzten sind wichtig für die affektiven und verhaltensbezogenen Aspekte des Schmerzes (Price, 2000). Präfrontal-kortikale und auch subkortikale Bereiche wie die Amygdala tragen zum Bewusstwerden und der kognitiven Beurteilung von Schmerzen bei (Neugebauer et al., 2009). Die Amygdala ist ein Schlüsselelement für die affektiven Komponenten des Schmerzes und bildet, gemeinsam mit dem präfrontalen Kortex, einen Teil der multimodalen Felder des schmerzverarbeitenden Netzwerks. Durch ihre Verbindung mit dem Belohnungs-Aversions-System spielt die Amygdala auch eine wichtige Rolle bei der Modulation von Schmerzen.

Die Aktivierung ausgedehnter neuronaler Netzwerke durch Schmerz beeinflusst den emotionalen Zustand eines Menschen. Sowohl beim psychischen als auch beim physischen Schmerz sind die gleichen neuronalen Mechanismen beteiligt.

Psychische Schmerzen (z. B. bei Trauerprozessen) aktivieren die gleichen neuronalen Bahnen wie körperliche, nämlich den anterioren cingulären Gyrus, den dorsomedialen Thalamus und das periaquäduktale Grau (Eisenberger et al., 2003; Panksepp, 2003). Bei Menschen, die auf den Schmerz eines Mitmenschen empathisch reagieren, werden dieselben Hirnregionen aktiviert, die auch bei körperlichen Schmerzen beteiligt sind (Bernhardt & Singer, 2012). Die gleichen Neurotransmitter (Opiate, Endorphine, Oxytocin und Prolaktin), die den körperlichen Schmerz regulieren, steuern auch die Schmerzgefühle in Trennungssituationen.

Mit zunehmender Encephalisation des Schmerzsystems haben sich neuronale Mechanismen entwickelt, die den Übergang von Schmerz als einem reinen physischen Phänomen zum Erleben von psychischem Schmerz ermöglichten. So ist das Schmerzsystem mit seinen gesamten komplexen, sensorischen und affektiven Komponenten zu einem wichtigen, selbstregulierenden Netzwerk viszeraler und somatischer Funktionen geworden. Es kontrolliert die körperliche Integrität und spielt auch eine wichtige Rolle bei der Entstehung von Bindung und Empathie (Tucker et al., 2005).

## 2.2 Schmerz- und Stressverarbeitung

Das Schmerzempfinden wird moduliert durch die Einwirkung von emotionalen und kognitiven Komponenten. Negative Emotionen von intensiver und kurzer Dauer, wie z. B. bei einer physischen Verletzung, mindern die Schmerzwahrnehmung. Sie führen zu einer stressinduzierten Hypalgesie. Langandauernde Einflüsse von psychosozialen Belastungen, die ein Individuum überfordern, sind mit negativen Emotionen von Angst und Depression verbunden und haben einen konstanten Dysstress zur Folge. Die Schmerzschwelle wird herabgesenkt und die Schmerzwahrnehmung erhöht. Es kommt zur Hyperalgesie (Egle et al., 2016). Zum zentralen Stressverarbeitungssystem gehören verschiedene Bereiche des Präfrontalcortex, der rostrale und dorsale anteriore Gyrus cinguli, die vordere Insula, die Amygdala und der Hippocampus. Schmerz und Stress werden in denselben Hirnregionen verarbeitet.

Schmerzverarbeitung bei Stresserfahrungen im Kindesalter: Das Säuglings-, Kindes- und Jugendalter sind besonders verwundbare Perioden mit erhöhter Stressanfälligkeit (Charmandari et al., 2012). Werden Grundbedürfnisse eines Kindes durch kontinuierliche, liebevolle und zuverlässige Bezugspersonen nicht erfüllt, so ist die Entwicklung der Persönlichkeit und der Gesundheit dieses Kindes anhaltend gefährdet. Aversive Kindheitserlebnisse können mit nachhaltiger Modifikation der Schmerzverarbeitung verknüpft sein und zu einer gesteigerten Schmerzempfindlichkeit, einer erhöhten und mit negativen Affekten besetzten Schmerzbedeutung führen sowie zu einem größeren Risiko von Schmerzstörungen im Erwachsenenalter.

Kumulative Stresserfahrungen führen zu modifizierten zellulären und neuroendokrinen Expressionsmustern auf verschiedenen Ebenen der Schmerzverarbeitung. Es handelt sich um eine cerebrale Sensitivierung für Schmerzen, d.h. um Schmerzverstärkungsmechanismen aufgrund von chronischen Stresserfahrungen. Hyperalgesie, eine verstärkte Schmerzempfindung, die auch mit einer Berührungsempfindlichkeit einhergeht, und Hypersensitivität infolge einer erniedrigten Schmerzschwelle sowie affektive Symptome – wie z.B. verstärkte Angstreaktionen oder häufigere depressive Zustände – sind zentrale Merkmale bei Schmerzerkrankungen. Opfer von aversiven Kindheitserfahrungen zeigen eine erhöhte Sensibilität und eine Chronifizierung von Schmerz und Angst.

Eine emotionale Bewertung des Schmerzreizes findet vor allem im vorderen Gyrus cinguli statt. Der affektive Zustand von Angst oder Depression beeinflusst das Schmerzerleben. Soziale Ablehnung oder Ausgrenzung sind über eine Aktivierung in der Region des dorsalen anterioren Gyrus cinguli mit einem verstärkten Schmerzempfinden verbunden (Eisenberger, 2012). Im Bereich des Präfrontalcortex wird die Situation kognitiv bewertet. Bei Bewältigungsstrategien, in welchen eine Situation als Katastrophe eingeschätzt wird, findet keine kognitive Evaluierung statt. Eine verstärkte Schmerzwahrnehmung ist die Folge (Bushnell et al., 2013). Ist eine signifikante, emotionale Sicherheit vermittelnde Person anwesend, findet eine Aktivierung des ventromedialen Präfrontalcortex statt und die Schmerzempfindung wird gedämpft (Eisenberger et al., 2011).

Frühkindlich-schmerzliche, stressvolle Erfahrungen können die Entwicklung von Anpassungs- und Bewältigungsfähigkeiten, die notwendig sind, um mit späteren Herausforderungen umzugehen, beeinträchtigen. Stabile und ansprechbare Beziehungspersonen, die Kindern helfen, mit seelischem Schmerz umzugehen, und die ihnen ein verlässliches Sicherheitsgefühl vermitteln, sind zwischenmenschliche Hilfen, die eine Rückführung und Wiederherstellung der kindlichen Stressantwortsysteme zum Basiswert unterstützen. Das Fehlen oder die Unzulänglichkeit von schützenden Beziehungen verunmöglichen eine gesunde Anpassung an Stress und seelischen Schmerz.

## 2.3 Schmerz und Trennungsdysstress

Umfangreiche Studien in der Tierforschung zeigen deutlich, dass bei Trennungsangst im Zentralnervensystem Opiate, Endorphine, Oxytocin und Prolaktin ausgeschüttet werden (Panksepp, 2003). Oxytocin ist – neben seiner Bedeutung in der Schwangerschaft – an einer sicheren Bindung in der frühen Kindheit beteiligt und stellt eine Basis für die Entwicklung von qualitativ guten, sozialen Beziehungen im Erwachsenenalter dar. Die längere Trennung eines Säuglings von seiner primären Betreuungsperson führt zu lang andauernden neurobiologischen Veränderungen, vor allem von Neurotransmittern wie Serotonin und Katecholaminen, mit Herzrhythmus-, Körpertemperatur- und Schlafstörungen sowie Veränderungen von Neurohormonen wie Oxytocin, das zur Zunahme von Empathie und Bindung beiträgt. Oxytocin spielt eine zentrale Rolle bei der Stressregulation. Dies zeigt sich auch dadurch, dass die Anwendung von Oxytocin in psychosozialen Stresssituationen die Angst (und wahrscheinlich auch den Schmerz) reduziert (Heinrichs et al., 2003).

Nach Panksepp (2017) bestehen bei Säugetieren sieben primäre emotionale Systeme: Suche, Wut, Furcht, Lust, Fürsorge, Panik und Spiel. Diese Systeme helfen dem Organismus, sich affektiv ausgeglichen oder unausgeglichen zu fühlen. Das Paniksystem ist verantwortlich für den psychischen Schmerz beim Trennungsdysstress. Es handelt sich um einen angstvollen Protest, der unmittelbar auf soziale Verluste folgt und intensive Traurigkeit und Schmerz auslöst. Bei sozialen Verlusten kann ein Übergang von panischen Protestgefühlen zu Verzweiflung stattfinden, eine Reaktion, die bereits vor langer Zeit von den Robertsons beschrieben worden ist und die, ohne genügende Beziehungshilfe, beim Kleinkind zu einer anaklitischen Depression Anlass gibt. Bei der anaklitischen Depression handelt es sich um einen kurzfristig lebenserhaltenden, langfristig katastrophalen Abschaltmechanismus.

Kinder, die stressvolle Trennungen erlebt haben, bleiben verletzbar, weil Störungen der Neurotransmitter- und der neuroendokrinen Systeme lange andauern und später in anderen Stresssituationen, wie zum Beispiel beim Verlust von affektiven Beziehungen, reaktiviert werden können.

## 2.4 Schmerz und Bindung bzw. Trennung

»[...] wenn eine Person weiß, dass eine Betreuungsperson verfügbar und ansprechbar ist, ist dies mit einem starken und allgegenwärtigen Gefühl der Sicherheit verbunden« (Bowlby, 1988, S. 27). Elterliche Beziehungsmodelle wirken sich auf die Bindungssicherheit ihres Kindes aus, wobei jeder Elternteil sein eigenes, inneres Beziehungsmuster, unabhängig vom anderen Elternteil, auf die Beziehung zum Kind überträgt. Das Kind wird die beiden internalisierten Beziehungsmodelle seiner primären Betreuungspersonen schließlich zu integrieren versuchen. Man nimmt an, dass ein sicheres internes Beziehungsmodell einen ausreichenden Schutzfaktor darstellt und zur Resilienz des Kindes in einer Deprivationssituation beiträgt (Fonagy et al.,1994).
Angemessen sich verhaltende Betreuungspersonen aktivieren einen sicherheitssignal-bezogenen, neuronalen Bereich und reduzieren Schmerzerlebnisse. Sie vermitteln einem Kind in bedrohlichen Situationen ein Gefühl von Sicherheit. Die zugrunde liegende, bindungsinduzierte Sicherheit basiert auf der Aktivierung neuronaler Regionen, die Sicherheit signalisieren und Not oder Bedrohung reduzieren. Der visuelle Kontakt mit einer Betreuungsperson während des Erlebens von körperlichem Schmerz bewirkt eine erhöhte Aktivität im ventromedialen, präfrontalen Cortex, welche mit einer verminderten Schmerzbewertung und reduzierter Aktivität in neuronalen Schmerzregionen verbunden ist (Eisenberger et al., 2011).

Erlebnisse von sozialer Ablehnung, Ausgrenzung oder Verlust zählen zu den schmerzlichsten Erfahrungen. Das individuelle Bemühen, solche Situationen zu vermeiden, kann ein beträchtliches Ausmaß annehmen. Die Frage stellt sich, warum sich diese negativen sozialen Erfahrungen so tiefgreifend auf das emotionale Wohlbefinden auswirken. Neue Erkenntnisse deuten darauf hin, dass den mit sozialem Schmerz verbundenen Erlebnissen – z. B. schmerzhaften Gefühlen bei sozialen Trennungserfahrungen – die gleichen neurobiologischen Substrate zugrunde liegen wie bei körperlichen Schmerzerfahrungen, d. h. die neurobiologischen Grundlagen physischer und sozialer Schmerzen überschneiden sich. Bestimmte grundlegende neuronale Systeme (die an Schmerz und Belohnung beteiligt sind) wurden möglicherweise kooptiert, um komplexere soziale Erfahrungen zu unterstützen. Die Bedeutung der Überschneidung von physischen und psycho-sozialen Schmerzen hilft überraschende Befunde zu verstehen: Beim Auftreten von sozialer Unterstützung findet eine Verringerung von körperlichen Schmerzen statt, hingegen nehmen schmerzhafte soziale Trennungsgefühle, welche körperliche Schmerzen begleiten, zu (Eisenberger, 2012).

Eltern und signifikante Betreuungspersonen spielen auf Grund ihres Verhaltens gegenüber den Schmerzen ihres Kindes eine nicht geringe Rolle. Ihr eigener und der familiale Umgang mit Schmerzen (sei es, dass sie diese überbetonen, nicht genügend ernst nehmen oder inadäquat darauf reagieren) bildet das erste Resonanzelement, mit dem sich ein Säugling identifiziert. Ihr Vertrauen in die Fähigkeit ihres Kindes, Schmerzen bewältigen zu können, zeigt sich in ihrer hohen Bereitschaft, das Kind zu schützen und zu überwachen (Jaaniste et al., 2016).

## 2.5 Schmerz und psychisches Trauma

Selbst wenn Kinder über große Anpassungskapazitäten verfügen, können traumatische Erlebnisse ihr psychisches und biologisches Gleichgewicht derart verändern, dass das Kind seine Entwicklungsschritte in der Gegenwart nicht mehr (lustvoll) vollziehen kann. Die Plastizität des Gehirns birgt eine erhebliche Anpassungsfähigkeit in sich, macht aber Säuglinge und Kleinkinder, infolge störender Einflüsse, für langfristige Auswirkungen besonders anfällig (van der Kolk, 1996). Wahrnehmung und Bewusstwerden von Körperempfindungen und Emotionen sind fundamentale Bausteine in der Entwicklung von Selbsterleben und Selbstbild sowie von kognitiven Prozessen und Kreativität. Diese grundlegenden Erfahrungsmuster bauen sich in den frühesten Beziehungen mit primären Betreuungspersonen auf (Damasio, 1994). Sie beeinflussen die spezifische Gestaltung der dendritischen Verzweigungen und neuronalen Synapsen, die nach dem Prinzip der Häufigkeit des Gebrauchs erfolgt. Bestimmte Bereiche des Zentralnervensystems müssen in entscheidenden Entwicklungsphasen angemessen stimuliert werden, damit sie später optimal funktionieren können.

Frühkindliche traumatische Erfahrungen beeinträchtigen die normale Entwicklung des zerebralen Kortex und des limbischen Systems und können langfristige Veränderungen der multiplen Neurotransmittersysteme zur Folge haben. Zentralnervöse Strukturen – wie präfrontaler Kortex, Thalamus, Amygdala und Hippocampus – sind an der schrittweisen Integration der hereinkommenden, sensorischen (z. B. visuellen oder akustischen) Informationen beteiligt. Diese Integration kann durch einen extremen affektiven Erregungszustand unterbrochen werden. Der Hippocampus hat die Funktion, unbewusste präverbale Erinnerungen (prozedurales Gedächtnis), die vor allem durch das amygdale System vermittelt werden, in bewusste verbale Erinnerungen (deklaratives Gedächtnis) überzuführen. Extreme emotionale Erregung verhindert die adäquate Evaluation und Kategorisierung der Erfahrung, da sie die hippocampale Funktion hemmt. Die Erinnerungen bleiben in der Amygdala als affektive oder sensomotorische Zustände körperlicher Empfindungen und visueller Bilder gespeichert und sind unauslöschbar. Eine adäquate Beurteilung und Integration der emotionalen Erfahrungen finden nicht statt. Deswegen bleiben frühe, traumatogene Erinnerungen zeitlos und Ich-fremd. Die nachhaltigste Folge traumatischer Erlebnisse auf die Psyche beruht auf der Unfähigkeit, Erregungszustände zu regulieren, Gefühle von Wut, Angst und Trauer zu steuern, sie in Worte zu fassen sowie Reize angemessen wahrzunehmen und sich auf die Umwelt einstellen zu können. Je jünger ein Kind zum Zeitpunkt der Traumatisierung ist und je länger das Trauma andauert, umso größer ist seine diesbezügliche Gefährdung. Die auftretenden Symptome infolge der traumatischen Belastung sind mannigfaltig und betreffen, neben den emotionalen- und Verhaltensstörungen, auch körperliche Funktionen und psychosomatische Reaktionen. Oft sind sie Ausdruck von unerträglichen Gefühlen, für deren Benennung die Worte fehlen.

Terr (1995) fasste die Merkmale der Kindheitstraumata folgendermaßen zusammen:

- wiederkehrende, sich aufdrängende Erinnerungen,
- repetitive Verhaltensweisen,
- Trauma-spezifische Ängste,
- veränderte Einstellungen zu Menschen, zum Leben und zur Zukunft.

Phasen der traumatischen Reaktion bzw. der nachfolgenden Erlebniszustände spielen sich nicht immer sequenziell ab, sondern können auch nebeneinander bestehen (Fischer & Riedesser, 1999). Die emotionalen Störungen der traumatischen Erlebnissituation charakterisieren sich durch eine Übererregbarkeit, die sich in motorischer Hyperaktivität, explosiver Aggressivität oder in panischen Angstzuständen manifestieren kann (Phase I).

In der Folge wird das traumatische Geschehen verleugnet, aus dem Wach-Bewusstsein verbannt, die Erinnerung an das Ereignis verdrängt, und die ursprünglichen Gefühle von Angst, Hilflosigkeit und Verzweiflung werden abgespalten (Phase II).

Die Kinder sind emotional verstimmt, ziehen sich zurück und zeigen sich teilnahms- und freudlos. Gleichzeitig bleiben sie oft sehr wachsam – ein Versuch, bedrohliche Situationen antizipieren zu können. Sie versuchen, emotionale Distanz zu bewahren und emotional gefärbte Situationen, die mit dem Trauma in Beziehung stehen könnten, zu vermeiden. Infolge Lockerung der Abwehr kommt es z. B. zu Intrusionen, bei welchen sich mit dem traumatischen Erlebnis verbundene Vorstellungen und Gedanken aufdrängen (Phase III).

Da die Erinnerungsspuren nicht ausgelöscht werden, tauchen sie als Albträume, spontane Bilder oder Geräusche auf. Das kindliche Spiel ist geprägt von sich wiederholenden Aspekten des Traumas. Diesen Kindern fehlt die Fähigkeit, im

»Als-ob-Spiel« interaktive soziale Rollen und Situationen auszuprobieren und entsprechende Geschichten zu erzählen. Narrative von traumatisierten Kindern sind oft chaotisch und beinhalten bedrohliche Themen. Im Spiel und Geschichtenerzählen versuchen solche Kinder, das traumatische Erleben zu bewältigen und zu bearbeiten (Phase IV).

Das Durcharbeiten in einem psychotherapeutischen Prozess soll die Integration der traumatischen Erfahrung ermöglichen (Steck, 2003).

## 2.6 Schmerz und posttraumatische Belastungsstörung

Nach einer Exposition an traumatische Ereignisse tritt oft eine posttraumatische Belastungsstörung auf. Widrige, traumatisierend wirkende Erfahrungen (z. B. sexueller Missbrauch) sowie chronische Stresssituationen (z. B. Vernachlässigung) sind für das Kind nicht kontrollierbar und stellen stressauslösende Belastungen dar (Tiet et al., 1998). Die posttraumatischen Konsequenzen sind abhängig von der Intensität und der Dauer der belastenden Einwirkungen, d. h. der stressvollen Ereignisse, wie auch von den jeweiligen posttraumatischen Verarbeitungsfähigkeiten des Kindes und seiner hauptsächlichsten Bezugspersonen. So müssen für jegliche Einschätzung des Schweregrades einer Belastung immer die psychophysische Entwicklungsstufe des Kindes und die Qualität des familialen und sozialen Umfeldes berücksichtigt werden. Eine genetische Anfälligkeit scheint eine wichtige Rolle beim Aufbau von fortbestehenden, aversiven Erinnerungen zu spielen, verbunden mit einem erhöhten Risiko, Symptome eines PTBS zu entwickeln (de Quervain et al., 2012).

Neurobiologisch werden folgende Mechanismen postuliert: Die Amygdala stimuliert die Freisetzung von Stresshormonen wie Adrenalin und Cortison auf der Hypothalamus-Hypophysen-Nebennieren-(HHN)-Achse (LeDoux, 1996). Die humorale Neuromodulation beinhaltet daher eine Interaktion zwischen adrenergen und glukokortikoiden Systemen. Diese Hormone haben wichtige positive und negative modulatorische Effekte auf das Gedächtnis. Adrenerge Stimuli konsolidieren das Gedächtnis in Verbindung mit einem überwachsamen Zustand (Liang et al., 1986; Henckens et al., 2009). Im Gegensatz dazu führt die chronische Erhöhung des Basalcortisolspiegels zu einem reduzierten Hippocampusvolumen und damit verbundenen Gedächtnisdefiziten. Dieser beobachtete Hippocampus-Volumenverlust ist auf eine verminderte Neurogenese und eine veränderte dendritische Morphologie zurückzuführen (Bremner et al., 2008). Eine Dysfunktion der HHN-Achse scheint eine Schlüsselrolle bei posttraumatische Belastungsstörungen zu spielen. Bei PTBS sind folgende Hirnregionen betroffen: der Hippocampus mit seinen Funktionen, die das explizite Gedächtnis und die räumlich-zeitliche Integration von Erinnerungen betreffen; die Amygdala mit ihrer Funktion der Konditionierung und dem Sitz des emotionalen Gedächtnisses; der präfrontale Kortex mit seiner hemmenden Funktion von Emotionen, kognitiven Intrusionen, der Kontrolle/Steuerung der Amygdala sowie dem Kodieren von Repräsentationen im Arbeitsgedächtnis.

## 2.7 Schmerz und Epigenetik

Obwohl genetisch identische, eineiige Zwillinge sich meist in ihrer äußeren Erscheinung kaum unterscheiden, gestaltet sich ihre individuelle Entwicklung höchst differenziert. Diese unterschiedliche Evolution wird durch äußere, d. h. epigenetische Faktoren erklärt. Die Epigenetik befasst sich mit den Einflüssen von Umweltfaktoren auf die Genexpression. Epigenetische Modifikationen sind vor allem während der Schwangerschaft und postnatal während der frühkindlichen, aber auch während der adoleszenteren Entwicklung prägend. Das Epigenom wird sowohl durch intrazelluläre als auch durch äußere Faktoren modifiziert[6] und kann auf die nachfolgende Generation weitergegeben werden. Die Komplexität der Kombination von Genen und deren Interaktion mit Umweltfaktoren ist mit einer vielfältigen, positiven oder negativen Beeinflussung individueller psychosozialer und physischer Entwicklung verknüpft. Stressvolle Ereignisse z. B. in der frühen Kindheit, die zu epigenetischen Modifikationen Anlass geben und die Genexpression verändern, spielen eine wichtige Rolle bei der Entstehung von psychischen Störungen und somatischen Erkrankungen im späteren Leben. Epigenetische Mechanismen sind auch an der Genregulation bei Schmerzentstehung und -verarbeitung beteiligt.

6 Es handelt sich um Modifikationen der genetischen Trägersubstanz DNA (DNA-Methylierung und Histonmodifikation), die jedoch die Nucleotidsequenz des Gens nicht direkt verändern.

# 3. Zur Schmerzempfindung von Säuglingen und Kindern

## 3.1 Empfinden Säuglinge Schmerz?

Bis Ende 1980 wurden (in England) chirurgische Eingriffe bei Säuglingen routinemäßig nur mit neuromuskulärer Blockade, aber ohne Schmerzschutz durchgeführt. Dabei wurde immer wieder deutlich, dass Säuglinge durchaus auch im Stande waren, Schmerz zu empfinden, dass sie aber nicht das entsprechende Schmerzverhalten von Erwachsenen erkennen ließen.

Schmerz ist eine Unlust betonte, sensorisch-emotionale Erfahrung. Er ist nur schwer zu registrieren. In einer neueren Studie (Goksan et al., 2015) wurden zehn Säuglinge im Alter von einem bis sechs Tagen und gleich viele Erwachsene, bezüglich eines leicht schmerzhaften Drucks mit einer Federspitze in die Ferse und der entsprechend aktivierten Gehirnareale, vergleichend untersucht.

In der funktionellen Kernspinresonanztomografie zeigten Säuglinge in der ersten Lebenswoche praktisch die gleichen Schmerzreaktionen wie Erwachsene, die zudem die Schmerzintensität auf einer numerischen Skala einzuschätzen hatten. Die Schmerzschwelle der Säuglinge lag sogar viermal niedriger als die der Erwachsenen. Bei den Säuglingen wurden 18 von 20 Hirnarealen aktiviert, die auch beim Erwachsenen reagierten (beim Erwachsenen sind dies: kortikale und subkortikale Hirnregionen, welche die primären somatosensorischen kortikalen Areale miteinschließen, das vordere Cingulum, bilateral der Thalamus und alle Teile der Insula). Der bei den Säuglingen noch nicht erfolgten Ausreifung entsprechend waren keine Reaktionen in der Amygdala und im orbitofrontalen Cortex zu verzeichnen. Zudem ließ sich nachweisen, dass die Diskriminierung der Stimulusintensität beim Säugling noch nicht so ausgebildet war wie beim Erwachsenen.

Nozizeptive Information wird somit bereits beim Säugling von der Peripherie über die sensorischen Bahnen zum Gehirn übermittelt. Das Zentralnervensystem des Säuglings ist offenbar bereits so ausgebildet, dass es diese Verarbeitung zu leisten vermag. Die Autoren halten fest: »This strongly supports the hypothesis that infants are able to experience both sensory and affective aspects of pain and emphasizes the importance of effective clinical pain management.« (»Dies unterstützt nachdrücklich die Hypothese, dass Säuglinge sowohl sensorische als auch affektive Aspekte von Schmerzen erleben können, und unterstreicht die Bedeutung einer wirksamen klinischen Schmerzbehandlung.«) (Übers. d. A.).

## 3.2 Schmerzempfindung nach frühen, körperlichen Traumatisierungen

Frühkindliche, traumatisch erlebte, körperliche Eingriffe (Operationen, Verbrennungen) oder schwere körperliche Verletzungen (Unfälle) können durch Narbenbildung nicht nur Spuren auf der somatischen Ebene, sondern auch im Bereich des Psychischen hinterlassen. Spätere Erlebnissituationen, die mit psychischen Schmerzen verbunden sind, werden nachträglich auf der körperlichen Vernarbungsstelle wiedergespürt und erinnern das betroffene Individuum an die in der Vergangenheit erlebten, schmerzhaften Situationen. Im subjektiven, unbewussten Empfinden werden körperliche Eingriffe häufig als Aggressionen auf die körperliche Integrität erlebt und können mit existentiellen Vernichtungsängsten verknüpft sein und dem Gefühl, einer schützenden körperlichen Hülle zu entbehren. Das Empfinden des Verlusts von körperlicher Integrität kann von unsagbarer Traurigkeit begleitet sein. Körperliche Traumata, die mit einem plötzlichen, unkontrollierbaren Verlust der Bindungsbeziehung zur signifikanten Betreuungsperson verknüpft sind, stellen ein wesentliches Element bei der Entwicklung eines posttraumatischen Stresssyndroms dar. Ein Kind ist – ausgeliefert an eine massiv bedrohende, äußere Gefahr – ganz besonders auf eine starke Verbundenheit mit der zentralen Beziehungsperson angewiesen. Eine solche Trennung (kombiniert mit dem Verlust von Fürsorge und Zuwendung), die im Moment einer traumatischen Situation erfolgt, bewirkt oft eine außergewöhnliche Vulnerabilität in allen zukünftigen Beziehungen. Spätere Trennungen von Beziehungen evozieren leicht die frühkindliche Schmerzerfahrung. Nach Pontalis (2003) liegt Schmerz jenseits des Prinzips von Unlust-Lust. Psychischer Schmerz ist durch einen realen oder phantasierten Verlust eines relevanten Objekts bedingt. Er ist darauf zurückzuführen, dass das äußere Objekt zwar unwiederbringlich verloren erscheint, es aber innerlich als Repräsentanz dennoch weiter besetzt wird. »Da, wo es Schmerz gibt, ist das abwesende, verlorene Objekt gegenwärtig; das gegenwärtige, aktuelle Objekt ist abwesend« (S. 230).

## 3.3 Die Kinder- und Jugend-Gesundheitskommission

Die Child & Adolescent Health Commission (Eccleston et al., 2020) hebt die Tatsache hervor, dass das Empfinden von Schmerzen alle Kinder – vom Säugling bis zum erwachsenen Alter – betrifft; Schmerzen sind vielfältig, reichen von akut zu chronisch, entstehen bei Krankheit und körperlichen Eingriffen, aber auch in multiplen anderen Situationen. Schmerzen sind allgegenwärtig und stellen eine große Herausforderung für die betroffenen Kinder und ihre Familien sowie für die behandelnden Fachkräfte und auch für die Gesellschaft dar. Das persönliche, psychische Erleben von Schmerzen bleibt oft unbemerkt, wird nicht verbalisiert oder sogar ignoriert. Nicht behandelte, nicht erkannte oder schlecht behandelte Schmerzen in der Kindheit führen zu ernsthaften und langanhaltenden negativen Folgen, die bis in das Erwachsenenalter andauern und chronische Schmerzen, Behinderungen und Leiden beinhalten. Die Gesundheitskommission für Kinder und Jugendliche weist auf die dringende Notwendigkeit hin, dass Schmerz weder stillgeschwiegen noch dessen Behandlung ignoriert wird. Bessere Möglichkeiten zur Erfassung und Bestimmung von Schmerzen müssen zur Verfügung gestellt, ein leichterer Zugang zu Behandlungen von Schmerzen ermöglicht und günstigere Therapiemodelle entwickelt werden.

# 4. Grundannahmen

## 4.1 Grundannahmen zur Schmerzdynamik

Jegliche Auseinandersetzung mit einem wissenschaftlichen Thema, hier der Dynamik der psychophysischen Schmerzverarbeitung im frühen Kindesalter und ihren späteren Folgen, beruht auf bewussten und vorbewussten Grundannahmen der jeweiligen Autoren. Man kann nicht ohne Grundannahmen denken, selbst wenn sich diese in Veränderung befinden. Sie schaffen eine gewisse Stabilität, aber auch Einengung und lassen sich entwickeln und hinterfragen. »Wir verwenden den Terminus Grundannahmen in Anlehnung an Bion. Es handelt sich dabei um explizite oder implizite Überzeugungen, welche wegleitend für die Vorgänge des Verstehens, Abschätzens, Einordnens, Antizipierens und Regulierens sind« (Bürgin et al. 2020, S. 117).

## 4.2 In diesem Buch gehen wir von den folgenden expliziten Grundannahmen aus

1. Der Säugling ist von der ersten postnatalen Minute ab interessiert, einen Beziehungsaufbau zu der von ihm vorgefundenen, personalisierten Umgebung (primäre Bezugspersonen) voranzutreiben.
2. Er braucht zur Entfaltung der genetischen »Programme« (Reifung) eine förderliche Umwelt, mit der er in dauernder Interaktion steht, was die Phänomene der Entwicklung ermöglicht (Spitz, 1969).
3. Das episodische Erleben wird in Form von anfänglich noch sehr archaischen, aber im Verlauf des ersten Lebensjahres immer komplexer werdenden Beziehungsrepräsentanzen abgespeichert (Selbst- und Objektrepräsentanzen plus erste Affekte plus Kontexte, wie zum Beispiel Raum und Zeit).
4. Die Fähigkeit, Schmerz (Unlust) zu erleben, und das basale Bedürfnis, diesen Zustand – im Sinne einer Elimination – verändern zu wollen (z.B. mittels Signalen an die Umwelt und primären Abwehrformen wie phobischer Abwendung nach innen), gehören bereits zu den Eigenschaften eines primären Ichs, das zu dieser Zeit (als Funktionsbündel) erst aus einer lockeren Verknüpfung einzelner Kerne besteht.

5. Affekte sind zu größeren Teilen als genetische »Kerne« vorhanden. Bereits von den ersten postnatalen Tagen ab werden sie in der Interaktion – bezüglich ihres Ausdrucks- und Bedeutungscharakters – zuerst durch Imitation, dann durch primäre Identifizierungen »gelernt«, entwickelt und modifiziert.
6. Erste und auch spätere Zusammenhänge von Erfahrungen werden als kurze, bildhafte Sequenzen auf ihre Brauchbarkeit im Bereich der Fantasie dauernd überprüft. Wie auf einer Probebühne findet, mittels einer anhaltenden, intrapsychischen Re-Aktualisierung und Neuverknüpfung der ersten Repräsentanzen, eine stete Überprüfung auf ihre Nützlichkeit für die Weiterentwicklung statt. Das Repertoire der phantasmatischen Elaborationen wird, parallel zur immer besseren Integration des archaischen Ichs, dauernd vergrößert.
7. Die Kontinuität bei den gemachten Erfahrungen (z.B. die Voraussehbarkeit von Beziehungserfahrungen auf der emotionalen, kognitiven und verhaltensmäßigen Ebene sowie die Abfolge der vielfältigen Bedürfnisse, Wünsche und Begehren und ihrer Befriedigung bzw. Nicht-Befriedigung) ist eine wesentliche Errungenschaft des Säuglings, um sich, selbst- und umweltbezüglich, besser orientieren zu können. Störungen in der »Kontinuität des Seins« (Winnicott, 1974) werden als schmerzliche, disruptiv-traumatische Erfahrungen – wenn immer möglich – aus dem Erlebnisbereich eliminiert oder zu vermeiden gesucht (primäre phobische Position, vgl. Green, 2002).
8. Schmerz, zuerst nur in völliger Anlehnung an körperliche Schmerzbahnen vorhanden, differenziert sich zunehmend durch eine Verbindung mit den sich entwickelnden Affekten und erhält immer spezifischere Ausdrucksformen.
9. Das Kind erfährt – auf Grund der angeborenen Widersprüchlichkeit der Intentionen – unterschiedliche, in ihrer Richtung divergente Bedürfnisse und Wünsche. Diese lassen sich als Ambivalenz und Ambitendenz beschreiben (Winnicott, 1974). Der damit verbundene Grundschmerz gehört zur »Conditio humana« und ist von Anbeginn an mit Verlust durchsetzt.
10. Entbehrungen, schwere Kontinuitätsunterbrüche oder Frustrationen im Seelischen kondensieren allmählich und grenzen sich als psychischer Schmerz ab. Jegliche längere Unterbrechung von Bedürfnissen und Wünschen nach Kontinuität z.B. wird zu einer schmerzhaften Störung eines sich Sehnens nach basalem Wohlbefinden, das als eine Art Fundament der Entwicklung dient. Ein unwiederbringlicher Kontinuitätsverlust reaktiviert reparative Vorgänge. Das Ich des Kindes ist dabei auf unterschiedlich intensive Unterstützung durch Erwachsene angewiesen, um diese Vernarbungsabläufe, die wir zum Trauerprozess zählen, leisten zu können.

11. Die Überflutung des infantilen Ichs durch Impulse, die beim ins Leere-Laufen zu Verlusterfahrungen Anlass geben, wird, wenn sie nicht durch eine empathische Umgebung sorgfältig aufgefangen und mitgesteuert wird, zu einem frühinfantilen Trauma, gegen welches nur akute Notfallmechanismen eingesetzt werden können. Solche Maßnahmen bewirken in vielfältiger Weise aber eine nicht geringe Beeinträchtigung der weiteren Entwicklung.
12. In archaischen und elaborierteren Übertragungs-/Gegenübertragungs-Bewegungen im analytisch-therapeutischen Prozess werden mehr oder weniger gut repräsentierte, traumatische Konvolute archaischer Beziehungsrepräsentanzen reaktiviert. Durch ein entsprechend angemessenes Containment und eine sorgfältige Transformation in sprachliche Elemente besteht im dialogischen Ablauf zwischen den beiden Protagonisten die Möglichkeit neuer Beziehungserfahrungen mit einer parallel ablaufenden, partiellen Umgestaltung solcher archaischer oder auch entwickelterer Repräsentanzen.

# Exkurs – Ein Märchen: *Die Erbsenprobe (Prinzessin auf der Erbse)*

Märchentext der Gebrüder Grimm (1843):

Es war einmal ein König, der hatte einen einzigen Sohn, der wollte sich gern vermählen und bat seinen Vater um eine Frau. »Dein Wunsch soll erfüllt werden, mein Sohn«, sagte der König, »aber es will sich nicht schicken, dass du eine andere nimmst als eine Prinzessin, und es ist gerade in der Nähe keine zu haben. Indessen will ich es bekanntmachen lassen, vielleicht meldet sich eine aus der Ferne.« Es ging also ein offenes Schreiben aus, und es dauerte nicht lange, so meldeten sich Prinzessinnen genug. Fast jeden Tag kam eine, wenn aber nach ihrer Geburt und Abstammung gefragt wurde, so ergab sich's, dass es keine Prinzessin war, und sie musste unverrichteter Sache wieder abziehen. »Wenn das so fortgeht«, sagte der Prinz, »so bekomm ich am Ende gar keine Frau.« »Beruhige dich, mein Söhnchen«, sagte die Königin, »eh du dich's versiehst, so ist eine da; das Glück steht oft vor der Türe, man braucht sie nur aufzumachen.«

Es war wirklich so, wie die Königin gesagt hatte. Bald hernach, an einem stürmischen Abend, als Wind und Regen ans Fenster schlugen, ward heftig an das Tor des königlichen Palastes geklopft. Die Diener öffneten, und ein wunderschönes Mädchen trat herein, das verlangte, gleich vor den König geführt zu werden. Der König wunderte sich über den späten Besuch und fragte sie, woher sie käme, wer sie wäre und was sie begehre. »Ich komme aus weiter Ferne«, antwortete sie, »und bin die Tochter eines mächtigen Königs. Als Eure Bekanntmachung mit dem Bildnis Eures Sohnes in meines Vaters Reich gelangte, habe ich heftige Liebe zu ihm empfunden und mich gleich auf den Weg gemacht, in der Absicht, seine Gemahlin zu werden.« »Das kommt mir ein wenig bedenklich vor«, sagte der König, »auch siehst du mir gar nicht aus wie eine Prinzessin. Seit wann reist eine Prinzessin allein ohne alles Gefolge und in so schlechten Kleidern?« »Das Gefolge hätte mich nur aufgehalten«, erwiderte sie, »die Farbe an meinen Kleidern ist in der Sonne verschossen, und der Regen hat sie vollends herausgewaschen. Glaubt Ihr nicht, dass ich eine Prinzessin bin, so sendet nur eine Botschaft an meinen Vater.« »Das ist mir zu weitläufig«, sagte der König, »eine Gesandtschaft kann nicht so schnell reisen wie du. Die Leute müssen die nötige Zeit dazu haben; es würden Jahre vergehen, ehe sie wieder zurückkämen. Kannst du nicht auf andere Art beweisen, dass du eine Prinzessin bist, so blüht hier dein Weizen nicht, und du tust besser, je eher, je lieber dich wieder auf den

Heimweg zu machen.« »Lass sie nur bleiben«, sagte die Königin, »ich will sie auf die Probe stellen und will bald wissen, ob sie eine Prinzessin ist.«
Die Königin stieg selbst den Turm hinauf und ließ in einem prächtigen Gemach ein Bett zurechtmachen. Als die Matratze herbeigebracht war, legte sie drei Erbsen darauf, eine oben hin, eine in die Mitte und eine unten hin, dann wurden noch sechs weiche Matratzen darübergebreitet, Linnentücher und eine Decke von Eiderdunen. Wie alles fertig war, führte sie das Mädchen hinauf in die Schlafkammer. »Nach dem weiten Weg wirst du müde sein, mein Kind«, sagte sie, »schlaf dich aus: morgen wollen wir weitersprechen.«
Kaum war der Tag angebrochen, so stieg die Königin schon den Turm hinauf in die Kammer. Sie dachte das Mädchen noch in tiefem Schlaf zu finden, aber es war wach. »Wie hast du geschlafen, mein Töchterchen?«, fragte sie. »Erbärmlich«, antwortete die Prinzessin, »ich habe die ganze Nacht kein Auge zugetan.« »Warum, mein Kind, war das Bett nicht gut?« »In einem solchen Bett hab ich mein Lebtag noch nicht gelegen, hart vom Kopf bis zu den Füßen; es war, als wenn ich auf lauter Erbsen läge.« »Ich sehe wohl«, sagte die Königin, »du bist eine echte Prinzessin. Ich will dir königliche Kleider schicken, Perlen und Edelsteine: schmücke dich wie eine Braut. Wir wollen noch heute die Hochzeit feiern.«

In der früher entstandenen Fassung von Hans Christian Andersen (1837) sind einige Details unterschiedlich dargestellt:

- Der Prinz sucht zuerst selbst in der ganzen Welt und wird nicht fündig.
- Das Mädchen steht in einem Gewitter an der Türe. »Aber, o Gott, wie sah die von dem Regen und dem bösen Wetter aus! Das Wasser lief ihr von den Haaren und Kleidern herunter; es lief in die Schnäbel der Schuhe hinein und an den Hacken wieder heraus.«
- Die Prinzessin erklärt, sie sei auf etwas Hartem gelegen und nun ganz braun und blau über ihrem ganzen Körper, es sei entsetzlich.
- Und schließlich: »So empfindlich konnte niemand sein, als eine wirkliche Prinzessin.«

Wir wollen das Märchen nur von einigen wenigen Gesichtspunkten her beleuchten, die durch die Thematik dieses Buches geprägt sind. Hier steht ein Schmerz im Vordergrund, der zu einer massiven Schlafstörung und zu körperlichen Symptomen (braune und blaue Flecken) Anlass gab. Obwohl die Geschichte kurz ist, hat es der Titel des Märchens zu einem im deutschen Sprachbereich geflügelten Wort für eine besonders empfindliche Person geschafft.

Ein verwahrlostes, in unwirtlichen Zuständen völlig allein gelassenes, überzartes, schlafgestörtes Mädchen taucht auf. Wir könnten es als ein massiv depriviertes

Kind bezeichnen, das sich in seiner Fantasie zum idealisierten Gegenteil, einer Prinzessin gewandelt hat. Auf Grund von vielen Enttäuschungen und Kränkungen – die wir einmal annehmen – entwickelte es eine übermäßige Empfindsamkeit, um sich vor weiterem Schmerz zu schützen.

Der sehr zwiespältige Empfang zeigt in einem »experimentum crucis« eine weltenthobene, scheinbar liebevoll bewirtete, in Tat und Wahrheit aber gepeinigte Figur, welche die Zeichen einer Überempfindlichkeit und Hyperalgesie sowie Zeichen einer Misshandlung an ihrem Körper aufweist. Wie bei vielen Wunschfantasien realisiert sich das Phantasma in der Erzählung: aus einem geschundenen, trennungstraumatisierten Kind (von einer Mutter des Mädchens ist schon gar keine Rede), dessen Schmerzempfindlichkeit ins Übermäßige gesteigert worden ist, wird eine Königin (die als phantasmatisches Gebilde) auch gar nicht von einem Prinzen gefunden werden kann. Sie sucht, einem idealisierten Vaterbild folgend, väterlichen Halt. Als depriviertes Wesen erregt sie bei der recht hinterhältigen Schwiegermutter (Mutter des Prinzen) keine Eifersucht und Rivalität.

# 5. Vignetten aus Lebensgeschichten von Kindern und Jugendlichen

Eine Grunderfahrung der beiden Autoren aus über 40 Jahren diagnostischer Arbeit und psychoanalytischer Therapie mit Kindern, Jugendlichen, Erwachsenen und Familien lässt sich ungefähr so zusammenfassen:

Ein Kind, das als Säugling und im Kleinkindalter – auf Grund der ihm angeborenen genetischen Konstellation und den daraus erwachsenen Grundbedürfnissen und Impulsen – wiederholt sehr schmerzliche Erfahrungen in der jeweiligen Umwelt macht, versucht diese, seinen altersentsprechenden Möglichkeiten folgend, mittels inneren Abwehren und äußeren Anpassungsmechanismen zu reduzieren. Meistens »bezahlt« es dafür mit Symptombildungen oder ausgeprägten Störungen der Entwicklung, die allerdings mehr als »Störfaktoren« denn als »Hilfeschreie« wahrgenommen werden, wodurch viel Zeit für geeignete Hilfestellungen verloren geht und bereits eine gewisse Chronifizierung der entwickelten Struktur entstanden ist.

Im Folgenden werden Vignetten aus Sitzungen von diagnostischen Interviews oder psychoanalytischen Psychotherapien dargestellt und kommentiert, um sichtbar zu machen, an welchen Stellen sich der Schmerz hinter der Abwehr zeigt und wie er im Prozess erkennbar wird.[7] Natürlich kommt es auch einer »Zumutung« gleich, die dem Kind beim Sich-Einlassen in den psychoanalytischen Dialog auferlegt wird, im Beziehungsprozess erneut dem Schmerzlichen zu begegnen, das es hinter sich gelassen zu haben wähnte. Der Vertraulichkeit wegen mussten unzählige Details vollständig anonymisiert oder aus Gründen des Patientenschutzes ausgelassen werden. Dies scheint uns nicht weiter störend, denn es geht in diesem Buch weder um Details der Behandlungstechnik oder des -prozesses, sondern um das Aufleuchten-Lassen des schmerzlichen Erlebens und wie sich Kinder dagegen zu schützen versuchen.

7 Wir bedanken uns herzlich bei verschiedenen Kolleginnen und Kollegen, die sich bereit erklärten, dass wir, neben unseren, auch Vignetten aus ihren Therapien, die sich im supervisorischen Kontext als von spezifischem Interesse erwiesen hatten, hier aufnehmen durften. Es handelt sich (in alphabetischer Reihenfolge) u. a. um Chesga Bringold, Gerhard Mohr, Elisabeth Sartorius, Matthias Weber und Anne-Marie Willemin.
Natürlich wurden alle persönlichen Angaben in den Falldarstellungen nach nationalen und internationalen Standards so stark anonymisiert, dass die Vertraulichkeitsverpflichtung vollständig eingehalten blieb.

## 5.1 Schmerz bei einem dreijährigen, mutistischen Mädchen: Sarah

Anamnestische Angaben: Sarah wurde im Alter von drei Jahren abrupt von ihrer Mutter verlassen und hörte auf zu sprechen. Zurückgeblieben, ohne jegliche Möglichkeit, mit ihrer Mutter zu kommunizieren, verharrte sie in Schweigen. Wegen eines beruflichen Aufenthalts des Vaters befand sich die Familie zu diesem Zeitpunkt im Ausland, wo Sarah mit ihrem Vater und ihren beiden älteren Geschwistern in einem ihr fremdsprachigen Land weiterlebte. In ihr Heimatland zurückgekehrt – mit ihrem Vater und ihren Geschwistern – weigerte sie sich weiterhin zu sprechen, sowohl in ihrer Kern- als auch in ihrer erweiterten Familie und ebenso im Kindergarten.

Sarah wurde wegen ihres psychogenen Schweigens zur kinderpsychiatrischen Abklärung gebracht. Die Diagnose eines totalen Mutismus infolge eines psychotraumatischen Schockerlebnisses wurde gestellt, und Sarah begann vierjährig eine psychoanalytische Psychotherapie.

Seit dem Verschwinden der Mutter fand, trotz eines unermüdlichen Bemühens des Vaters, mit der Mutter in Kontakt zu treten, kein einziger Austausch, weder schriftlich noch mündlich, mit ihr statt.

In der psychoanalytischen Therapie sprach Sarah nie mit ihrer Therapeutin, sondern kreierte kontinuierlich Spielszenen, die sie meistens versteckt unter dem Schreibtisch der Therapeutin – einem in ihrem Empfinden geschützten Bereich – installierte. Mit ihren nonverbalen Kommunikationen versuchte Sarah nicht nur zu erklären, was mit ihr geschehen war, sondern teilte vor allem ihre überwältigenden Gefühle von Schmerz, Traurigkeit, Wut, Verzweiflung und Hilflosigkeit in der Übertragungsbeziehung mit. Beim Versuch der Therapeutin, die vorherrschenden Emotionen der Hauptpersonen ihrer Spielszenen zu verbalisieren, konnte mit der Zeit das ganze emotionale Spektrum zum Ausdruck kommen und eine Differenzierung der Affekte stattfinden. Um die »Fragen« des Mädchens zu »beantworten«, die sie durch ihren Blick, ihre Geräusche, Töne und Laute sowie Mimik und Gesten ausdrückte, versuchte die Therapeutin, ihre in der Gegenübertragung wahrgenommenen, eigenen Gefühle, vor allem von Schock, Schrecken, Entsetzen und Unverständnis, zu verbalisieren. Sarah verließ allmählich ihr »Versteck«, und die Therapeutin wurde immer öfter in ihre Spielszenen einbezogen. Das Spiel nahm mehr und mehr die Form eines analytischen »Psychodramas« an, das Interventionen via Körpersprache und verbale Interpretationen ermöglichte. Schließlich wandte sich die Therapeutin in erzählerischer Form direkt an Sarah und sagte, wie gut sie mitfühlen und verstehen könne, dass es dem kleinen Mädchen unmöglich sei, mit Worten kundzutun, was es so Schreckliches erlebt und empfunden habe. Worte würden nämlich niemals ausreichen, ihre subjektiv erlebte Erfahrung mitzuteilen.

Sie könnten offensichtlich ihrem Empfinden niemals gleichkommen oder dieses zum Ausdruck bringen. Ihr Schweigen sei für sie die einzig mögliche Lösung gewesen, um sich zu schützen und Fragen oder Erwartungen anderer Menschen aus dem Wege zu gehen. Ihr Mutismus verschwand nach zwei Jahren Therapie.

### *Kommentar*

Schweigen stellte für Sarah den bedeutendsten Schutzmechanismus dar gegenüber einer, nach Sarahs subjektivem Empfinden, schmerzhaften, brutalen und nicht nachvollziehbaren »Misshandlung« von Seiten ihrer Mutter, mit der die Kommunikation für immer abgebrochen war. Das analytische »Psychodrama« erlaubte Sarah, die mit dem Trauma verbundenen, archaischen Ängste von Zerstückelung, Vernichtung, Tod oder von Verwirrungs- und Desorientierungszuständen, durch wiederholte, nonverbale Inszenierungen im Spiel in Regressionsbewegungen und mit Körpermanifestationen zum Ausdruck zu bringen. Der verbale Diskurs der Therapeutin trug zum psychischen Verarbeitungsprozess und zur symbolischen (Re-)Konstruktion der erlebten Traumatisierung dadurch etwas bei, dass er ein Feld interpersonalen Austausches offenhielt, in welchem das Kind die Therapeutin als transformatives, die weitere Entwicklung ermöglichendes Objekt zu gebrauchen wusste.

Sarah erlebte eine akute Belastungsstörung, die sich unmittelbar nach dem plötzlichen Verlust der Mutter, einem traumatischen Ereignis, in Form ihres Sprachverlustes manifestierte. Die bei einer akuten psychischen Traumatisierung notwendige, komplexe Trauerarbeit geht mit anhaltenden Schockgefühlen, Unglauben, Zorn, Entfremdungsgefühlen und Verhaltensänderungen sowie dem Vermeiden von Erinnerungen einher.

Kinder können beim plötzlichen Verlust eines Elternteils unter langandauernden Trauerreaktionen leiden und eine Symptomatik aufweisen, die der eines posttraumatischen Stresssyndroms bzw. einer Angst- oder Depressionsstörung ähnlich ist. Sie verharren in einem Schockzustand, weigern sich, den Verlust anzuerkennen, werden von Gefühlen intensivster Sehnsucht nach der verlorenen Person überwältigt und können Suizidgedanken äußern oder diese in Handlungen umsetzen. Damit ein Kind seine mit dem Ereignis verknüpften Gefühle von Schmerz, Angst, Wut, Schuld und Scham nicht wahrnehmen und empfinden muss, spaltet es seine emotionale Resonanz häufig ab oder kapselt sich ein. Um dieses Abwehrverhalten zu reduzieren, ist ein Kind – bei solch schmerzhaften Verlustsituationen wie dem Abbruch einer signifikanten Beziehungsperson – dringend auf Hilfe angewiesen. Dank Sarahs nonverbaler, aber kreativer Ausdrucksweise konnte eine psychoanalytische Therapie nutzbringend durchgeführt werden.

## 5.2 Schmerz bei »Entwicklungsretardation« eines vier Jahre und drei Monate alten Knaben: Matthias

Die Mutter, älteste von drei Töchtern, wurde als Jugendliche vergewaltigt. Als ehrgeizige Frau erreichte sie Führungspositionen in Firmen; nach der Geburt von Matthias verzichtete sie auf weitere berufliche Tätigkeit. Sie litt an einer Adipositas.

Der Vater, der aus einer kinderreichen Familie stammte, hatte seine Mutter im Alter von fünf Jahren verloren. Der Vatersvater heiratete bald wieder. Zu seiner Stiefmutter pflegte der Vater eine schwierige Beziehung. Aus einer ersten geschiedenen Ehe hatte er drei Kinder. Der Vater nahm, verglichen mit der Mutter, beruflich eine eher untergeordnete Position ein.

Matthias' Schwangerschaft verlief unproblematisch, die Geburt erfolgte per Sectio. Er wurde während eines Jahres gestillt. Im Alter von zwei bis drei Monaten habe er viel geschrien. Im Übrigen war die frühkindliche Entwicklung unauffällig. Matthias wurde von einem Pädiater angemeldet, der eine sprachlich und motorisch retardierte Entwicklung feststellte. In der Spielgruppe erwies sich Matthias einem Freund gegenüber als sehr besitzergreifend. Seit der Geburt seines Bruders zeigte Matthias ein regressives und aggressives Verhalten sowie Trennungsschwierigkeiten von der Mutter. Sein Verweigerungsverhalten führte zu Wutausbrüchen und manchmal zu Schlägen des Vaters gegenüber seinem Sohn sowie zu ehelichen Streitigkeiten.

Zum Erstgespräch kam Matthias mit einer Schachtel Bonbons, die ihm von der Mutter mitgegeben worden war. Er spielte während etwa 20 Minuten ein sich wiederholendes Spiel: Die Untersucherin solle Bauklötze zu einem Turm aufbauen, den Matthias fortlaufend zerstörte. Danach untersuchte Matthias das Untersuchungszimmer und fand einen Bostitch [ein Gerät zum Zusammenheften]. Er öffnete ihn sehr geschickt, verletzte sich nicht und schichtete die Haftklemmen zu einem kleinen Haufen auf.

Während des zweiten Treffens baute Matthias ein Spital, das er danach aber gleich wieder zerstörte. In der Folge wollte er erneut mit dem Bostitch spielen.

Die Elterngespräche zentrierten sich auf die Erarbeitung einer gemeinsamen Erziehungshaltung gegenüber ihrem Sohn. Während die Mutter sehr in Sorge um Matthias war und Angst vor den Wutausbrüchen und evtl. Misshandlungen des Vaters äußerte, sprach der Vater vor allem von seiner Angst um den jüngeren Bruder, der von Matthias geplagt werde.

Matthias bringt durch sein Verhalten unterschiedliche Erziehungshaltungen der Eltern zur Erscheinung. Die Mutter hat Mühe, sich von ihrem Sohn zu trennen; sie schickt ihn mit einem Geschenk von oraler Währung (Bonbons) von sich weg zur Untersuchung.

Es bestehen ungelöste Probleme auf der Kind-Eltern-Ebene (d. h. eine ungelöste trianguläre Problematik).
Was bedeutet die Adipositas der Mutter? Sie verwöhnt und verführt ihren Sohn, der nachfolgend zu einem kleinen Diktator wird. Der Übergang zur Elternschaft hat der Mutter vieles weggenommen: Von einer beruflich erfolgreichen Geschäftsfrau wurde sie zu einer nicht erfolgreichen Mutter. Der Vater wird vom Berufsmann zum »Kindsmisshandler«. Matthias löst massive Wut und große Not aus.
Wie die Eltern ihre eigene Geschwisterrivalität gelöst haben, bleibt unklar; Matthias hat auf jeden Fall für seine rivalisierenden Neigungen (Geburt des Bruders) keine sehr gute Lösung gefunden, resp. die Eltern konnten ihm dabei kaum helfen. Die Mutter scheint im Beziehungsgeschehen Probleme zu haben, auf einer praktischen Ebene aber recht gut zu funktionieren. Der Vater ist entweder abwesend oder dem Knaben gegenüber eher ablehnend eingestellt.
Ein Spiel mit Aufbau und Zerstörung eines Turmes wäre im Alter von zwei Jahren durchaus adäquat, im Alter von Matthias aber kaum mehr.
Was kann Matthias in diesem familiären Kontext tun? Er ist parentifiziert und hat eine komplementäre Funktion für die Mutter auszufüllen, nämlich ihr eine Lebensberechtigung zu geben. Die Mutter kommt mit dem Wunsch, eine erfolgreiche Mutter zu sein, und sucht diesbezüglich Hilfe. Sie hat eine große Eigenbedürftigkeit, die Matthias auffüllen muss, und er scheint dies durch negatives Verhalten zu tun. Wenn Matthias seinen Vater spüren will, erlebt er, dass er Aggressionen auslöst. Im praktischen Alltag zeigt Matthias ein gewisses Geschick im Mechanischen (Bostitch). Auch beziehungsmäßig scheint er nicht ungeschickt zu sein, da er die Erwachsenen mobilisiert (d. h. sie durch sein negatives Verhalten enerviert).
In der Situation mit der Therapeutin ist es zu einer Rollenumkehr gekommen. Die Therapeutin befindet sich in Matthias' Rolle, soll »halten« und im Spiel aufbauend und konstruktiv sein, während Matthias die Rolle der in seinem Erleben destruktiven Mutter übernimmt.
Matthias versucht, bei der Therapeutin Dinge zusammenzuheften. Er schafft ein Produkt (einen Haufen Heftklammern). Eigentlich aber möchte sich Matthias entwickeln können. Er dominiert seine Familie, statt dass ihm eine Familie zur Verfügung steht, die ihm Halt vermitteln würde. Er hat die Verweigerung als ein Wirkmittel entdeckt. Matthias scheint ein lustvolles gemeinsames Spiel und eine freudvolle Tätigkeit nicht zu kennen. Er wirkt retardiert und gefährdet. Der Kindergarten wird ein heikler Ort für ihn werden. In der Spielgruppe hat Matthias jedoch einen Freund gefunden.
Ein Kind, das nicht als eigenständige Person von den verantwortlichen Erwachsenen anerkannt und respektiert wird, erleidet bereits in den ersten Lebenswochen eine höchst schmerzliche Erfahrung. Stehen die Eltern emotional nicht zur Verfügung, so vermag es

sich nicht an ihren Verarbeitungsformen zu orientieren (z. B. bezüglich des Umgangs mit Wut und Destruktivität), muss gleichsam alles selbst erfinden. Vielfach bleibt ihm nur die Identifizierung mit der auferlegten Rolle, um den Schmerz etwas zu reduzieren. Der Preis allerdings ist eine Einschränkung in der Selbstentwicklung, was in der frühen Kindheit, einer Phase intensivster Entwicklung, zumeist mit einer Bremsung oder Arretierung der Gesamtentwicklung verknüpft ist.

Wie am besten vorgehen? Einesteils soll kindzentriert mit den Eltern gearbeitet werden, da sie einen klaren Wunsch erkennen ließen, gute Eltern zu sein. Die Mutter soll ermuntert werden, mit Matthias zu spielen, da es ihr bisher offenbar nicht möglich war, ihm einen Rahmen und einen Intermediärraum anzubieten, in welchem er sich kreativ entwickeln konnte.

Eine individuelle Psychotherapie für Matthias schien indiziert. Der von der Therapeutin gegebene und geschützte Rahmen könnte die Funktion einer Stadtmauer übernehmen, innerhalb welcher Matthias seine »Stadt« aufbauen, d. h. sich entwickeln könnte. Als zeitliches Setting wurde ins Auge gefasst, sowohl die Eltern als auch Matthias einmal pro Woche zu sehen, und zwar von der gleichen Therapeutin.

Ein halbes Jahr später trennten sich die Eltern des nun knapp fünfjährigen Matthias. Oft kam die ganze Familie, die wie eine Gruppe bedürftiger Kinder wirkte, zu den Therapiesitzungen von Matthias. Die Mutter dominierte den Vater, Matthias seinen Bruder. Einmal sagte die Mutter eine Therapiestunde von Matthias ab, beanspruchte aber die Therapeutin am Telefon selbst eine Stunde lang. Der Vater kam zweimal allein zu Gesprächen, worauf die Mutter sehr eifersüchtig reagierte. Er beklagte sich, er dürfe seine Kinder, die er sehr vermisse, nur unter Aufsicht sehen. Nachdem er eine neue Beziehung aufgenommen hatte, verbot ihm die Mutter, jeden Tag mit den Kindern zu telefonieren. Schon in seiner Kindheit sei der Vater immer ein Prügelknabe gewesen.

Beide Eltern zeigen ein hohes Engagement gegenüber ihren Kindern. In bestimmten Momenten bricht beim Vater explosionsartig eine Wut auf; was er passiv erdulden musste (»Prügelknabe«), agiert er nun gegenüber seinem Sohn.

Wie die Mutter mit ihren explosiven Anteilen umgeht, ist weniger bekannt. Der explosive Persönlichkeitsanteil des Vaters ist nur innerhalb der familialen Beziehungen aufgetreten. Es besteht aber ein Risiko, dass dies auch extrafamilial geschehen könnte. Wie kann der Vater überschaubare und mitteilbare Sicherungen einführen, damit es weder für ihn noch für seinen Sohn gefährlich wird?

Der Mutter ist es ein Anliegen, darüber zu sprechen, wie sie ihrem Sohn ein positives Bild des Vaters vermitteln kann. Sie wird sich anstrengen müssen, über ihre Vergewaltigung

und deren Folgen nachzudenken und auch ihre Adipositas, ihren Ehrgeiz und ihre Eifersucht zu reflektieren.
Die drei parallellaufenden, prätherapeutischen Prozesse haben das Ziel, einen therapeutischen Prozess, nämlich denjenigen des Kindes, zu ermöglichen. Die Mutter rivalisiert – in Bezug auf die Therapeutin – mit ihrem Sohn. Sie scheint ein gierig-hungriger Mensch zu sein. Sie versucht, die Stunde, die Matthias gehört, für sich zu beanspruchen. Latent entwertet sie die Therapeutin. Die therapeutische Funktion und die Position der Therapeutin bedürfen einer expliziten Definition.
Matthias dürfte die zerbröckelnde Beziehung der Eltern schon längst gespürt haben. Einer solchen Situation ausgesetzt zu sein und auch der Trennung nichts Wirksames entgegensetzen zu können, ist extrem schmerzlich. Die Eltern sind in einer Hassliebe miteinander verstrickt, was sich – wie oft nach Trennungen – klar verschlimmert hat. Die Mutter setzt den Kontakt mit den Kindern als Waffe ein. Obwohl Matthias der »Sieg« über den Vater in der Konkurrenz um die Mutter ohne Anstrengung gelungen ist, scheint die Gesamtsituation nur schlimmer geworden zu sein. Seine Hilflosigkeit, wie auch diese der Therapeutin, ist angestiegen. Beide Eltern beginnen wahrzunehmen, wie sehr sich ihre Vergangenheit in ihrer Gegenwart und damit in ihrer Erziehungskompetenz negativ niederschlägt.

Die Eltern waren schließlich bereit, wöchentlich gemeinsame Besuchszeiten zu vereinbaren und der Vater begann zudem eine eigene Psychotherapie.

### *Vignetten aus der psychoanalytischen Psychotherapie von Matthias*

Matthias konstruierte, gemeinsam mit der Therapeutin, eine Rakete und erklärte wiederholt: »Wir müssen arbeiten.« Die Therapeutin solle einen Dinosaurier herstellen. Dann produzierte Matthias mit dem Locher Konfettis und wollte Fasnacht spielen. Der während der Fasnacht abwesende Vater hatte Matthias eine Pistole geschenkt. Matthias sagte »peng« und verlangte, die Therapeutin solle erschrecken, worauf er fortfuhr: »Wenn Du ein Telefon erhältst, dann erklärst Du, dass jetzt jemand bei Dir ist, der die Stunde länger macht!« Dann streute er Konfettis über die Therapeutin und berührte sie ab und zu, wie leicht schlagend, mit der Hand. Sie durfte nur einmal Konfetti und – zwar von weit weg – gegen ihn werfen. Matthias »schrieb« in einem »Als-ob-Spiel« an einem Computer und erklärte der Therapeutin, es handle sich um ein Schiff, auf dem sie sich zusammen befänden, später kamen noch Vater, Mutter und zuletzt auch Großmutter und Großvater dazu. Die Therapeutin kommentierte, Matthias zeige ihr im Spiel seinen Wunsch, seine Familie auf einem Schiff zu vereinen. Die Tatsache, dass sein Vater ihn in Wirklichkeit verlassen habe, werde dadurch aber schmerzlich spürbar.

Die Anerkennung einer Diskrepanz zwischen Wunsch (intakte Familie) und Wirklichkeit (broken home) entspricht einem Scheitern des Omnipotenzanspruchs und ist mit schmerzlicher Hilflosigkeit und Traurigkeit, nicht selten auch mit Wut, verknüpft. Ein Kind bedarf einer erwachsenen Person, um sich darauf einzulassen und nicht in eine depressive Verarbeitung abzugleiten.
Was hat die analytische Psychotherapeutin für Aufgaben? In dieser Phase handelt es sich kaum um Therapie, sondern um soziale Betreuungsmaßnahmen für die Eltern bezüglich ihrer Inkonstanz. Die Therapeutin hilft, Bedingungen zu schaffen, dass sich die Situation für die Kinder klärt. Als Fürsprecherin der Kinder wirkt sie wie ein Leuchtturm, der die Wegrichtung zeigt, und damit eine direktive Grundhaltung einnimmt. Die Eltern müssen zur Verbindlichkeit geführt werden, nämlich zuverlässige Eltern für ihre Kinder zu werden. Beide Eltern deponieren – mittels projektiver Identifikationen – ihre Wutgefühle bei der Therapeutin. Diese anerkennt die Leistung der Eltern, die den Kontakt nicht abgebrochen und eine Kommunikationsstruktur mit der Therapeutin etabliert haben. Die Eltern haben genügend Signale gegeben, für ihre Kinder angemessen handeln zu wollen. Die Therapeutin definiert einen Teil ihrer Aufgaben: bei ihr befindet sich der Ort, an welchem die Eltern ihren Wunsch, angemessen gute Eltern zu sein, deponiert haben. Sie sorgt dafür, dass dieser Wunsch nicht zerstört werden kann. Denn beide Eltern haben intrapsychisch eine Neigung, das Gegenüber zu zerstören. Alle Formen von Trennungssituationen sind für das Agieren der Eltern entscheidend. Die Therapeutin steht mit dieser Haltung den Eltern für deren eigenen Adoleszenzprozess zur Verfügung.

Vor einem Unterbruch kam Matthias mit vollem Rucksack in eine Stunde, dessen Inhalt aus einem Helikopter, Ritter, Drachen mit Kette und einem Gespenst bestand. Der Ritter hielt den Drachen, der wegfliegen wollte, an einer Kette fest. Die Therapeutin kommentierte, Matthias möchte sie an der Kette festhalten, damit sie nicht in die Ferien gehe.

Matthias baute ein Haus; vorher gab er der Therapeutin eine Art Schlecker. Dann legte er die Decke ins Haus und bestimmte, es sei Nacht, er gehe schlafen. Er lud die Therapeutin in sein Haus ein und unter seine Decke zu kommen. Diese legte sich neben Matthias, der sie in diesem Moment mehrmals schlug. Sie hielt ihn fest und sagte, sie wolle nicht geschlagen werden, selbst wenn er voll Wut und Traurigkeit über ihre Abwesenheit und die bevorstehende schmerzliche Trennung durch die Ferien sei. Matthias fuhr auf einem Schiff. Daraufhin zeichnete er eine Sonne, machte Kopien für Mutter, Vater und Bruder und wollte das Original für sich behalten. Nachher schrieb er, durch die Lücke des Hauses hindurch, einen »schwierigen« Brief auf Englisch, den die Therapeutin aber, wie er meinte, schon verstehen könne. Dann einen noch schwierigeren und schließlich einen allerschwersten in einer

Sprache, die er selbst noch wenig verstehe. Die Therapeutin kommentierte, Matthias habe wohl nicht verstanden, wann und warum sie weggehe, wann und warum sein Vater weggegangen sei und schließlich, wann er weggehen würde.

Es handelt sich um heftigste Trennungswut, Ausdruck und Umkehr eines unaushaltbaren Schmerzes. Mit der Einladung, unter seine Decke zu kommen, inszeniert Matthias eine Verführung aus dem Bereich der infantilen Sexualität. Er möchte die Therapeutin nahe bei sich haben, wodurch gemischte Gefühle zum Ausdruck kommen. Seine Einladung führt zu körperlicher Nähe, worauf Matthias die Steuerung seiner Impulse verliert. Man könnte diese Inszenierung als eine Darstellung von Matthias' Vorstellungen über die Urszene verstehen, bei der Impulse von infantiler Sexualität und von Aggressivität schlecht gemischt nebeneinander auftreten.
Die drei Briefe entsprechen einem symbolischen Spiel. Matthias produziert einen Text, den er selbst noch kaum versteht, der aber von der Therapeutin gelesen und verstanden werden soll. Matthias versteht nicht, was mit ihm passiert. Er vermag die intrapsychischen Manifestationen seiner vorbewussten Abläufe nicht selbst zu übersetzen, obwohl er deren Autor ist.
Matthias' Identifikation mit dem Aggressor tritt deutlich zu Tage. Er wird selbst zum schlagenden Vater. Diese Stunde steht im Zusammenhang mit vergangenen Trennungen, der kommenden Trennung, der Trennungswut und seinem Kontrollverlust. Es handelt sich aber auch um etwas gemeinsam Erlebtes und damit Geteiltes zwischen ihm und der Therapeutin.
Matthias versucht mit seiner Sonnenzeichnung, die er an alle verteilen will, nach den Schlägen eine Wiedergutmachung zu leisten. Dieser Versuch manifestiert sich nach der Intervention der Therapeutin im Hinblick auf die Trennungen. Der Kontrollverlust von Matthias ist begleitet von einem Stück Beschämung.
Zur Identifikation mit dem Aggressor: Ein Kind identifiziert sich vermehrt dort, wo es etwas nicht versteht. Schlagen hat mit Kontrollverlust zu tun. Dieser Kontrollverlust wird in die Beziehung zur Therapeutin eingeschrieben.
Matthias gelingt es durch seine Symbolisierung, das Arbeitsbündnis wiederherzustellen. Er teilt gleichsam mit, für das, was mit ihm geschehen sei, gäbe es Worte, vielleicht könne man sie verstehen. Dieses Moment stellt einen wichtigen Wendepunkt im analytischen Prozess dar: Matthias »weiß« nicht, was abläuft, aber er liefert Material, von dem er »weiß«, dass die Therapeutin es zu übersetzen vermag.

In den Elterngesprächen erfuhr die Therapeutin, dass die Ferien wegen Matthias heftigen Wutanfällen schwierig verlaufen waren. In der Folge benutzte die Mutter Unterbrüche, um am Setting zu rütteln, und drohte sogar, Matthias nicht mehr in die

Therapie zu bringen. Der Vater sprach von seinen Schwierigkeiten am Arbeitsplatz, kündigte an, in Zukunft auf den Besuch bei den Kindern verzichten zu wollen. Die Mutter hielt das Besuchsrecht nicht ein. Der Vater informierte, er habe seinen Psychotherapeuten gewechselt, die Scheidung sei im Gange und seine Partnerin erwarte ein Kind. Die Mutter, zutiefst verletzt und depressiv, dass ihr Mann wieder Vater werde, hatte das Gefühl, alles verloren zu haben; sie schaffe es bei der Übergabe der Kinder nicht, den Vater zu sehen. Matthias weinte nach dem Besuch beim Vater und klagte über Alpträume.

In einem Gespräch mit der Therapeutin allein, berichtete die Mutter, beide Kinder hätten sie gefragt, warum der Vater ein Baby bekomme und weshalb bei ihnen, d. h. bei der Mutter, kein Mann wohnen würde. Matthias habe darauf bestanden, es müsse ein Mann ins Haus kommen, was die Mutter völlig schockiert und erschüttert habe. Sie wolle niemals mehr einen Mann haben.

> Die Mutter nahm wahr, wie sehr der Vater für ihre Söhne eine relevante Person darstellte und die Kinder bestanden, zu ihrem eigenen Schutz, darauf, die Mutter brauche ein »Komplement«.
>
> Die Mutter (miss-)brauchte die Kinder als Kampfmittel gegenüber dem Vater. Sie wollte aber weiterhin eine gute Mutter für ihren Sohn sein. Die Hilflosigkeit und narzisstische Rage hatten bei ihr zu einer Erstarrung geführt, in der sie sich nicht mehr zu helfen vermochte und sich mit ihrer Eifersucht konfrontiert sah. Es war schwierig für die Therapeutin, in einem nicht therapeutischen Setting mit der Mutter transformativ zu wirken, um die Therapie des Kindes wieder in Gang zu bringen.
>
> Die Eltern waren, bezüglich der Zusammenarbeit und einer förderlichen Entwicklung von Matthias, wenig kooperativ. Die Therapeutin versuchte, das – in gemeinsamer Absprache – übernommene Mandat, eine Psychotherapie mit dem Kinde und parallel dazu mit den Eltern Begleitgespräche durchzuführen, zu realisieren.

Die Mutter informierte, Matthias sei von einem Kameraden geschlagen und umgestoßen worden. Er habe eine Kopfwunde erlitten, die habe genäht werden müssen. Matthias Wutanfälle in einer folgenden Stunde hatten sowohl einen sadistischen als auch einen höhnischen Charakter. Er schlug die Therapeutin von hinten mit der Faust, was ihr recht wehtat. Die Therapeutin intervenierte sofort und deutete dieses Agieren: Wahrscheinlich habe Matthias die Schläge, die er erhalten habe, etwa so erlebt, wie die Therapeutin jetzt, und sie wolle versuchen, mit Matthias zu verstehen, was jetzt geschehen sei. Matthias aber schwieg.

Matthias suchte mittels der Schläge körperlichen Kontakt zur Therapeutin. Die Regel, er dürfe in der Therapie weder der Therapeutin noch sich selbst wehtun und auch keine Gegenstände zerstören, musste erneut ausgesprochen werden, da sein Verhalten grenzüberschreitend war und er Abmachungen nicht einhielt.

In einer weiteren Stunde verhielt sich Matthias wie eine Fliege, die überall herumsurrte und sich dabei auch anstieß. Am Schluss der Stunde zerriss er die Notizen der Therapeutin. Er berichtete, die Mutter habe ihn – wenn er Schimpfwörter gebraucht habe – jeweils auf den Mund geschlagen und ihn auch eingeschlossen, wenn er nicht gehorcht habe.

Es ist für eine Mutter, die einen so großen Männerhass in sich trägt, eine schwere Aufgabe, zwei Söhne zu Männern zu erziehen. Matthias weist mit seinem Verhalten auf eine Schwierigkeit der Mutter in ihrer Beziehung zu Männern hin. Es wird nicht einfach werden, mit der Mutter über die Hintergründe ihres Männerhasses zu sprechen. Das einzige Motiv für eine Veränderung bei der Mutter könnte die gute Entwicklung ihrer Kinder sein. Es wird unabdingbar sein, die Mutter an die Tatsache heranzuführen, wie sehr ihre Söhne als »Mamatherapeuten« fungieren müssen. Die Mutter konnte aber bisher immer noch keinen Entschluss fassen, selbst in eine Therapie einzusteigen. Immerhin beginnt sie die Wut, die sie vorher an den Vater delegiert hat, ein bisschen zu spüren und sie als eigene wahrzunehmen.

Matthias brachte einen Dinosaurier aus Lego-Steinen mit in eine Stunde, in der er versuchte, Bälle und Würfel durch ein Rohr hindurch zu bewegen, was ihm zuerst nicht gelang, da das Rohr flach lag. Er verlangte Hilfe, lehnte sie aber gleich wieder ab und installierte mit einem Würfel eine Schräglage des Rohres. Es folgte ein repetitives Spiel: Er oder die Therapeutin sollten Bälle oder Würfel durch das Rohr stoßen. Der andere müsse erraten, ob das, was durch die Röhre käme, groß oder klein sei. Die Therapeutin fragte sich laut, was dies wohl bedeuten könnte. Ohne zu antworten, versuchte Matthias plötzlich und unvermutet, die Therapeutin mit dem Rohr zu schlagen. Dann bewarf er sie mit Lego-Steinen und sagte triumphierend, er könnte sie auch schlagen. Die Therapeutin kommentierte, Matthias sei oft unvermittelt und ohne Angabe von Gründen geschlagen worden und spreche jetzt gleichsam die Sprache seiner Eltern mit ihr. Matthias schleuderte ihr daraufhin eine Frisbee-Scheibe entgegen, jedoch so, dass sie die Therapeutin nicht traf.

Matthias schob durch das Rohr Gegenstände hindurch; es handelte sich um einen anal gefärbten Vorgang, um ein großes oder kleines Geschäft und um den analen Stolz bei einem großen Geschäft. Da Matthias die erwartete anerkennende Aufmerksamkeit der Therapeutin nicht erhielt, erlebte er eine narzisstische Kränkung, als ob er von ihr verlassen worden wäre, wurde wütend und wollte sich rächen, der Therapeutin so wehtun, wie ihm wehgetan worden war. Seine narzisstische Grandiosität schien am Zusammenbrechen zu sein.
Matthias nötigte die Therapeutin und die Mutter, seiner Aggressivität äußere Grenzen zu setzen. Implizit war die Frage damit verknüpft, ob Erwachsene schlagen dürften und Kinder nicht.

Matthias sagte zu Beginn einer weiteren Stunde, das Krokodil sei bei ihm Zuhause. Er nahm Tipps und machte sie klein, wozu die Therapeutin anmerkte, Matthias mache aus Großem Kleines. Er versuche auf diese Weise vielleicht, eine große Wut, die er in sich spüre, kleinzumachen. Solche Wüte seien am Ende der Stunde doch schon mehrfach aufgetaucht. Matthias hörte zu, antwortete aber nicht. Während er Tipps zusammensteckte, meinte er, das komme nicht gut heraus, und die Pistolen seien beim Vater. Matthias insistierte, die Therapeutin solle die Tipps auseinandernehmen. Sie kommentierte, er wolle anscheinend nicht derjenige sein, der trenne. In dieser Stunde verhielt sich Matthias sehr ruhig, meinte aber: »Am Schluss schlage ich Dich wieder und meinen Bruder auch. Ich habe Dich das letzte Mal sogar abgeschossen.« Er fragte, wie viel Zeit noch verbliebe (es waren 14 Minuten), und erklärte, am liebsten hätte er für jeden Tag 1.000 Minuten. Die Therapeutin kommentierte: »Du gibst Dir große Mühe, Deinen 1.000-Minuten-Wunsch so klein zu machen, dass er in unsere 50 Minuten hineinpasst.« Matthias fügte an: »Papi wohnt nicht mehr bei uns. Manchmal bin ich sehr traurig, manchmal nicht.« Daraufhin wollte er einen Mann basteln.

Was hat das Krokodil, das Matthias bei sich behält, obwohl es der Therapeutin gehört, für eine Bedeutung? Steht es als Symbol dafür, dass er seine Wut zu Hause behält? Bei der Symbolik des Groß- und Klein-Machens handelt es sich um den Abwehrmechanismus der Verschiebung auf ein Großes bzw. Kleines (aus einer Mücke einen Elefanten machen). Ein Steuerungselement des Ichs wird von ihm in die therapeutische Beziehung eingeschrieben, und zwar mit der Frage, auf welche Weise Wut und Aggression zum Ausdruck kommen könnten. Der Vater gilt als der Hüter der phallischen Aggressivität (der Pistolen). Die Frage von Matthias lautet somit etwa: Wie kann ich phallisch-aggressive Impulse, die das Gegenüber zerstören könnten, in Beziehungen einbringen? Es hat sich eine »capacity to be concerned« entwickelt. Matthias befürchtet aber weiterhin, diese Impulse irgendwann nicht mehr steuern zu können.

Er macht der Therapeutin eine Liebeserklärung: Er möchte viel mehr von ihrer Zeit, nämlich 1.000 Minuten. 50 sind, gemessen an 1.000, sehr wenig, lautet sein inhärenter Vorwurf. Die geliebte Therapeutin wird damit zur Frustratorin. Matthias hat einen Aufhänger für seine Wut gefunden. Es kann als eine psychische Leistung gesehen werden, dass er seine Liebesgefühle in dieser Form zu äußern vermag. Als frustrierter kleiner Liebhaber ist er wütend und schlägt die Therapeutin. Gleichzeitig lässt er das Krokodil zuhause, beansprucht etwas von ihr für sich und versucht auf diese Weise gleichzeitig, die Therapeutin vor seinen aggressiven Gefühlen zu schützen. Matthias kann lieben, aber auch seine Wünsche klein machen. Es handelt sich um einen starken Wunsch, für dessen Realisierung als junger Erwachsener er noch zehn bis 15 Jahre lang warten muss. Die Fähigkeit, eine Person gerne zu haben, ist vorhanden, und Matthias wagt es auch, solche Wünsche zu äußern. Er vermag die Frustration auszuhalten, d.h. er verfügt über eine nicht geringe Ich-Stärke. Gleichzeitig jedoch ist die Trennung von der Therapeutin schwierig, wie auch diese vom Vater, wo er beide Male Wut und Hilflosigkeit erlebte, damit aber allein geblieben ist. In der Therapie experimentiert Matthias in immer wieder neuen Formen mit dem Umgang mit Enttäuschung und Wut, ohne dass ein Verhaltensproblem oder eine innere Problematik entstünde. Das aggressive Verhalten im Wartezimmer ist wohl eine verkappte Form, der Mutter seinen Liebeswunsch gegenüber der Therapeutin und seine Wut, dass er sie verlassen muss, zu zeigen. Es nötigt die Mutter, einzugreifen.

Matthias wollte schließlich die Mannesfigur doch nicht fertigstellen, sondern lieber eine Schaukel konstruieren. Er holte alte Gegenstände hervor, so auch ein Diktafon, und sang: »Hallo, wir arbeiten hier, wir machen Mann-Schwein-Theater und anderes, unverständliches Durcheinander.« Die Therapeutin kommentierte, Matthias habe eigentlich den Mann fertig basteln wollen. Dies sei für ihn offenbar mit einem Durcheinander von Gefühlen verbunden gewesen, da Männer weggeschickt oder fortgegangen seien. Matthias entgegnete: »Wir schmeißen ihn fort, er ist blöd!«

Bei Matthias besteht ein klares Bekenntnis, dass er zum Arbeiten kommt. Welche Repräsentanz hat die Mutter von Männern? Handelt es sich um ein Mann-Schwein, um einen fortgeworfenen Mann? Matthias rekonstruiert möglicherweise ein Bild, das die Mutter in sich trägt. Dieses scheint ein Durcheinander und Ausstoßungsteile zu enthalten. Offensichtlich möchte Matthias erkunden, welches Bild die Mutter vom Vater hat (und umgekehrt). Matthias' Beziehungsschwierigkeiten kommen in die Übertragung, und er exploriert mit der Therapeutin als Mutter ihre Vorstellung über den Vater. Wenn Männer fortgeworfen werden, so bezieht Matthias – als ein kleiner Mann – dies auch auf sich. Er fragt gleichsam nach der Position des Mannes in der Innenwelt der Mutter, respektive nach der Position des Dritten in der Innenwelt der Therapeutin. Die Therapeutin kann Matthias' Bewegung und seinen Versuch, ein ganzes Bild des Dritten in sich tragen zu können, aufnehmen und benennen.

## *Kommentar*

Das Einhalten einer völligen »Abstinenz« ist bei Kindern (vor allem bei Borderline-Patienten) oft schwierig und manchmal kaum möglich. Bei Matthias handelt es sich um ein harmloses Agieren seiner Impulsivität. Innerhalb einer therapeutischen Beziehung durchbrechen Impulse und Wünsche der Patienten oft die Grenzen des therapeutischen Gegenübers, d. h. es entstehen Übergriffe oder Transgressionen. Rücksicht auf den Anderen und dessen Begehren ist mit der Entwicklung von Alterität verknüpft. Durch das Akzeptieren der Getrenntheit und damit der Existenz von Anderen mit deren eigenem Begehren werden die Ich-Funktionen gestärkt, Es-Durchbrüche verringert.

Wir Therapeuten verlangen im analytischen Prozess von den Kindern recht viel, nämlich dass sie versuchen sollen, einigermaßen dosiert Impulse, Wünsche und Begehren aus der Innenwelt (z. B. Schmerz- und Wutgefühle) in die analytisch-psychotherapeutische Beziehung einfließen zu lassen. Der Widerstand gegenüber den Verbindungen und Verknüpfungen, die wir Therapeuten durch Worte herstellen, kann riesig werden.

Beide Eltern haben traumatische Ereignisse in ihrer Kindheit erlebt und diese psychisch kaum verarbeitet. Eine notwendige Trauerarbeit kam nicht zustande, die traumatischen Ereignisse wurden abgespalten oder verleugnet. Es ist anzunehmen, dass die eheliche Bindung in der Hoffnung eingegangen wurde, der Partner oder die Partnerin werde durch bedingungslose liebevolle Hingabe und Zuwendung all die mit den traumatischen Erfahrungen verknüpften, unerträglichen Affekte kompensieren können – eine nie erfüllbare Erwartung! Die nicht integrierten, unverarbeiteten, traumatischen Erlebnisse der Eltern wurden mittels unbewusster, nonverbaler Kommunikation auf ihr erstes Kind übertragen. Matthias scheint die elterlichen Konfliktkonfigurationen durch Identifizierungsprozesse unbewusst übernommen zu haben. Die Geschichte der Eltern, ein Teil ihrer Vergangenheit, wurde so in der Gegenwart auf ihr Kind übertragen und damit zu einem Teil seiner persönlichen Geschichte. Matthias konnte jedoch das von ihm übernommene, transgenerationale »Vermächtnis« nicht verstehen. Seine Erwartung, die Therapeutin könnte ihm behilflich sein, Sinn und Bedeutung des Leidens seiner Eltern zu verstehen, so dass er sich davon zu distanzieren, in seiner eigenen Entwicklung voranzuschreiten und seine Identitätsbildung aufzunehmen vermöchte, wurde erfüllt.

In einer psychoanalytischen Therapie mit einem Kind, das ein »transgenerationales Mandat« übernommen hat, besteht die Schwierigkeit darin – in der Übertragungs- und Gegenübertragungsbeziehung – Emotionen, körperliche Manifestationen, Assoziationen und Erinnerungen sowohl an persönliche als auch an transgenerationale Traumata verstehend einordnen zu können. Für das betroffene Kind und die therapeutische Person stellt die Tatsache, dass Phantasmen, Gefühle und Vorstellungen von transgenerationalen Traumata, die mit kritischen, meist unbekannten Erfahrungen der Eltern verbunden sind und keinen direkten Bezug zu den persönlichen Emotionen und Erinnerungen des Kindes aufweisen, eine besondere Herausforderung beim Durcharbeiten dar.

## 5.3 Schmerz bei mehrfachen Trennungen (somatische Abklärungsuntersuchungen in der frühen Kindheit): Chiara

Chiara litt seit ihrer Geburt unter einer Gedeih- und Entwicklungsstörung, die verschiedene Untersuchungen in der Kleinkinderzeit notwendig machte. Nach der Geburt wurde eine Mikrozephalie diagnostiziert, was für die Eltern eine Dauerbelastung darstellte. Kaum auf der Welt, manifestierten sich überdies große Schwierigkeiten bei der Brusternährung. Chiara sei als Säugling schnell eingeschlafen und habe damit das Interesse an einer Nahrungsaufnahme rasch verloren. Die ungenügende Muttermilchernährung bedurfte einer Ergänzung. Als Chiara nur zehn Wochen alt war, musste – zum großen Bedauern der Kindsmutter – ganz auf die Brusternährung verzichtet werden. In den ersten vier Lebensmonaten habe Chiara täglich, während mehreren Stunden, geweint, sodass Konsultationen in der spezifischen Schreisprechstunde einer Kinder- und Jugendpsychiatrischen Klinik stattfanden. In den ersten Lebensmonaten sei Chiara nur durch die Anwesenheit der Kindsmutter oder des Kindsvaters zu beruhigen gewesen.

Schreien und Weinen bringen – solange die Ausdrucksmöglichkeiten noch begrenzt sind – Vieles zum Ausdruck: Schmerz, Unwohlsein, nachdrückliches Begehren, diverse Wünsche, Enttäuschungswut etc. Oft ist die Botschaft eines Säuglings nicht leicht zu entziffern.

Im Alter von dreizehn Monaten wurde eine atopische Dermatitis diagnostiziert. Diese machte sich durch täglichen Juckreiz und eine damit verbundene Beeinträchtigung des Schlafs kenntlich. Einjährig wurde Chiara wegen eines Verdachts auf Mukoviszidose untersucht. Die Ernährungsschwierigkeiten dauerten bis zum vierten Lebensjahr an. Die motorische und die Sprachentwicklung erfolgten verspätet. Chiara konnte nie allein spielen oder sich beschäftigen, sie litt unter Trennungs- und

Verlassenheitsängsten, multiplen Phobien und brauchte ständig eine ihr vertraute, erwachsene Person, die sie in ihrer Erregtheit und Verunsicherung beruhigte. Im Alter von drei Jahren erhielt sie während 19 Monaten logopädische und sensorische Wahrnehmungstherapie.

Es handelt sich bei Chiara um ein Kleinkind, das wegen einer Mikrozephalie eine verzögerte Entwicklung durchmachte und auf Grund einer ausgeprägten Nahrungsaufnahmestörung und einer atopischen, juckenden Dermatitis in seinen basalen Wohlfühlfunktionen gestört worden ist. Die verschiedenen Trennungen im Zusammenhang mit den Untersuchungen akzentuierten das schmerzliche Erleben, die Hilflosigkeit und die entsprechende Wut.

Im Kindergarten wirkte Chiara als ein intelligentes Mädchen, das die Buchstaben des Alphabets sowie alle Farben kannte und zählen konnte, das aber Schwierigkeiten hatte, sich auf eine Tätigkeit zu konzentrieren und eine begonnene Arbeit, auch mit Hilfe von Erwachsenen, nicht zu vollenden im Stande war. Auffällig jedoch war ihre beeinträchtigte, soziale Integration: Chiara zog sich entweder ganz zurück, klammerte sich an eine erwachsene Bezugsperson oder verhielt sich gegenüber Gleichaltrigen unerwartet aggressiv. Auf der sprachlichen Ebene hatte Chiara Fortschritte gemacht. Sie sprach neben der Fremdsprache, die in ihrer Familie gesprochen wurde, auch Schweizerdeutsch. Aber sie hatte Mühe, ihre Gefühle auszudrücken, und verleugnete meist, wütend oder traurig zu sein.

Ergebnisse der (neuro-)pädiatrischen Untersuchungen: Psychomotorischer Entwicklungsrückstand unklarer Ursache. Mikrozephalie. Neurodermatitis. Gesteigerte Impulsivität mit plötzlichen, unerwarteten Erregungs- oder Affektausbrüchen. Übermäßige Anpassungsanstrengungen (um Anerkennung und Bestätigung zu erhalten) sind mit emotionaler Belastung und Überforderung verbunden und bewirken einen sozialen Rückzug und Anklammerung an eine bedeutsame Bezugsperson sowie regressives und weinerliches Verhalten. Massive Trennungs-, Verlassenheits- und Verletzungsängste sowie geringe Frustrationstoleranz. Unsicherheits- und Hilflosigkeitsgefühle sind mit einer verweigernden Haltung verknüpft. Ausgesprochen labiles Selbstwertgefühl. In Stresssituationen zeigen sich Hyperaktivität, Ablenkbarkeit sowie Störungen der Aufmerksamkeit und der Ausdauer. Eingeschränkte räumliche (z. B. Raumlageerfassung) und motorische Kompetenzen. Status nach Sprachentwicklungsstörung bei Zweisprachigkeit, Dyslalie.

Eine kinderpsychiatrische Abklärung im Alter von vier Jahren acht Monaten zeigte Chiaras Bemühungen, sich in Beziehungen anzupassen. Sie wollte der Untersucherin alles recht machen, verweigerte die Zusammenarbeit aber in jeglicher Situation, in der sie ein Ungenügen ihrerseits antizipierte, was auf eine hochgradige Verletzlichkeit ihres Selbstwertes hinzuweisen schien. Selbst im Spiel wehrte

Chiara Inszenierungen ab, bei denen sie eine schmerzliche Situation vorwegnahm oder die auch nur mit einem Hauch von Aggressivität bzw. Trauer verbunden waren. Wurden diese Szenen nicht sofort in glückliche und harmonische Situationen umgewandelt, war es Chiara nicht möglich, ihre durch das Spiel ausgelösten Schmerz- und Angstgefühle auszuhalten. Wegen ihrer großen Anspannung und Verunsicherung (insbesondere Beziehungsverlustängste, körperliche Verletzungsängste und multiple Phobien) und massiver Angstabwehrstrategien (z. B. Kontrolle der Beziehung und Verleugnung von negativen Gefühlen wie z. B. Schmerz, Angst, Wut oder Trauer) verfügte Chiara nur über einen beschränkten Spielraum. Sie zeigte eine erhebliche Entwicklungshemmung. Die Verleugnung von eigenen Emotionen, Wahrnehmungen, Bedürfnissen und Wünschen diente dazu, äußeren Ansprüchen oder Erwartungen Genüge zu leisten und innere Angst, Spannung, Schmerz sowie potenzielle Verletzlichkeit – soweit es nur ging – zu reduzieren.

Derartige Prozesse der Überanpassung können in Form einer Denkhemmung auch auf das schulische Lernen übergreifen (Lernleistungsstörungen). Es handelt sich um eine, die Entwicklung nachhaltig einschränkende Form der Beziehungsgestaltung. Chiara war jedoch kontakt- und beziehungsfähig, trat in einen Dialog ein, konnte diesen in wechselseitigem Geben und Nehmen aktiv mitgestalten und dabei entstehende kleinere Frustrationen tolerieren. Dies galt allerdings nur für Zweiersituationen. Ihre Impulsivität und Hyperaktivität wirkten, besonders in Gruppen, bezüglich der Aufnahme von Sozialkontakten erschwerend. Das sehr labile Selbstvertrauen und die multiplen Ängste beeinträchtigten die meisten Fähigkeiten. Ihre Hyperaktivität, eine Folge der frühkindlichen Traumatisierung, konnte als ein Versuch verstanden werden, Gefühle von Traurigkeit, Schmerz und Hilflosigkeit abzuwehren. Sie stellte gleichzeitig ein Kommunikationsmittel dar, mittels welchem das Kind spürbar machen konnte, welche schmerzlichen Gefühle es erfüllen (Timimi, 2002).

Zu Beginn der psychoanalytischen Psychotherapie fand der sprachliche Austausch zwischen der Therapeutin und Chiara in Chiaras Muttersprache statt. Nach und nach begann Chiara aber auch, sich im schweizerdeutschen Idiom auszudrücken. Zu den Themen von Chiaras Spielinszenierungen gehörten »Kranksein« sowie »Abgelehnt- und Alleingelassen-Werden«: »Ich bin ein krankes Baby, deshalb habe ich keine Mutter und keinen Vater; sie hatten Angst, auch krank zu werden. Ich werde immer krank bleiben.« Die Therapeutin deckt Chiara mit einer Wolldecke zu, die Chiara am Ende der Stunde mitnehmen will. Da ihr dies nicht erlaubt wird, meint sie: »Kannst Du den anderen sagen, dass diese für Chiara reserviert ist?«

Infantile Bedürfnisse nach Fürsorge, Gehaltenwerden, Schutz und der Wunsch nach einem Übergangsobjekt (Wolldecke) werden deutlich.

»Ich bin niemand, hat Mama gesagt«, teilt sie der Therapeutin mit, die mit: »Du bist ein kostbares Mädchen«, antwortet. Die Therapeutin muss als ein »verlorenes Kind« die Polizei anrufen, die das verlorene Kind suchen und finden soll.

> Für Chiara ist Krank-Sein mit Gefühlen von Nicht-erwünscht-Sein und Abgelehnt-Werden verknüpft. Sie scheint sich existentiell auslöschen zu wollen. Trennungen sind für Chiara mit unaushaltbarer Angst vor Verlust der bedeutungsvollen Person verbunden und führen gleichzeitig zu einem Verlust ihres Selbst. Es handelt sich – so kann man annehmen – um die Reaktivierung von Schmerz, Wut und Traurigkeit, also um die unaushaltbaren Gefühle, die sie bei den Trennungen infolge der Abklärungsuntersuchungen empfunden haben dürfte.

Die Therapeutin soll sich erkälten und spüren, wie Kranksein sich anfühle. Als Baby wird Chiara von wilden Tieren, Löwen und Leoparden bedroht, die sie entführen wollen und von der Therapeutin fortgejagt werden müssen.

> Die gefährlichen Raubtiere, Figurationen aus dem Fantasiebereich, dürften die eigenen mörderischen Impulse repräsentieren, die keiner Transformation zugänglich waren (z. B. Kränkungen des Narzissmus, in hilflosem Zustand allein gelassen worden zu sein, und die entsprechende Rage).

Später eignet sich Chiara einen lieben Leoparden an, der nur ganz ihr allein gehöre: »Dich liebt er nicht, nur mich, er will nur von mir gestreichelt werden und nur von mir Nahrung erhalten; ich kümmere mich allein um meinen Leoparden. Der »böse Leopard« wird dich ganz auffressen, Du musst für immer im Spital bleiben, du kannst nicht mehr weggehen, du kannst nie mehr zu mir nach Hause kommen.«

> Eine Spaltung im Bereich der Primärrepräsentanzen ermöglicht Chiara die Identifikation mit dem guten Teil ihrer Selbstrepräsentanz. Der als böse, d. h. als gierig-hungrig erlebte, andere Teil wird externalisiert und auf die Therapeutin projiziert, um ihn loszuwerden.

Chiara will eine Türe kaufen und sie nach Hause nehmen; sie will sie öffnen und schließen, wann immer sie will, aber auch hereinlassen und hinausstoßen, wen immer sie möchte.

> Der Wunsch nach einer besseren Steuerung der Affekte mittels einer Trennung der Selbst- und Objektrepräsentanzen sowie von Innen und Außen wird deutlich.

»Meiner Katze fehlen die Schnauzhaare«, sagt Chiara und berührt sich, nach dieser Verschiebung an den kranialen Pol, wie oft in der Genitalregion. Die Therapeutin bemerkt, auch Chiara habe das Gefühl, ihr fehle etwas. Chiara bestätigt dies und ergänzt dies mit der Feststellung: Es ist ein Penis, der den Mädchen und Frauen fehlt. Mädchen und Frauen, erklärt die Therapeutin, würden im geschützten Bauchinnern dafür ein Organ besitzen, das Babys entwickeln und tragen könne. Chiara meint darauf, sie möchte ein Baby haben, ein Mädchen. Sie weiß bereits, welchen Namen sie ihrem Kind geben will. »Ich will Papa küssen«, sagt Chiara, aber: »Papa kommt nie mehr nach Hause«; die Therapeutin soll mit Papa telefonieren.

> Die infantilen Vorstellungen über die Geschlechtsunterschiede vermengen sich mit kindlichen Liebesgefühlen gegenüber dem Vater, die aber in Versagung und Unerfüllbarkeit münden. Vielleicht könnte die Therapeutin »genutzt« werden, um diese Wünsche doch noch zu erfüllen.

Im Verlauf der Psychotherapie konnte ein deutlicher Vertrauenszuwachs von Chiara beobachtet werden, der sich auch im Kindergarten in einer zunehmenden sozialen Integration, Selbständigkeitsentwicklung und Fähigkeit zur Eigeninitiative in einer kleinen Gruppe gleichaltriger und gleichsprachiger Kinder zu zeigen begann.

Im Alter von sechseinhalb Jahren wurde Chiara in die erste Integrationsklasse einer Primarschule eingegliedert. Sie war dort schnell gut in der Klasse integriert, arbeitete mit viel Fleiß und Ausdauer und zeigte sich zunehmend selbständiger und frustrationstoleranter. Verhaltensmäßig war sie gut angepasst, Impulsivität und Hyperaktivität nahmen deutlich ab, Erregungs- und Affektausbrüche blieben verschwunden. Aber es waren weiterhin Schwierigkeiten beim Lesen und Rechnen zu verzeichnen. Verweigerungen konnten keine mehr beobachtet werden, hingegen eine große Anstrengungsbereitschaft.

In der individuellen psychoanalytischen Psychotherapie (seit dem Alter von fünf Jahren) wurden somit erhebliche Fortschritte verzeichnet. Chiara gelang es, eigene Bedürfnisse, Wünsche und Emotionen zuzulassen, sie wahrzunehmen und sie auszudrücken. Sie lernte, ihre multiplen Ängste und Emotionen zu ertragen, sie mitzuteilen und sie zu steuern. Ihr Selbstwertgefühl und ihre Fähigkeit zu Eigeninitiative und Eigenständigkeit festigten sich. Ihre Individuations- und Autonomieentwicklung zeigte Fortschritte. Die hochgradige Verletzlichkeit reduzierte sich und die Frustrationstoleranz nahm zu. Es traten weniger häufig multiple, intensive Ängste auf. Chiara lernte, sie besser zu bewältigen. Bei eigener körperlicher Krankheit oder bei stressvollen Ereignissen hingegen wies sie weiterhin Trennungs- und Verlustängste sowie Ängste vor körperlicher Desintegration auf.

Das Ende der Therapie wurde auf Wunsch der Mutter bestimmt, die befürchtete, es könnte sich sonst bei ihrer Tochter eine Therapieabhängigkeit entwickeln.

Im Folgenden werden die drei letzten Therapiestunden der psychoanalytischen Psychotherapie beschrieben. Diese sind durch eine Wiederaufnahme der zu Beginn bestehenden Problematik gekennzeichnet:

Chiaras geliebter großer Plüschhund, den sie in viele Spielszenen eingebracht und den sie als Übergangsobjekt während der Ferien nach Hause genommen hat, muss schlafen, während sie und die Therapeutin, die beide viel älter sind, noch aufbleiben dürfen; es ist dunkle Nacht, der Hund verfügt weder über einen Namen noch über ein Alter.

Die Therapeutin spricht das Abschiednehmen an, das traurig mache. »Es ist lustig, dass wir uns nicht mehr sehen«, antwortet Chiara!

Die Therapeutin: »Du möchtest nicht zeigen, dass Du traurig bist, deshalb sagst Du, es sei lustig.« »Ja«, bestätigt Chiara und beginnt zu schluchzen. Sie will von der Therapeutin in die Arme genommen werden. Diese hält fest, Chiara habe während all der Jahre in der Therapie gut mitgearbeitet. Sie werde Chiara als ein eigenständiges, gescheites, zugewandtes und kreatives Mädchen in Erinnerung behalten.

In einem lang andauernden aggressiven Ballspiel wirft Chiara der Therapeutin mit großem Lärm den Ball zu. Diese spricht Chiaras Wut darüber an, dass sie sich nicht mehr sehen werden, was Chiara mit: »Ja, so aber ist das lustig«, bejaht.

Die Therapeutin macht darauf aufmerksam, dass Chiara zu Beginn der Therapie sehr viel kleiner gewesen sei. Chiara bestätigt diese Aussage mittels einer Handlung, indem sie in die Knie geht. »Abschied nehmen tut weh«, meint die Therapeutin. Chiara bejaht.

Sie fragt die Therapeutin, um welche anderen Kinder diese sich nun kümmern werde, und konstatiert, dass sie lange zu ihr habe kommen dürfen. Sie werde der Therapeutin schreiben, ihr auch telefonieren und ihr sagen: »Ich vermisse Dich.« Am Ende der Stunde winkt Chiara der Therapeutin zu, gibt ihr aber nicht die Hand.

> Chiara bedient sich einer kleinen manischen Abwehr (»es ist lustig«), um nicht von den mit der definitiven Trennung verbundenen Gefühlen von Schmerz, Trauer und Wut überflutet zu werden.

In der folgenden Stunde will Chiara zuerst das Ballspiel wiederholen und erklärt, beim Abschied nehmen sei man beides: traurig und wütend. Sie schlägt folgende Inszenierung vor: Ein einen Monat altes Löwenbaby muss in der Dunkelheit schlafen, die Therapeutin und Chiara sind seine Eltern. Dann verlangt Chiara, selbst ein Baby zu sein und von der Therapeutin, die nicht sprechen darf, zugedeckt und im

Schaukelstuhl gewiegt zu werden. Das Löwenbaby fällt immer wieder herunter, tut sich weh und muss an allen vier Pfoten von der Therapeutin genäht werden. Chiara legt sich aufs Bett, schiebt sich rückwärts an den Bettrand und sagt zur Therapeutin: »Du lässt mich fallen.« Die Therapeutin soll Baby-Chiara pflegen, umsorgen, Frühstück vorbereiten und sagen, dass sie ihr Baby nie alleinlassen werde. Chiaras intensivste Schmerz- und Trauergefühle sind für die Therapeutin schwer aushaltbar. Chiara verlässt die Therapeutin, ohne ihr die Hand zu geben, und sagt: »Das nächste Mal ist das letzte Mal.«

Die definitive Trennung reaktiviert die infantilen Gefühle von Allein- und Fallengelassen-worden-Sein, die Chiara als Säugling und Kleinkind während der multiplen Untersuchungssituationen erlebt hat. Sie erlaubt sich zum letzten Mal, in einer Regressionsbewegung von der Therapeutin umsorgt zu werden.

In der letzten Stunde weint die Mutter im Wartezimmer und meint, der Abschied sei für ihre Tochter so schwer zu ertragen, sie habe gesagt, bei der Therapeutin sei es wie Zuhause. Chiara wolle Fotos von der Therapeutin und ihrem Zimmer machen.

Chiara kommt mit einem Puppenwagen und zwei Puppen-Babys, die schlafen. Das eine ist »nass«. Es hat »am Morgen erbrochen, weil es zum letzten Mal hierherkommt«. Die Therapeutin soll im Spiel Chiaras Kind sein. Die Mutter (Chiara) schickt ihr Kind, das nicht mehr mit den Babys zusammen sein darf, ins Zimmer und sagt: »Ich spiele nicht mehr mit dir, du musst allein spielen, ich will dich nicht mehr sehen.«

Später, als Chiaras Kind, muss die Therapeutin schlafen, aufstehen, sich anziehen, ihre Zähne putzen und das Esslätzchen zum Frühstücken umlegen, mit dem Chiara der Therapeutin sehr aggressiv den Mund putzt. Die Therapeutin kommentiert, sie habe eine sehr strenge Mama. Als Lehrerin wirft Chiara der Schülerin (der Therapeutin) Farbstifte an den Kopf, danach Kissen. Beim Abschied verbietet Chiara der Therapeutin zu sprechen, gibt ihr nicht die Hand, winkt ihr aber aus der Ferne zu. Chiaras Mutter weint.

In Chiaras Empfinden wird sie von der Therapeutin verstoßen. In einer Identifizierung mit dem Aggressor lässt sie die Therapeutin dasselbe erfahren: »Ich will dich nicht mehr sehen.« Die Rollen in diesen letzten Spielszenen sind umgekehrt: Chiara ist die Erwachsene, die ihr Kind erzieht.

Die schmerzlichen und die entwicklungsblockierenden Erfahrungen von Chiara erfuhren – trotz allen genetischen und somatischen Behinderungen – durch den psychoanalytisch-psychotherapeutischen Prozess zwischen den beiden Protagonisten eine weitgehende Umwandlung. In den damit eröffneten Räumen gelang es der Patientin, in vielen Bereichen eine Nachholentwicklung zu vollziehen.

### *Kommentar*

Bei diesem Kleinkind entstand der Trennungsschmerz auf Grund von sich wiederholenden »Verlust«-Situationen der Eltern, des gewohnten Umfeldes und der Muttersprache. Die ernsthafte Erkrankung, das genetische Risiko und der unabsehbare Verlauf stellten für die Eltern eine chronisch-schmerzliche, stressvolle Belastung mit hohen Anforderungen und kontinuierlicher Auseinandersetzung, Bewältigung und Anpassung dar. Sowohl die Eltern als auch das Kind fühlten sich schuldig; die Eltern darüber, nicht einem gesunden Kind das Leben geschenkt zu haben, Chiara, da sie sich für die den Eltern auferlegte Bürde verantwortlich empfand. Für ein Kind bedeuten die durch die Krankheit bedingten Trennungen ein sich wiederholendes, kumulatives psychisches Trauma, das mit schmerzlichem Verlassenwerden, panischer Angst, intensiver Traurigkeit und Verzweiflung verbunden ist. Das alleingelassene und hochgradig psychisch verletzliche Kleinkind wurde zusätzlich schmerzhaften, körperlichen Interventionen ausgesetzt, was Anlass für existenzielle Vernichtungsängste mit Ohnmachts- und Hilflosigkeitsgefühlen gab. Solche sich wiederholende Stresserfahrungen hinterlassen infolge der langandauernden Neurotransmitter- und neuroendokrinen Systemstörungen eine Verletzlichkeit, die in späteren Stresssituationen leicht reaktiviert wird (siehe Trennungsdysstress).

## 5.4 Schmerz eines polytraumatisierten Latenzkindes: Luca

Einige Daten zur Lebensgeschichte: Die Mutter erlebte infolge der Scheidung ihrer Eltern seit dem Schulalter multiple Platzierungen und erlitt bereits im Kleinkindalter ausgeprägte emotionale Deprivationen. Im Alter von 17 und 21 Jahren gebar sie zwei Knaben. Vom 18. bis zum 21. Lebensjahr war sie mit dem Vater dieser Kinder verheiratet. Der Ältere wurde in ein Kinderheim platziert, der Jüngere zu seinem bald wiederverheirateten Vater gegeben.

Seit dem Alter von 15 Jahren betrieb die Mutter einen Heroinkonsum. Während der Schwangerschaft mit Luca nahm sie an einem Methadonprogramm teil. Mit 26 Jahren kam es zur Geburt von Luca und mit 30 Jahren wurde ein aidskranker, vierter Sohn geboren, der rasch fremdplatziert wurde. Diese beiden Knaben stammten aus Zufallsbekanntschaften. Der Tod der Mutter erfolgte im Alter von 31 Jahren.

Der Vater von Luca sah zu Beginn seinen Sohn wöchentlich, in der Folge verliefen die Kontakte in größeren Abständen.

Luca wurde nach ungeplanter Schwangerschaft in der 36. Schwangerschaftswoche geboren. Er blieb postnatal während zweieinhalb Wochen hospitalisiert. Wegen Methadon-Entzugssymptomen wurde er mit Benzodiazepinen behandelt. Auf Grund des HIV-positiven Zustands der Mutter konnte er nicht gestillt werden. Vom fünften Schwangerschaftsmonat an bis zu einem Monat nach der Geburt von Luca wohnte die Mutter bei der Großmutter mütterlicherseits; danach lebten sie und ihr Kind gemeinsam während zwei Jahren in einem Kinder-Mütter-Heim.

Im Alter von knapp vier Jahren wurde Luca wegen aggressiver Verhaltensstörungen und einem Entwicklungsrückstand vom Sozialdienst einer Kinderklinik in einer kinder- und jugendpsychiatrischen Institution angemeldet, aber eine Untersuchung dort kam nicht zustande. Im Alter von fünf Jahren führte die massive Verschlechterung des Gesundheitszustandes der Mutter zu ihrer Hospitalisation und zur Aufnahme von Luca auf einer kinderpsychiatrisch-psychotherapeutischen Abteilung, wo er viereinhalb Monate blieb. Die pädagogischen, psychiatrischen und psychologischen Untersuchungen ergaben adäquate Kontakt- und Beziehungsfähigkeiten sowie eine – außer im sprachlichen Bereich – altersentsprechende, psychoaffektive Entwicklung und Intelligenz.

Eine psychoanalytische Einzeltherapie wurde im Alter von fünfeinhalb Jahren begonnen. Die Pflegefamilie, bei welcher Luca wohnte, war mit Lucas' Trauer bald überfordert, so dass er ein Jahr später genötigt wurde, in eine zweite Pflegefamilie zu wechseln. Die Therapie begann somit unter erschwerten äußeren Umständen. Die Krisensituation in der Pflegefamilie machte eine erneute, zweiwöchige Hospitalisation von Luca auf der kinderpsychiatrisch-psychotherapeutischen Abteilung notwendig. Der Großvater wollte die Vormundschaft übernehmen. Der Vater stemmte sich gegen einen Wechsel der Pflegefamilie und brachte während einer gewissen Zeit Luca nicht mehr zur Therapie.

Welche Hilfe kann einem früh traumatisierten und verwaisten Kind, das zudem noch eine Vielzahl von Verlusten erlitten hat und seinen Schmerz durch eine Vielzahl von Abwehren so klein als möglich zu halten versucht, psychotherapeutisch angeboten werden? Wir gehen von folgenden Grundannahmen aus: Die erlebte Vergangenheit und das erfahrene »Schicksal« sind als solche nicht mehr veränderbar. Die Abwehr einer Vielzahl von Begehren und Wünschen hat im frühesten Kindesalter zu einer ungünstigen, eventuell massiv eingeschränkten Ich- und Selbst-Entwicklung und zu sichtbar werdenden Störungen (Symptombildung) Anlass gegeben, da die seelischen Schmerzen zu groß und die der Psyche zur Verfügung stehenden Instrumente noch zu undifferenziert gewesen sind. Die in der

Übertragung manifest werdende, symbolische Umsetzung – innerhalb des szenischen Spieles in der geschützten psychoanalytischen Beziehung sowie durch die entsprechenden Verbalisierungen – erlaubt eine Reaktualisierung intrapsychischer Erlebniskonfigurationen, die vom Kind nun, mit einem gereifteren Ich und mit Hilfe des Anschlusses einer zweiten Psyche (dieser der psychoanalytischen Person), transformativ bearbeitet und eventuell neu integriert werden können. Parallel dazu wird eine neue Objektrepräsentanz aufgebaut, die als Funktion die Verlustarbeit unterstützt.

Die aus einem längeren Therapieverlauf herausgenommen Vignetten sollen weder die Dynamik des Prozesses noch die Deutungstechnik erläutern, sondern deutlich machen, wann und wie sich Elemente einer transformativen psychischen Arbeit zeigen, denen seelischer Schmerz zu Grunde liegt.

Skizzen einiger Therapiesitzungen: Der etwas mehr als sechsjährige Luca befindet sich allein im Wartsaal auf einem Turm (ein erhöhter Holzboden mit Geländer, zu dem eine Leiter führt), wo er sich hinter Plüsch-Bären versteckt. Die Therapeutin nimmt langsam Kontakt mit ihm auf. Luca wirft Murmeln und schließlich einen Stein auf einer Murmelbahn hinunter. Der Stein bleibt unterwegs stecken. Die Therapeutin versucht, ihn herauszuholen. In dieser Zeit läuft Luca davon, in den ersten Stock des Therapiehauses. Dort misst er sich an einer Messlatte und verlangt, die Therapeutin solle auch ihre Körperlänge messen. Er erklärt, er sei gewachsen. Im zweiten Stock angekommen, möchte er mit einem dort stehenden Puppenhaus spielen, aber er hat zum Öffnen keinen Schlüssel. Im dritten Stock, im Zimmer der Therapeutin, schließt er die Tür von innen ab und lässt die Therapeutin draußen stehen, was ihr Sorge bereitet. Als sich schließlich beide im Therapieraum befinden, schreibt Luca: »Papi Luca.« Dann beginnt er mit Zündhölzern zu spielen. Die Therapeutin passt auf, dass Luca sich nicht brennt und macht auf die Kraft und Destruktivität des Feuers aufmerksam. Als das letzte Zündholz abgebrannt ist, scheint Luca sehr traurig zu sein, und er fragt, ob die Stunde bereits fertig sei. Die Therapeutin spricht ihn auf Trennung und Tod an.

Nun möchte Luca mit Wasserfarben malen. Da die Zeit aber vorangeschritten und das Ende der Stunde nahe ist, sagt die Therapeutin, dass es wohl mehr um das Wasser-Trinken gehe, und fragt Luca, ob er Durst habe. Sie hält fest, es gebe einen traurigen Luca, einen lustigen, einen, der sich wehtun wolle, und einen, der sich verstecke. Luca will daraufhin »Baby« spielen und möchte von der Therapeutin umhergetragen werden. Dann verlässt er das Zimmer und geht Wasser trinken.

Die Therapeutin bleibt nach der Stunde sehr traurig und erschöpft zurück. Sie hat das Gefühl, es handle sich um chaotische Abläufe. Sie fragt sich, was Therapeutisches sie mit diesem Knaben eigentlich tue.

Die Therapeutin übernimmt wegen des Chaos und der Unstrukturiertheit der Situation eine Ordnung schaffende, gliedernde und protektive Funktion. Es handelt sich um eine Hilfsfunktion, die Luca vorerst selbst noch nicht einnehmen kann. Es geht darum, Übersicht und Überschaubarkeit herzustellen, also eine adulte Funktion zu übernehmen, die für Luca zentral ist. Eine solche Funktion entspricht im Grunde genommen einer frühkindlichen Entwicklungsaufgabe, nämlich zusammen innere und äußere Ordnung zu schaffen. Luca braucht Holding im Sinne eines Schutzes, damit ein Spielraum für Bewegungen entsteht und er mit wechselnden Affekten umzugehen lernt. Die Therapeutin begegnet im Wartsaal einem verlassenen Kind, das sich versteckt. Luca prüft die Zuverlässigkeit der Therapeutin, ob sie ihn sucht und findet.

Kaum sind die Beziehung und der Dialog etabliert, bringt Luca seine Allmachtswünsche in die Beziehung ein (ich kann Bedeutung geben und Bedeutung wegnehmen, wie ich will). Es handelt sich um einen Omnipotenz-Wunsch, der wahrscheinlich Ohnmachtsgefühle überdeckt.

Beim Vergleich der Körpergrößen (Messung) von Luca und der Therapeutin ist die reale Differenz aber unabweisbar. Danach inszeniert Luca in einer durch Handlung vollzogenen Übertragungsszenerie eine omnipotente Rollenumkehr: Er ist die erwachsene Therapeutin in ihrem Zimmer, und die Therapeutin wird zu Luca, der aus dem Therapiezimmer ausgeschlossen wird.

Luca experimentiert mit dem Feuer und benutzt die Therapeutin dabei als Hilfs-Ich. Man könnte darin eine gewisse Symbolik sehen. Diese aber ist weder elaboriert, noch steht sie im Vordergrund. Im Vordergrund hingegen steht die Funktion der Therapeutin, die verantwortlich ist für die Begrenzung (der Stunde und damit der Zuwendung). Damit wird sie zu einer leicht gefundenen Zielscheibe für Wut und Enttäuschung. Luca erlebt die Begrenzung als Ungerechtigkeit, die er personalisiert. Dennoch gelingt es, eine gemeinsame affektive Ebene herzustellen, als beide, die Therapeutin und Luca, über seinen Durst lachen können. Ein Kind, das in der Stunde trinken will, ist fast immer ein depriviertes Kind. Luca setzt damit die Therapeutin ins Bild, dass er in diesem Moment auf orale Bedürfnisse regrediert, die er selbst zu befriedigen vermag: Wasser kann man überall bekommen.

Die Therapeutin fungiert auch als ein Realobjekt, als sie diesem Kind ein Stück Triebbefriedigung gewährt, indem sie Luca trägt, was bei einem massiv deprivierten Kind meist unvermeidbar und durchaus auch berechtigt ist. Luca muss »Auftanken«, dann verlässt er aktiv die Therapeutin und geht trinken, d.h. er macht sich von der Therapeutin unabhängig. Seine Regression dient der Progression, denn er fängt sich rasch wieder auf. Das Lachen über den Wunsch, Wasser zu trinken, ist wie eine Als-ob-Handlung; dann wird der Wunsch stärker, und es folgen die Handlung und der Vollzug. Wenn regressive Wünsche aufkommen und im Beziehungszusammenhang der Stunde erkennbar werden, so kann es für die Entwicklung eines Patienten gegebenenfalls von Nutzen sein, diese

sorgfältig zu benennen. Die Regression hilft als Abwehr und Schutz, unangenehme Gefühle (z. B., wenn etwas begrenzt ist) nicht so stark fühlen zu müssen. Die Therapeutin reflektiert für sich: »Was da gerade zwischen uns passiert ist, könnte damit zusammenhängen, dass Deine Mami nicht mehr lebt und Du den Wunsch hast, dass sie noch leben würde. Wenn so ein Wunsch aber auf die Wirklichkeit stößt, dass sie nicht mehr lebt, dann tut Dir das sehr weh oder Du wirst sehr wütend. Möglicherweise möchtest Du dann ein Baby sein, d. h. in eine Zeit zurückkehren, als Deine Mami noch lebte.« Sie reflektiert, wie sie etwas von dieser Überlegung Luca mitteilen kann, so dass er einen Nutzen davon hätte. Sie würde damit festhalten, dass der Wunsch, eine lebendige Mutter zu haben, durchaus legitim wäre. Könnte dies Luca dienlich sein, um sein Bedürfnis, sich wahrgenommen, erkannt und »besetzt« zu fühlen, anzuerkennen, ihn damit nicht allein zu lassen und zusammen über diese Gefühle sprechen zu können? Sie würde damit vielleicht darauf verweisen, dass es Möglichkeiten gäbe, wie man mit solchen Gefühlen anders als ein Kleinkind umgehen könnte.
Denn für Luca sind die Verlustgefühle zu intensiv, als dass er sie allein ertragen könnte. Wenn die Therapeutin nach der Stunde traurig ist und Zeit braucht, um sich wieder zu finden, so erlebt sie, wie groß die Ent-Identifizierungsarbeit für sie selbst ist. Wie ausgeprägt müssen erst die Gefühle für Luca sein! Luca hat alles Interesse zu prüfen, ob und wie die Therapeutin mit solchen Gefühlen umgeht. Seine Erwartung besteht darin, als Kind zu wachsen und erwachsen wie die Therapeutin zu werden. Denn es scheint eine Art Ur-Wissen, Ur-Wunsch und Ur-Erfahrung eines Kindes zu sein, groß zu werden.

Die im Folgenden beschriebene Therapiesitzung findet in einem anderen Therapiezimmer statt, das nur Schaumstoffwürfel enthält. Luca wirft Bälle gegen die Therapeutin, klettert auf Würfel und lässt sich fallen. Die Therapeutin legt Matratzen zu seinem Schutz auf dem Boden aus. Es installiert sich ein sich wiederholendes Spiel von Auf-die-Würfel-Klettern und Sich-Fallenlassen. Luca fragt, ob man am Ende der Stunde das Zimmer so belassen könne, und wirft immer mehr Würfel umher. Er klettert herum und vergräbt sich unter den Würfeln.

Dann soll die Therapeutin ein Häuschen bauen. Luca fügt bei: »Ein nicht so enges!« (Ein solches hatte er früher schon einmal eingefordert.) Er will »Eltern und Kind« spielen. Die Therapeutin soll das Kind spielen und er den Vater. Die Therapeutin fragt: »Und wer spielt Mami?« Hierauf ändert Luca seinen Spielvorschlag und erklärt, er wolle nun »Nachbarn und Vater auf Besuch« spielen. Das Haus fällt zusammen, Luca kommentiert, es sei ja nur ein Zelt gewesen. Er möchte gern ein echtes Haus bauen, fügt aber sogleich erklärend hinzu, das gehe ja nicht. Die Therapeutin spricht von seiner Unsicherheit und seinem Wunsch nach einem sicheren Haus. Zum nächsten Haus, das sie zusammenbauen, sagt Luca: »Es explodiert.«

Er will sich am Ende der Sitzung nicht von der Therapeutin trennen. Sie benennt daraufhin seine Schwierigkeiten der Kontaktaufnahme zu Beginn und der Trennung am Ende der Stunde. Damit konfrontiert, dass Luca sich oft wie ein Wilder gebärde, antwortet er: »Wir sind im Wilden Westen.«

In der folgenden Stunde wiederholt sich das Spiel, doch diesmal muss die Therapeutin Luca körperlich halten, da er sagt, er wolle vom Dach herunterspringen. Sie betont, sie wolle nicht, dass er sich wehtäte. Bei einem Sprung von einem wirklichen Dach würde man sich töten.

> Lucas Verhalten kann als eine maniforme Abwehr verstanden werden, mit welcher ein depressiver Affekt abgewehrt wird. Die Therapeutin bietet mit ihrem Verhalten ein reales Holding an. Das Haus, das zusammenbricht, kann symbolisch als Familie mit zusammengebrochenen Beziehungen verstanden werden. Im Spiel lässt Luca seine Verlustwut manifest werden, die etwa besagt, »dann bring ich mich auch um. Ich habe niemanden außer mir, den ich angreifen kann.«
>
> Luca möchte mit der Therapeutin zusammen ein echtes Haus bauen, mit ihr als Mutter oder als Nachbarin. Der Wunsch nach Wiederherstellung kann nur in der Zukunft realisiert werden, in der Vergangenheit bleiben die Dinge, wie sie sind.
>
> Was Luca zunehmend signalisiert, sind Affekte von Wut und Trauer, und man könnte versucht sein – in einer agierten Gegenübertragung – Lucas Schmerz verringern zu wollen. Seine Gedanken und Gefühle liegen zwar latent vor, haben aber eine bewusste Realisierung noch nicht erreicht.
>
> Luca scheint mit der Explosion des Hauses zu sagen: »Wenn die Familie schon kaputt gegangen ist, so ist es noch besser, das Haus aktiv zu zerstören, als all diesen Abläufen nur passiv ausgeliefert zu sein.«
>
> Als Luca am Schluss der Stunde bleiben möchte, bringt er etwa folgende Vorstellung zum Ausdruck: »Wenn ich hierbleibe, so haben wir ein gemeinsames Haus.« Von diesem Gedanken ist es nur ein kleiner Schritt bis zu seinem Wunsch, die Therapeutin möge seine Mutter und er ihr Kind sein. Die Therapeutin schafft mit der realen Begrenzung, die sie machen muss, eine Frustration und damit aber auch eine Öffnung für die in der Übertragung dann auf sie gerichtete Wut und Enttäuschung. Sie zeigt damit dem Kind, dass sie im Stande ist, seine Wut zu überleben, und sie ihm zumutet, diese im Hier und Jetzt erlebte Frustration zu ertragen und trotzdem kreativ zu bleiben.
>
> Der Wunsch nach einer Mutter dürfte bedeuten, dort anzuschließen, wo Luca jemanden in vergangener Zeit sehr geliebt hat. Die Reaktivierung einer frühen Liebesbeziehung baut auf einer ehemaligen guten Erfahrung auf und dient dem Ziel, beziehungsfähig zu bleiben.

Seit sechs Monaten befindet sich Luca in einer neuen Pflegefamilie und kommt zweimal pro Woche in die Therapie. Die Hospitalisation des Vaters des Pflegevaters löste bei Luca eine ähnliche Krisensituation aus wie beim Verlust seiner Mutter. Vor zwei Monaten wurde Luca zur Operation einer Phimose, eines Kryptorchismus, einer Tonsillektomie und einer »Paukenhöhlendrainage« hospitalisiert. Die Pflegeeltern sprachen sich gegen den Besuch der Therapeutin im Spital aus, ließen die Therapiestunden ausfallen und wünschten, die Therapie auf eine Stunde zu reduzieren. Luca klammere sich sehr an den Pflegevater, während die Beziehung zur Pflegemutter noch wenig warmherzig erscheine.

> Der Rahmen ist wackelig geworden, er sollte dringend stabilisiert werden. Wie steht der Pflegevater, ein überzeugter Anhänger einer speziellen Naturheilkunde, wirklich zur Therapie?
> Es geht Luca offensichtlich darum, Realobjekte nicht nur zu manipulieren, sondern bei ihnen irgendeine Art Spur zu hinterlassen, um sich seiner Existenz vergewissern zu können. So lässt Luca die Therapeutin nach »Chaosstunden«, wie sie sagt, »völlig erledigt« zurück. Solche chaotischen Situationen fanden wahrscheinlich z. B. beim Tod des Vaters des Pflegevaters und auch nach der Operation statt. Er hinterlässt bei ihr somit eine Art emotionalen Fingerabdruck, eine Spur, über die er wahrnehmbar ist. Er fragt die Therapeutin, wie lange sie noch für ihn zur Verfügung stehe. Seine Frage lautet eigentlich: Wie steht es mit dem Gegenüber? Wenn ich auf das Gegenüber einwirke, geht es eventuell kaputt? Luca versucht, sich durch das Hinterlassen einer Spur, durch das Hinterlassen von »Abdrücken« (wie z. B. von Spuren im Sand oder Schnee), also durch etwas wie ein »Negativ«, besser als eigene Person wahrzunehmen. Denn bisher hat Luca erlebt, dass Gegenüber verschwinden wie die Mutter, wie der Vater des Pflegevaters. Oder andere Gegenüber sind ephemer wie die Abteilung und die erste Pflegefamilie, wohingegen die Therapeutin ein konstantes Gegenüber darstellt, wie dies auch von den neuen Pflegeeltern erwartet wird.

Luca kommt vollbepackt mit Tasche und Rollschuhen. Er kann die Last fast nicht tragen, kuschelt sich im Wartezimmer an den Pflegevater und küsst ihn beim Abschied auf den Bauch. Luca trägt eine Regenjacke und erklärt, er trage die Jacke, »falls die Mauern einstürzen«. Dann stellt er fest, dass sich zwei Würfel seit seiner letzten Stunde in einer anderen Position befinden, und fragt, ob hier noch andere Personen arbeiten würden, ob der Chef nicht arbeite und wer ihn bei Abwesenheit vertrete. Er beantwortet die Frage selbst mit: »Sonst halt der Kaminfeger.« Er klettert auf die Würfelmauern und deklariert, er mache nun Dinge kaputt, deswegen müsse man mit ihm schimpfen. Dann fragt er, wo die »alte Tante« sei (gemeint ist ein potenzielles anderes Therapiekind). Die Therapeutin antwortet: »Es ist schwierig für Dich, wenn ich auch mit einem anderen Kind arbeite.« Luca hämmert mit Werkzeug (Hammer, Schraubenzieher und Zange) auf die Wand. Die Therapeutin macht ihn darauf aufmerksam, dass er gar nicht spielt, und, als er damit fortfährt, fügt sie hinzu, wahrscheinlich prüfe Luca, wann sie Grenzen setze. Daraufhin wünscht Luca, die Therapeutin möge ihm ein Haus für einen Löwen bauen. Der Löwe Luca bricht aus dem Haus aus. Die Therapeutin tut dergleichen, als habe sie Angst und nimmt eine Puppe als Schutzengel zu sich. Luca bittet, sie solle die Polizei alarmieren, doch dort antwortet niemand. Dann will der Löwe die Therapeutin mit der Zange auffressen. Die Therapeutin heult. Luca sagt, sie solle lachen, und schlägt vor, sie solle den Nachbarn anrufen. Luca spielt den Nachbarn, der kommt und die Therapeutin rettet. Dann spielt Luca einen lieben Löwen und sagt, man sehe dies an den Augen des Löwen. Die Therapeutin überlegt laut, ob in einem bösen Löwen auch Liebes sei und umgekehrt. Worauf Luca erklärt, zu Fremden sei der liebe Löwe nicht lieb. Er würde allerdings nur so tun, als wäre er böse, in Wirklichkeit sei er es aber nicht. Dann wird der »böse« Löwe vom »lieben« Löwen getötet. Die Therapeutin soll eine tote Frau finden und sich betroffen zeigen. Luca als Löwe sagt, sie lebe noch, er habe sie gerettet. Er wirft die tote Frau wie einen Umhang über seine Schultern und zeigt der Therapeutin sein Reich.

Danach spielt er Clown. Als Clown erfüllt er alle Wünsche der Therapeutin, die eine unersättlich Gierige spielen soll. Schließlich zeigt der Löwe der Therapeutin seine große Familie, die alle sehr lieb zu ihr sind.

Luca wird von seinem leiblichen Vater, der nach Alkohol riecht, abgeholt.

Paula Heimann (1989) schreibt in ihrem letzten Artikel (S. 324ff.), es sei die Hauptaufgabe der Eltern, ihren Kindern zu helfen, sich nicht zu beschädigen. Die Erwachsenen-Welt hat demnach die Aufgabe, ein Kind dabei zu unterstützen, seine Destruktivität (nach außen oder nach innen) in etwas Konstruktives zu transformieren. Die Frage, ob es sich bei der Beschädigungsneigung des Kindes um ein primär-triebhaftes oder um ein sekundär-reaktives Geschehen infolge von Frustration handelt, ist bei der praktischen Arbeit nur von theoretischer Relevanz.

Luca hat genügend Motive, aggressiv und/oder destruktiv zu sein: Er besitzt keine Familie, seine Mutter ist gestorben, sein Vater kommt ihn alkoholisiert abholen, die erste Pflegefamilie lehnte ihn ab. Er ist destruktiver Aggressivität von außen (Verluste) und in seinem Innern (Operationen an seinem Genitale und in seinem Mund- und Ohrenbereich) ausgeliefert und wird bei seiner diesbezüglichen Diskriminierung (Innen, Außen und Zwischenbereiche) kaum unterstützt.

Luca kommt und trägt, wie die Therapeutin sagt, eine Bürde, die er fast nicht tragen kann, d. h. er ist belastet. Er zeigt der Therapeutin den Schutz, den er bei seinem Pflegevater sucht, und sagt indirekt zu diesem: »Ich bin loyal zu Dir, auch in Anwesenheit meiner Therapeutin.« Der Bauch als Innenraum (der Mutter?) scheint eine große Rolle für Luca zu spielen. Mit der Regenjacke ist die kryptische Bemerkung, »falls die Mauern einbrechen«, verbunden, was man als symbolischen Ausdruck für eine Bedrohungssituation verstehen kann. Das Kind kann es wagen, eine Übertragung dort zuzulassen, wo es auch eine Wahrnehmung von Sicherheit hat. Luca erlaubt sich, in die stabile Beziehung, die er extern mit der Therapeutin aufgebaut hat, die Geschichte einer internen Bedrohungssituation einfließen zu lassen. Dies möglicherweise auch deshalb, weil er hofft, sich durch die Präsenz einer dritten äußeren Person stabilisieren zu können. Ganz zu Beginn dient der Pflegevater hierzu. In seiner Abwesenheit holt Luca einen imaginären Dritten, nämlich den Chef und den Kaminfeger, herbei. Der Kaminfeger fegt und reinigt dunkle Räume, er macht sich schwarz, kann sich aber auch reinigen. Es handelt sich implizit möglicherweise auch um die Exploration geheimnisvoller Höhlen, um die männliche Neugierde gegenüber dem weiblichen Körper.

Als nächste Spielsequenz deklariert er, er sei einer, der Sachen kaputtmache und dafür bestraft werden müsse. Die das Ich bedrohende Destruktivität soll offenbar durch Strafe eingegrenzt werden, eine Strafangst hinterlassen und damit als Abwehr- und Regulationsfunktion gebraucht werden können. Wenn er mit seiner Destruktivität Mauern zu Fall bringen kann, so wird die Angst vor seiner Destruktivität verständlich. Luca scheint deutlich nach Hilfe zu verlangen, wie er mit seinen zerstörerischen Impulsen umgehen könnte. Wenn er Wände behämmert und auf diese Weise provoziert, so sieht er, wie die Therapeutin reagiert. Sie erhält den Auftrag, ein Haus zu bauen, das er zwar zerstört, für das die Therapeutin aber die Mauern bewahren muss, aus denen ein Löwenkäfig entsteht, woraus Luca ausbricht und angreift, jedoch in einem spielerischen Kontext, in einem Übergangsraum, in einem Als-ob-Spiel. Als Abwehr taucht eine Spaltung der Selbstrepräsentanz in einen guten und bösen Löwen auf. Luca macht aufmerksam, dass er beim Umgang mit dem bösen Löwen, dem abgespaltenen Teil, Hilfe braucht. Auf die Intervention der Therapeutin, dass beide Löwen beide Anteile haben, reagiert Luca mit dem Ansinnen, den bösen Teil umzubringen (d. h. er versucht, den Tod zu töten). Indem er sich anschickt, den Tod bringenden Teil zu töten, geht der gute Teil verloren.

Luca sagt gleichsam, er nehme seine Destruktivität zurück und besetze die Therapeutin nicht als Objekt, das er angreife, sondern er zeige ihr seine Innenwelt. Die Therapeutin wird dadurch zu einem Hilfs-Ich. Phantasmen einer machtvollen Mutter-Repräsentanz kommen zum Ausdruck. Luca belebt sie, rettet sie, wandelt sie in einen roten Umhang um, den er mit sich trägt, macht sie zum externalisierten Kleidungsstück von ihm, hat damit Reichtümer und ist omnipotent. Die Therapeutin ist die Bedürftige, die Hunger hat, während er die Gier stillende Person ist und nicht bedroht wird. Am Ende der Stunde kommt es zu einer omnipotent-regressiven Wunscherfüllung. Luca stellt seine ganze Familie vor.

Diese Sitzung zeigt, wie wichtig es ist, dass das Spiel, vor allem auch der Therapeutin, durch die Anweisungen des Patienten determiniert wird, da nur so der intrapsychische Konflikt einigermaßen deutlich wird. Mit Hilfe der Interpretation tritt die Therapeutin aus dem unmittelbaren Übertragungsgeschehen hinaus, begibt sich auf eine reflexive Ebene. Solange die Therapeutin aus dem Spiel hinaustritt und dem Prozess Worte verleiht, ist sie als Realobjekt überprüfbar und nicht zerstörbar.

Die Orientierung der Intervention sollte darauf ausgerichtet sein, was Luca behilflich sein könnte bei der Transformation und Integration seiner nur geringfügig bewussten Zerstörungslust und -wut. Was könnte ihm beim Versuch nützen, Destruktion zu einer Kraft werden zu lassen, die paradoxerweise nicht zerstört, sondern Aufgespaltenes zu reintegrieren hilft? Nachträglich überlegt sie sich etwa Folgendes: »Du zeigst mir zwei Teile von Dir, einen lieben und einen bösen. Wenn Du Deine zerstörerischen Wünsche aber hierher zu mir in die Beziehung bringen möchtest, so bist Du nicht sicher, was dann geschieht, ob das Dir – oder mir – etwas antun könnte.«

Es ist zu fragen, welche Grundannahmen der Patient und welche die Therapeutin über die Arbeit des Trauerns haben? Gewiss gehört dazu, den Schmerz über die Tatsache, dass eine tote Person nicht wieder lebendig gemacht werden kann, auszuhalten, d. h. die Realität zu anerkennen. Aber ebenso, dass das Subjekt – als Preis einer Beziehung und relevanten Besetzung des Gegenübers – den potenziellen Verlust der Beziehung und des Gegenübers ins Auge zu fassen hat. Es handelt sich also um das existentielle Phänomen der Begrenzung und die damit verknüpften narzisstischen Kränkungen mit der dazugehörigen Wut und Traurigkeit. Hierzu braucht ein Kind die emotionale Hilfe von ihm zugewandten Erwachsenen.

Es gilt, mit Luca die Unterschiede zwischen Innenwelt und Außenwelt zu besprechen. Die Vorgänge in der Innenwelt können nicht angehalten werden. Luca macht die Mutter zuerst lebendig und drückt so seine Sehnsucht und seinen omnipotenten Wunsch aus. Wenn man jemanden sehr gerne hat, manifestiert sich oft der Wunsch, diese Person wieder lebendig zu machen. Doch – das gelingt nur in Fantasien und Träumen. Möglicherweise kann Luca Nutzen ziehen aus einer Intervention etwa von der Art: »Du erzählst mir von einer Situation, in der es dir gelungen ist, erneut Nähe-Gefühle zu deiner Mutter zuzulassen.«

Der Schmerz (wie auch die Wut), welche die äußere Realität durch das nicht mehr Vorhandensein der geliebten Person einem Kind auferlegt ist, ist meistens zu groß; es braucht Hilfe, um ihn in Teilkomponenten und kleine Schritte zu zerlegen. Wird die Wut nicht einfach im Verhalten nach außen abgeführt (und zeigt sich in Verhaltensstörungen), sondern wird sie in der Innenwelt behalten, so kann sie sich in Selbstattacken ausdrücken oder zu einer depressiven Reaktion Anlass geben. Sie kann auch in den Körper verschoben und dort ausgedrückt werden, was vielfach zu psychosomatischen Störungen Anlass gibt. Die Aufgabe aller für das Kind relevanter Personen, besonders auch der Therapeuten, besteht darin, die Trauerarbeit von Luca so zu unterstützen, dass sich nicht eine pathologische Trauer entwickelt.

Luca ist nun siebenjährig. Der Pflegevater will die Therapie von Luca beenden und wird darin vom Vormund unterstützt. Das Ende wird, entgegen der Empfehlung der Therapeutin, auf Ende des Jahres festgelegt.

Drei Monate vor Ende der Therapie informiert die Therapeutin Luca darüber, dass die Therapie aufhören muss. Luca meint, er wolle kommen, bis er achtjährig sei, ein anderer Pflegebub in der Familie bekomme ja auch Therapie. Er möchte genau wissen, warum die Therapie aufhören müsse, und meint darauf, ja, er verstehe es jetzt, da er seinen Pflegeeltern schon gesagt habe, er wolle nicht mehr in die Therapie gehen.

In einer Spielsequenz hat sich Luca sehr mit dem Tod beschäftigt und immer wieder Szenen von Verletzung und Tod, mit darauffolgender großer Bemühung um Wiedergutmachung, inszeniert.

Zwei Monate vor Ende der Therapie wirkt Luca bedrückt. Es ist ihm kürzlich klar geworden, dass er die Therapeutin nicht mehr sehen wird, wenn er nicht mehr zur Therapie kommt. Er hat für die Therapeutin eine Überraschung, hält ihr einen Früchte-Schoko-Riegel vor die Nase, den er dann aber selbst isst. Danach möchte er – fast schon ein Ritual – von der Therapeutin auf der Kinderschaukel angestoßen werden, und zwar immer stärker. Er findet, sie müsste sich mehr anstrengen. Die Therapeutin hält fest, er sei offenbar nicht zufrieden mit ihr.

Dann sucht Luca »Indianerschmuck« zusammen (Pistole und Hut) und diktiert der Therapeutin folgendes Spiel: Sie ist eine Frau im Haus, wird von den Indianern angegriffen und gefesselt, dann muss sie die Polizei zu Hilfe rufen. Luca kommt als Polizist, findet aber keine Indianer. Die Therapeutin entdeckt im Spiel, dass sie bestohlen wurde. Zuerst handelt es sich nur um Geld, dann um einen ganz wichtigen Zettel, der auf dem Schreibtisch der Therapeutin lag. Draußen sind Indianer zu sehen, die von Luca als liebe bezeichnet werden.

In einer weiteren Sequenz verlangt Luca, als Räuber von der Therapeutin Essen zu erhalten. Sie gibt ihm einen Franken, darauf bedroht er sie und erschießt ihr Kind. Auf die traurige und empörte Reaktion der Therapeutin bringen Indianer ihr ein gleiches Kind, eines ohne Maske, d. h. ein böses, welches die Therapeutin nicht lieben wird. Die Therapeutin formuliert, Mütter würden die bösen und die lieben Teile eines Kindes gerne haben, da Kinder stets beide Teile in sich tragen würden.

Luca konstruiert eine neue Spielgeschichte: Bei der Therapeutin, die mit ihrem Vater, resp. ihrem Mann, zusammenlebt, wird eingebrochen. Luca spielt den Mann der Therapeutin. Sie muss der Polizei telefonieren. Luca, nun als Polizist, bedroht die Räuber, fragt sie, warum sie stehlen, und sagt ihnen, in zehn Minuten müssten sie verschwinden, sonst… Dann schreibt er eine Rechnung (Fr. 10.–), welche die Therapeutin bei der Polizei begleichen muss.

Die Therapeutin versucht, die Stunde zusammenzufassen: Luca vertrete seine guten und seine bösen Teile. Beide gehörten zu ihm. Luca meint: »Alles unter einem Hut.« Die Stunde endet mit dem Ritual des Angestoßen-Werdens auf der Schaukel.

Luca verbleiben noch ungefähr 16 Therapiestunden. Wozu kann er sie nutzen? Die räuberischen, bedrohenden, sadistischen, eliminierenden und tötenden Aggressoren können einerseits als Figurationen der Pflegeeltern und des Vormunds, andererseits auch von Persönlichkeitsanteilen von Luca verstanden werden, d.h. »negative« Übertragungsanteile werden in die Beziehung zur Therapeutin und in die Spielsituation eingeschrieben.

Im Hinblick auf triadische Strukturen handelt es sich um eine ursprünglichere Ebene als die ödipale. Dies zeigt sich bereits zu Beginn der Stunde, als Luca den Früchte-Getreide-Riegel anbietet, dann aber, in etwas sadistischer Art, ihn für sich in Anspruch nimmt.

Lucas' Wünsche bezüglich der Verfügbarkeit seiner leiblichen Mutter wurden enttäuscht. Er fühlt sich betrogen und inszeniert im Spiel, in einer Verkehrung ins Gegenteil oder in Identifikation mit dem Aggressor, das Berauben und Bestehlen von Mutterfiguren. Die Therapeutin wird zum bestohlenen Opfer, das von Luca (Identifizierung mit dem Aggressor) angegriffen wird. Es gelangen – in den Spielinszenierungen von Bedrohung, Übergriffen und Angriffen – somit sadistische Impulse in die Beziehung zur Therapeutin. Gleichzeitig hat die Therapeutin die Möglichkeit, die Polizei zu rufen. Luca scheint zu sagen: »Du brauchst keine Angst zu haben. Ich bestehe nicht nur aus sadistischen Impulsen, sondern ich kann auch in der Rolle als Polizist eine Hilfe sein, damit es nicht zu schlimm wird.« Dies würde implizieren, dass es bei Luca eine Fantasie gäbe, für die Verluste der Mutterfiguren selbst verantwortlich zu sein, weshalb er Schuldgefühle und Wiedergutmachungsimpulse entwickelt hätte. Die Therapeutin steht symbolisch wahrscheinlich an der Stelle der leiblichen Mutter und/oder auch der Pflegemutter, die er beide, die eine durch Tod, die andere durch Abbruch der Beziehung verloren hat. Luca scheint zu sagen: »Ich hätte von denen noch so viel haben wollen.« Jetzt inszeniert er nach der Devise: »Und bist Du nicht willig, so brauch ich Gewalt«,[8] d.h. er zieht gegebenenfalls

8 Aus dem Gedicht *Der Erlkönig* von J.W. Goethe.

auch Grenzüberschreitungen in Betracht. An die Therapeutin gerichtet, scheint seine Anklage zu lauten: »Du gibst mir nicht genug« (z. B. beim Anstoßen auf der Schaukel), ein Satz, der eigentlich an die leibliche Mutter und an die ersten Pflegeeltern gerichtet ist. Natürlich hat er Angst, die Therapeutin könnte auf seine sadistischen Impulse negativ reagieren. Es ist ein Zeichen aufgebauten Vertrauens, dass Luca es wagt, diese sadistischen Impulse in die Beziehung zu bringen.

Die frühe, emotionale Deprivation hinterlässt ein Kind oft mit dem Eindruck, man hätte ihm etwas Gutes nicht gegeben, das an sich vorhanden gewesen wäre und worauf es Anrecht gehabt hätte. Diese Vorstellung bewirkt eine Wut, die sich in einem reaktiven Sadismus zum Ausdruck bringen kann. Ein solcher reaktiver Sadismus wird somit durch ein Manko aktiviert. Im subjektiven Erleben handelt es sich um Wut. Das Realobjekt wird bei dieser Umkehr – mittels einer Verkehrung ins Gegenteil – zum Opfer. Wenn Wut auftaucht, dann entsteht dort somit auch Schuld. Wut darf nicht sein, insbesondere nicht in der Pflegefamilie, in welcher auf Grund von deren Überzeugungen Aggressivität in jeder Form tabuisiert ist.

So handelt es sich wahrscheinlich in Lucas Spiel, in dem Figuren umgebracht werden, um sadistische Impulse, die durch ein Manko, das Wut erzeugte, reaktiviert werden. Man kann sich fragen, inwiefern diese sadistischen Impulse Luca an einer Trauerarbeit hemmen, da Trauer bedeuten würde, Verzicht zu leisten und die Realität zu anerkennen. Ist Luca dazu im Stande? Möglicherweise könnte es für seine Entwicklung hilfreich sein, wenn er über ein inneres Ordnungskonzept verfügen würde, das ihn die Dinge mehr aus der Sicht des Sekundärprozesses, d. h. von der an der äußeren Realität orientierten Vernunft her, verstehen ließe, so dass seine sadistischen Impulse nicht in innere oder äußere Attacken münden müssten.

Luca befindet sich in einem Konflikt. Dieser besteht darin, dass er im Schutze des psychoanalytisch-psychotherapeutischen Rahmens zwar sadistische Impulse in die Beziehung zur Therapeutin einfließen lassen kann, in seiner Pflegefamilie diesbezüglich aber ein tabuisierter Bezirk besteht. Der mittels des Settings gewährleistete Schutz in der Therapie erlaubt das verhältnismäßig gefahrlose Auftauchen dieser frühinfantilen Impulse und eröffnet damit die Möglichkeit eines transformativen Prozesses.

Die Therapie als spezifischer gemeinsamer Prozess wird zwar abgeschlossen, das heißt aber nicht, dass die Beziehung aufgehoben wird. Die Therapeutin ist nach Abschluss der gemeinsamen Arbeit nicht tot wie die Kindsmutter. Kommunikationswege bleiben bei Bedarf offen.

Luca rutscht im Wartezimmer die Rutschbahn hinunter und saust in ein paar Teddybären hinein, die dort positioniert sind. Er findet, es sei schade, dass die Therapie nicht auf der Rutschbahn gemacht werden könne. Dann fügt er hinzu, er habe

Höhlenangst, rutscht aber ins Dunkle unter die Bären. Er singt dabei etwas, worin das Wort »Baby« vorkommt. Die Therapeutin: »Babys kommen so auf die Welt, aus etwas Dunklem ins Helle hinaus.«

Luca inszeniert folgendes Spiel: Der Mann der Therapeutin – er heiße Franko – falle um und stürze in eine Mauer hinein. Luca inszeniert eine Rettungsaktion. Aber, meint er, Franko werde sterben, und die Therapeutin dürfe nicht weinen.

Die Therapeutin: »Du hast auch nicht geweint, als Deine Mutter gestorben ist. Vielleicht hast Du innerlich geweint!«

In einem weiteren, bereits bekannten Spiel, einem Wasserski-Wettkampf, wird Franko, der Mann der Therapeutin, erneut verletzt und stirbt im Spital. Zum ersten Mal macht Luca den Toten nicht wieder lebendig.

In der nächsten Spielsequenz bedroht Luca die Therapeutin mit dem Gewehr. Er will sie töten. Die Therapeutin: »Du willst mich lieber töten, als mich nicht mehr sehen. Vielleicht ist das »Mich-nicht-mehr-Sehen« fast gleich, wie wenn ich tot wäre.« Luca will wissen, ob ein anderes Kind an seiner Stelle kommen werde, wenn er die Therapeutin nicht mehr sehen werde. Am Ende der Stunde fragt er, wann er das nächste Mal wiederkomme. Die Therapeutin antwortet, er müsse noch fünfmal schlafen und sie beide sähen sich noch bis Weihnachten.

Zu Beginn der Stunde inszeniert Luca eine Geburtsphantasie. Wenn die Rutschbahn für die Geburt steht, so könnte das heißen, wie schade, dass die Therapie die Geburtssituation nicht verändern oder gar rückgängig machen kann. Das Realitätsprinzip beginnt diesbezüglich über das Lustprinzip zu dominieren. Luca ist daran, sein Schicksal anzunehmen, was eine sehr schmerzliche Grundsituation darstellt, die mit Trauer über das »Unwiederbringliche« verbunden ist. Weinen heißt Zulassen eines Affektes. Die Scham dient wahrscheinlich zur Abwehr, damit der Schmerz und seine Verletztheit äußerlich nicht sichtbar werden. Die Verlustaffekte bleiben gleichsam noch im Vorzimmer, sie sind noch nicht voll im Erleben. Rettungs- und Reparationsphantasien zeigen aber an, dass Luca eine Sorge um das Gegenüber entwickelt hat (depressive Position von Melanie Klein).

Luca möchte, dass die Therapeutin im Spiel den Verlust ihres Ehemanns ertragen solle. Dies ist für ihn wohl die mit dem Verlust seiner Mutter ähnlichste Situation. Die Therapeutin wird im Spiel die Erleidende, während Luca, als Regisseur, mit dem Skript, seinen Sadismus zum Ausdruck bringt. Wird der Tod als definitiv anerkannt, d. h. die tote Person kann nicht mehr lebendig gemacht werden, so liefert diese Episode einen Hinweis darauf, dass Luca auf Omnipotenz zu verzichten beginnt. Ein differenzierteres Todeskonzept, das die Irreversibilität anerkennt, kann sich entwickeln.

Das Thema Ersatz taucht auf. Zu der Therapeutin kommt, nach Lucas' Abschluss, ein Ersatzkind. Luca war genötigt, seine Mutter durch eine Pflegemutter zu ersetzen. Sein Schmerz aber bleibt anhaltend, da der Verlust irreversibel ist; es wird stets klar bleiben, dass die Pflegemutter nicht seine richtige Mutter ist. Der Schmerz ist nicht mehr auf der reinen Spielebene zu halten, sondern er tritt in die Erlebnisebene ein. Die Sequenz im Spiel von Wasserski, Verletzung, Spital und Tod ist eine Sequenz vom Spiel zu Ernst, Unerträglichkeit und Tod. Wahrscheinlich drückt Luca mit diesen Spielsequenzen seine Angst davor aus, er wäre, wenn er diese Gefühle rein spielerisch zuließe und irgendeine Kleinigkeit dazukäme, verletzt und würde durch den damit verknüpften Schmerz in eine unerträgliche, eventuell tödliche Gefahr geraten. Es ist sehr mutig, alle diese Figurationen in der Übertragungsbeziehung zuzulassen, und es ist erfreulich, dass es Luca gelingt, trotzdem noch eine lustvolle Ausgestaltung des Spieles zu erreichen. Das Ertragen von seelischem Schmerz braucht viel innere psychische Arbeit. Es gehört zu den »facts of life«, bewirkt aber oft, dass andere Ebenen des Erlebens weniger besetzt werden können. Der Trauerschmerz hat phasischen Charakter, ist nicht andauernd gleich stark, ganz im Gegensatz zur Depression, bei der die Misere kontinuierlich vorhanden ist.

Die Therapie wird bis zum Ende mit zwei Wochenstunden weitergeführt. Der dyadisch-analytische Prozess darf bis zum Schluss seine Intensität beibehalten. Würde man eine Verdünnung der Stundenfrequenz installieren, so würde dies dem Agieren eines unbewussten Phantasmas entsprechen, der Patient könne die Intensität des Prozesses nicht ertragen. Es ist eine Überlegung wert, darüber nachzudenken, ob eine Art Zusammenfassung am Schluss für Luca nützlich sein könnte, wie z. B.: Er habe zwar viel Schlimmes erlebt, verfüge aber über eine reiche Innenwelt und gute Fähigkeiten, die er auch nach Abschluss der Therapie mit sich nehmen werde. Eine solche Intervention wäre kein Trost, auch kein Euphemismus, sondern höchstens die Benennung einer wichtigen Tatsache, über die das Kind wahrscheinlich noch keine Eigenorientierung besitzt.

### *Kommentar*

Einem Teil der deprivierten Kinder gelingen, aufgrund ihrer kreativen Fähigkeiten, bemerkenswerte Entwicklungen. Greenacre (1957, 1962) geht bei in dieser Weise begabten Kindern von einer »angeborenen Ausrüstung« aus, nimmt also an, dass bei ihnen ein besonderes Maß an Sensibilität, Empathie und Wahrnehmungsfähigkeit bestehe. Ihre Empfindsamkeit wird möglicherweise durch frühe Traumata noch verstärkt. Persönliche primäre Beziehungen werden mit großem Interesse besetzt. Sind solche aber nicht verfügbar, so vermögen diese Kinder auch alternative Figuren (andere Menschen oder auch Tiere) und Formen (z. B. aus Sinneswahrnehmungen wie Gerüche, Geräusche, Licht und Schatten) an deren Stelle einzusetzen.

Solche kreativen Kinder zeichnen sich durch eine angeborene, tiefe Sensitivität und Empfänglichkeit aus. Sie verfügen oft über eine spezielle Wahrnehmung für Formen und Rhythmen, manifestieren die ungewöhnliche Fähigkeit, strukturelle Beziehungen wahrzunehmen und Ähnlichkeiten von Unähnlichkeiten zu unterscheiden. Insbesondere ist ihnen möglich, mit Leichtigkeit aus der Vielfältigkeit ihrer Erfahrungen und Symbolisierungen Ersatzelemente für Primärobjekte zu finden. Greenacre nannte diese Ersatzstücke »collective alternates« (1973). Die Wahrnehmung von und auch die Fähigkeit, mit solchen kollektiven Ersatzstücken umzugehen, ist meistens verkoppelt mit einer reduzierten Schranke zwischen primärprozesshaftem und sekundärprozesshaftem Denken und Phantasieren. Diese erhöhte Durchlässigkeit erleichtert die Regression im Dienste des Ichs, welche den kreativen Prozess unterstützt. Oft entstehen bei solchen Kindern auch übertriebener Ehrgeiz und/oder tiefe Schuldgefühle. Ihre heftige Phallizität drängt zum Empfinden von erregender Grenzenlosigkeit, was manchmal zum Heranziehen von mystischen, religiösen oder kosmischen Themen Anlass gibt. Ihre erhöhte Plastizität der maskulinen und femininen Identifizierungen sowie ein ungewöhnlich starkes Phantasieleben können eine Prädisposition zu bisexueller Selbsterfahrung darstellen. Die Selbstwahrnehmung der bestehenden Fähigkeiten kann zur Übernahme entsprechender Verantwortlichkeiten in der Adoleszenz beitragen und sich in einer spürbaren Verminderung von Schuldgefühlen und Selbstdestruktion äußern.

Nicht selten findet sich aber auch, vor allem bei einem krankhaften, sadomasochistischen Umfeld, eine Blockierung der kreativen Entwicklung. Der übliche Weg zur Lösung der ödipalen Auseinandersetzung, d. h. die Unterwerfung unter die Frustration mit nachfolgender Identifizierung mit dem Vater, weicht einem komplexeren Weg mit Verwerfung von Frustration und Fortsetzung ödipalen Ringens mit Hilfe unterstützender Phantasien.

Kreativ zusammengesetzte Repräsentanzen oder künstlerische Produkte entsprechen somit nicht Lösungen, sondern stellen Befreiungsversuche von Emotionen dar, die mit traumatischen Erfahrungen verbunden waren.

Bei Luca, polytraumatisiert und gefährdet, handelt es sich um ein resilientes Kind. Traumatische Erfahrungen bewirken nicht nur psychische Störungen, sondern können auch Reifungsprozesse insbesondere in drei Bereichen auslösen: der Selbstwahrnehmung, den interpersonellen Beziehungen und der Lebenseinstellung (Tedeschi et al., 1998). Resiliente Kinder verfügen bereits im frühkindlichen Alter über eine hohe interaktive Kapazität und sind fähig, außerfamiliale Beziehung zu besetzen und für ihre Entwicklung zu nutzen sowie sich rasch in sozialen Bezügen zu integrieren (Manciaux, 2000). Resilienz wird als dynamischer, interaktiver Prozess verstanden, in dem sich eine relative Widerstandsfähigkeit gegenüber Umwelt-Risiko-Erfahrungen und Traumata entwickelt. Trotz dem Erleben von wesentlich benachteiligenden Bedingungen oder Traumata zeigen Kinder und Jugendliche oft auch eine positive Anpassung. Individuelle Bewältigung, Anpassung und Integration von chronischen Stresserfahrungen oder ungünstigen psychosozialen Belastungen erweisen sich also als erfolgreich (Rutter, 2006).

In der analytischen Psychotherapie zeigte sich die hohe Kreativität von Luca, dank welcher er sich von seinen mit den erlebten traumatischen Ereignissen verbundenen Emotionen entlasten kann. Die Frage stellt sich, ob es Luca gelingen wird, die für seine Entwicklung und die Übergangsperiode der Adoleszenz notwendigen Beziehungspersonen genügend lange und intensiv zu »besetzen«. Wie die Resilienzforschung zeigt, können kontinuierliche und unterstützende Beziehungspersonen dazu beitragen, Risikoauswirkungen zu reduzieren. Sie sind oft im Stande, Selbstvertrauen und Selbsteffizienz zu fördern sowie neue Chancen zur erfolgreichen Aufgabenverwirklichung zu eröffnen. Als zentrale Bausteine des resilienten Verhaltens gelten die Entwicklung einer persönlichen Übernahme von Verantwortung, eines aktiven Einsatzes, um eine ungünstige Lebenssituation zu bewältigen, sowie das Vorhandensein von Reflexionsvermögen und zuverlässigem Engagement in Beziehungen (Bürgin & Steck, 2008).

## 5.5 Schmerz bei Misshandlung: Rana

Rana, sechseinhalbjährig, wurde notfallmäßig auf einer kinderpsychiatrischen Beobachtungsstation einer Kinderklinik hospitalisiert, nachdem am gleichen Tag in einem Tagesheim Spuren von Schlägen (im Gesicht und am linken Ohr) festgestellt worden waren und Rana berichtet hatte, ihr Vater hätte sie am Abend vorher geschlagen. Es wurde ein vorsorglicher, behördlicher Obhutsentzug verfügt und Rana unter die Aufsicht der Vormundschaftsbehörde gestellt. Rana wurde nach dreieinhalb Wochen Hospitalisierung mit der Auflage von wöchentlichen Kontrollen bei der Kinderärztin, einer Fortsetzung der psychologischen Abklärung und weiterer Betreuung durch den Kinder- und Jugenddienst der Vormundschaftsbehörde nach Hause entlassen. Zwei Monate später hob die Vormundschaftsbehörde den vorsorglichen Entzug der elterlichen Obhut auf, die Erziehungsaufsicht blieb bestehen.

Angaben zur Familie: Beide Eltern stammten aus einem osteuropäischen Land. Sie heirateten in Deutschland ein Jahr nach der Geburt von Rana. Der Vater verfügte über eine Aufenthaltsbewilligung in Deutschland, die Mutter erhielt eine solche aus humanitären Gründen in der Schweiz. Der Vater war arbeitslos, die Mutter teilzeitbeschäftigt in einem Restaurant. Rana und ihr drei Jahre jüngerer Bruder besuchten ein Tagesheim.

Die psychologische Abklärung in Bezug auf Ranas Schulreife zeigte eine durchschnittliche Intelligenz. Das Verhalten war durch Unruhe, Impulsivität und Ungeduld gekennzeichnet. Schwächen in Wortschatz und Grammatik bei gutem Sprachverständnis waren erkennbar. Rana wurde in eine Regelschule integriert, mit zusätzlichem Deutsch-Förderunterricht.

Der Beginn einer analytischen Psychotherapie wurde wegen der Weigerung des Vaters, den Selbstbehalt zu bezahlen, verzögert. Schließlich übernahm die Jugendfürsorge den betreffenden Betrag.

Auszug aus einigen Therapiesitzungen: Rana kommt gerne in die Therapiestunden. Die Mutter bringt ihr Kind regelmäßig. Die nun sieben Jahre und fünf Monate alte Rana erzählt, ihr Vater schlage sie mit Wallholz und Gürtel, wenn sie ihr Bett nässe, und sie habe Angst, er würde es wieder tun. Es mache sie traurig, dass der Vater auch ihren kleineren Bruder schlage. Sie sei froh, dass der Vater nicht zuhause wohne.

Diese schwerwiegende Aussage nötigt die Psychotherapeutin zu konkreten Massnahmen. Kommt ein Kind mit Zeichen, dass es geschlagen worden ist, in die Therapiestunde, ist zu erwägen, ob eine Gefährdungsmeldung bei der Vormundschaftsbehörde angezeigt ist. Die Tabuisierung ist bei Schlägen, d. h. bei physischer Misshandlung, viel größer als bei sexueller Misshandlung. Die diesbezügliche Konzilianz von Behörden ist ebenfalls viel größer. Käme es zu einer Gefährdungsmeldung, würde dies für den Vater bedeuten, dass er nicht mehr in die Schweiz kommen dürfte. Die verantwortlichen Personen der Vormundschaftsbehörde müssten in einem solchen Falle die Eltern informieren, dass ihr Dienst, bei erneutem Auftreten von Misshandlungen, schnell und eindeutig reagieren würde.
Schwere, manifeste Übergriffe physischer Art bringen analytische PsychotherapeutInnen in ein Dilemma: Sie sind einerseits verpflichtet, die Vertraulichkeit zu wahren, und andererseits auch genötigt, das Ihre zum Schutz des Kindes beizutragen und somit klar Stellung zu beziehen. Toleranz wird in solchen Situationen rasch zur Komplizenschaft. Es gilt, auf diesbezügliche physische Spuren zu achten. Der geschützte, therapeutische Raum und die Vertrauensbeziehung erlauben es dem Kind, die Misshandlung zu erzählen. Das nachfolgende Handeln der Therapeutin aber unterliegt ihrer Abschätzung, was sie als optimal für das Kindeswohl erachtet.

Auf einer Zeichnung lässt Rana ein Mädchen in Erscheinung treten, das sich hübsch macht, da es einen Buben liebt. Das Mädchen »balanciert«, an einem Tau hängend, zwischen einem Stuhl und einem Trampolin. Nun baut Rana ein »Hindernis« aus harten Klötzen auf und schlägt beim Schwingen ihr Bein daran. Die Therapeutin kümmert sich um die »Schürfung« und schlägt Rana vor, ein Material für das Hindernis zu verwenden, mit welchem sie sich nicht verletzen könne.

Daraufhin möchte Rana das »Stein«-Spiel spielen: Bewegungen werden nach einem bestimmten – auf einer Trommel geschlagenen Rhythmus – ausgeführt. Hört die Trommel auf zu trommeln, so muss die Bewegung gestoppt und die gegenwärtige Position – »wie ein Stein« – beibehalten werden. Rana und die Therapeutin sollen mit dem Trommeln und den Bewegungen abwechseln. Am Ende der Stunde möchte Rana nicht aufhören zu spielen. Sie will noch einen Stern basteln und färbt dazu Papier blau ein. Sie fragt mehrmals, ob es so richtig sei, und wünscht, dass die Therapeutin ihr dies bestätigt.

Rana spricht mittels der Zeichnung von Liebesgefühlen, die wohl auch der Therapeutin gelten und auf ihre positive Übertragung hinweisen. Sie gibt deutlich kund, dass sie die Beziehung für spielerische und damit auch symbolisierende Interaktionen nutzen möchte. Sie inszeniert ein »Geschlagen-Werden«, wiederholt also aktiv und passiv die Situation des Geschlagen-Werdens. Es dürfte sich um eine Identifikation mit dem schlagenden Vater handeln. Diese wird im Spiel so inszeniert, dass sie sowohl zu der wird, die sich Schläge zufügt, als auch zu der, die Schläge erleidet. Rana muss in der Therapie lernen, eigene Sorgfalt für ihren Körper zu übernehmen, was durch eine Identifikation mit dem Gewalt ausübenden Vater erschwert wird.

In der folgenden Stunde schlägt Rana vor, die Therapeutin solle zuerst ein Spiel wählen, danach werde auch sie eines auswählen. Die Therapeutin schlägt ein Katz- und Maus-Spiel vor. Sie fangen sich gegenseitig und werden am Ende dieses Spiels Freunde. Rana tanzt als Katze sehr grazil, und die Therapeutin als Maus fragt sie, wo sie das gelernt habe. Rana unterrichtet in der Folge die Therapeutin im Tanzen. Schließlich folgt ein Spiel mit Pfeilen, die abwechslungsweise geschleudert werden. Dann erzählt Rana, sie sei in der Schule mürrisch gewesen, da eine Kameradin sie geplagt habe. Schließlich habe sie diese geschlagen und sei von der Lehrerin ausgeschimpft worden. Niemand würde sie mögen.

Das Katz- und Maus-Spiel ist an sich ein gefährliches, triebhaft besetztes Spiel, das die Therapeutin aber Rana als ein lustvolles vorschlägt. Es soll so seine potenzielle Gefahr verlieren, indem die Therapeutin Rana zeigt, wie man Wege finden kann, um es zu entschärfen. Auch das Pfeile-Werfen hat einen deutlich aggressiven Charakter. Danach erzählt Rana von der Schule, wo sie zur Täterin wurde. Sie hat sich dort erneut mit der schlagenden Funktion des Vaters identifiziert. Rana ist sowohl das Opfer des Vaters als auch, in Identifikation mit dem Vater, die Täterin (z. B., wenn sie ihre Kameradin schlägt). Sie hat wohl Angst, aus der Schule ausgeschlossen zu werden, analog wie der Vater aus der Schweiz.

Der Ärztin teilte Rana mit, der Vater schlage sie immer noch. Auch der Therapeutin berichtete sie, der Vater habe ihr eine Ohrfeige gegeben. Seitdem sie aber trocken geworden sei, sei sie nicht mehr geschlagen worden. Die Eltern wurden von der verantwortlichen Person der Vormundschaftsbehörde informiert, dass weitere Misshandlungen durch den Vater negative Konsequenzen hätten.

Die körperliche Misshandlung eines Kindes ist ähnlich zu werten wie eine emotionale oder sexuelle Misshandlung, nämlich als ein machtvoller Übergriff, der die Autonomie des Kindes nicht respektiert. Ein Kind, das regelmäßig geschlagen wird, erfährt eine schwere Beeinträchtigung seines Narzissmus. Warum erzählt Rana Wichtiges außerhalb der therapeutischen Beziehung und weshalb gibt sie zwei verschiedene Botschaften?

Nach Angaben der Therapeutin habe Rana Angst, im Spital bleiben zu müssen oder von der Mutter getrennt zu werden. Seit Langem schon übernachte sie drei- bis viermal pro Woche bei der Tagesheimleiterin. Sie würde zu den Tagesheim-Frauen flüchten, falls der Vater sie schlagen würde, sie habe ihre Kleider bereits bereitgestellt. Was sie der Ärztin gesagt habe, sei schon richtig, aber es sei in der Vergangenheit passiert. Rana habe Angst, die Therapeutin würde nun ihre Mutter oder ihren Vater über ihre Aussagen informieren.

Da die Therapeutin für die Gewährleistung des Schutzes der Patientin mitverantwortlich ist, kann sie der Patientin nicht versprechen, diese Aussagen schweigend für sich zu behalten. Zur Klärung der Situation scheint eine Hospitalisierung von Rana indiziert zu sein.

In einer weiteren Stunde schlägt Rana vor, »Frauen-Ballett« zu spielen, d. h. sie und die Therapeutin sollten Kunststücke ausführen. Beide steigen auf eine Leiter und Rana sagt: »Ich halte Sie.« Die Therapeutin antwortet: »Ich halte Dich und Du hältst mich.« Die Therapeutin soll sich an einem Metallstück verletzen. Rana, auf der Leiter, erklärt, sie würde aufpassen, sich nicht zu verletzen.

Nach Abbruch des Spieles beendet Rana eine angefangene Zeichnung (eine Prinzessin mit einer sechszackigen Krone). Darauf malt sie auf die Wandtafel Sterne, Mond und zwei Häuser, die sie mit einer Brücke verbindet.

Ranas Fürsorge wird deutlich: Die Therapeutin soll nicht in eine Position geraten, in der sie nichts mehr für Rana tun könnte – und umgekehrt. Es geht also um ein sorgfältiges Sich-Kümmern um das Gegenüber und um körperlichen Schutz. Die Therapeutin wird zur Verletzten und Rana zur ermahnenden Helferin. Das Problem der körperlichen Versehrtheit bzw. Unversehrtheit schreibt sich in die Beziehung ein. Prinzessinnen werden üblicherweise nicht geschlagen. Rana scheint eine Ahnung davon zu haben, welche Schwierigkeiten es geben könnte, wenn sie den Vater denunzieren würde. Der Weltraum bietet keine Lösung. Die mit einer Brücke verbundenen Häuser könnten einem Fluchtweg entsprechen, den Rana sich ausphantasiert, für den Fall, dass der Vater sie erneut schlagen würde.

Rana hat sich bei einem Sturz auf der Treppe bei der Tagesheimbetreuerin verletzt und dürfe nun nicht mehr allein diese Treppe hinuntergehen. Später erklärt sie, sie habe sich auch wieder selbst geschlagen.

Auf der Symbolebene gibt Rana die Botschaft, sie sei ungeschützt, ein fallengelassenes Kind, und drückt ihren Wunsch aus, gehalten zu werden. Die Themen von »Ungeschütztheit« und »Selbstfürsorge« tauchen in der Therapie auf. Geschlagene Kinder reproduzieren das Geschlagen-Werden, indem sie sich an Gegenständen Schmerzen zufügen.

Nach einem zweiwöchigen Unterbruch rennt Rana allein die Treppen ins Therapiezimmer hinauf. Als die Therapeutin oben im Zimmer ankommt, hat sie eine Matte bereitgelegt, eine Schatzkiste daraufgesetzt, sich versteckt und will gesucht werden. Rana putzt die Tafel und kommentiert, in den Ferien sei nicht geputzt worden. Sie zeigt das schmutzige Wasser und trocknet die Tafel.

Darauf spielt sie »Piratenbub und Piratenmädchen«. Rana ist der Bub, der den Schatz und die Schaukel besitzt. Das Piratenmädchen – die Therapeutin – wolle die Schatzkiste ebenfalls besitzen und solle den Piratenbub fangen. Gelinge ihr das, so fände ein Rollenwechsel statt. Als Piratenmädchen wird Rana wütend, holt den Babywagen, fährt damit aggressiv auf die Matte und sagt, sie hätte viele Kinder. Es findet ein Rollenwechsel statt. Als Piratenbub wirft Rana eine »Bombe« auf die Therapeutin, die sich Verbrennungen zuzieht. Die »Feuerwehr« und die »Polizei« werden gerufen. Rana behauptet, die Polizei habe Angst vor dem Piratenbub. Die Therapeutin soll die Polizei spielen und sagen, sie habe keine Angst vor dem Piratenbub. Es folgt ein Ball-Spiel, wobei der Ball eine Bombe ist. Am Ende des Spiels ist die Polizei stärker als der Piratenbub.

Nach dem Spiel erklärt Rana, ihre Brüste seien gewachsen, wie ihre Mutter sage. Ob sie gerne eine junge Frau werden möchte?, fragt die Therapeutin. Rana zögert, meint erst ja, beschwichtigt dann aber, zuerst möchte sie gerne ein kleines Mädchen sein. Sie fragt, warum sie nicht mehr im Tagesheim schlafen dürfe, sie möchte sowohl bei der Mutter als auch bei der Tagesmutter schlafen.

Nach dem Unterbruch geht Rana voran, sie möchte offenbar keine Zeit verlieren, beginnt sofort und will gesucht werden. In der Rolle als »Putzerin« vermag sie – indirekt verpackt – einen Vorwurf (über die Trennung) an die Therapeutin zu richten, diese habe nämlich während ihrer Abwesenheit nicht sauber geputzt. Wenn Rana nicht hinschaue, sei es schmutzig. Die Stunde wird im analen Modus eröffnet. Alles soll weggeputzt werden, gleichsam »Schwamm über alle Gefühle«, die sich während der Trennung zeigten. Rana versucht, die Beziehung aktiv zu gestalten und zeigt eine gewisse Originalität.
Bei der Piratengeschichte handelt es sich um das Thema der sexuellen Identität, nämlich was ein Bub und was ein Mädchen ist; Knaben haben einen Schatz; Weiblichkeit heißt, das rauben, was Knaben haben, Weiblichkeit ist defiziente Männlichkeit. Zum Rollenwechsel: Rana als Mädchen verfügt über ganz viele Babys. Babys sind Elemente des Schatzes; Kinder als Ersatz des phallischen Attributes. Rana regrediert auf ein anales Niveau, die infantilen sexuellen Phantasmen werden mit Aggressivem (Bombe) aufgeladen. Aggressivität zwischen den Geschlechtern macht Angst. Die Einführung der Polizei wirkt wie der Ansatz eines Über-Ichs. Die Therapeutin installiert eine Polizei, die nicht Angst hat. Die Bombe wird zum Ball, und es folgt ein Spiel, bei dem sich auch Rivalität zeigt und Rana eine junge Frau – wie die Therapeutin – sein möchte. Sobald die Therapeutin dies jedoch anspricht, möchte sie ein kleines Mädchen sein; es handelt sich um eine gesunde Ambivalenz. Sie möchte zwei Mamas haben, ihre und die Therapeutin. Es scheint, dass Rana sich fragt, an wem sie sich orientieren kann, um eine eigene Weiblichkeit zu entwickeln.

In der Folge erwähnt Rana erneut, der Vater habe sie geschlagen. Die Therapeutin stellt Hämatome am Schienbein und Ellenbogen fest. Der Vater habe sie auch mit einem Wallholz auf den Kopf geschlagen, als eine Spinne von der Decke gefallen sei und Rana geschrien habe. Rana will nicht, dass die Therapeutin dies jemandem erzählt. Sie sei bei einer Ärztin gewesen, und eine Frau habe mit dem Vater gesprochen.

Eine Helferkonferenz mit der Pädiaterin und der verantwortlichen Person des Kindes- und Jugenddienstes ist indiziert.

In dieser Stunde spricht Rana nur wenig, spielt aber mit einem Pingpong-Ball, zu dem sie mehrmals sagt: »Wenn Du nicht gehorchst, schlage ich Dich.« Am Schluss zeichnet sie einen Fisch im Wasser, der von Felsen umgeben ist. Während des Zeichnens soll die Therapeutin nicht zuschauen. Rana schenkt ihr die Zeichnung, fragt nach dem Mädchen, das nach ihr komme, und schimpft über einen Knaben, der die Therapeutin auch besucht. Sie sagt, ihr Bauch sei dick, derjenige der Therapeutin sei viel dünner. Sie möchte die Bäuche vergleichen.

> In der vorherigen Stunde zeigte sich ein Übergang von Sexualität zu Aggressivität: Ein Bemächtigungsimpuls, dessen Inhalt Schatz und Kinder sind, wird zur Bombe, Verbrennung und Angst. In dieser Stunde tritt anfänglich nur der aggressive Teil in Erscheinung und der sexuelle Teil kommt erst im Bauchvergleich zum Ausdruck. Die Aggressivität bekommt einen spielerischen Charakter. Rana kann sagen: »Wenn Du nicht folgsam bist, wirst Du geschlagen.« Darauf folgt die Rivalitätsgeschichte mit dem Knaben um die Therapeutin und eine direkte Rivalität im Körpervergleich. Identifikation und Rivalisieren mit der Therapeutin bleiben für Rana wichtig.

Gespräche und Telefonate mit den Verantwortlichen der Vormundschaftsbehörde (fünf Termine wurden abgesagt!) und mit den Eltern von Rana unter Beisein einer Dolmetscherin (zwei Termine abgesagt) führten zum Antrag auf Entzug der elterlichen »Sorge«.

> Wenn immer möglich, sollte bei einer Fremdplatzierung eine Therapie weitergeführt werden, wofür die Therapeutin mit der Jugendschutzkammer Kontakt aufnehmen könnte – sofern die Mutter dies wünscht –, damit diese weiß, dass das Mädchen eine Psychotherapie besucht.

In der folgenden Therapiestunde findet wieder ein Piratenspiel statt. Die Therapeutin und Rana schlafen je in einem Haus. Die Therapeutin soll das Mädchen spielen, die Patientin den Freund des Piratenknaben und zugleich die Putzfrau. Die Therapeutin muss die Putzfrau bezahlen. Rana als Piratenbub lädt die Therapeutin aufs Schiff ein und schenkt ihr Perlen; sie liest ihr dort Geschichten vor, beginnt das Buch aber von hinten. Ein Haifisch kann kaum mehr sprechen und mahnt: »Vergiss mich nicht«, dann stirbt er. Ein Tier meint, es sei traurig, dass der Haifisch gestorben sei, und stirbt auch; die Geschichte geht in dieser Art weiter durch das ganze Bilderbuch. Darauf sollten die Therapeutin und Patientin gemeinsam auf der Wandtafel zeichnen; die Zeichnung wird aber von der Putzfrau ausgewischt, und die Therapeutin muss die Putzfrau erneut bezahlen. Die Putzfrau räumt für den Piratenbub auf. Dieser stiehlt Tiere und will diese töten, während das Piratenmädchen den Schatz stehlen soll.

Was bedeutet die Putzfrau? Sie macht Ordnung, aber sie muss bezahlt werden. Dazwischen tauchen Elemente eines wiederholten Sterbens auf, die möglicherweise Ranas subjektives Erleben von Trennungen ausdrücken. Vielleicht symbolisiert die Putzfrau den Teil der Patientin, der versucht, das Durcheinander wegzuschaffen und deswegen in Therapie kommt, nämlich um ihr inneres Durcheinander in Ordnung zu bringen, eine Anstrengung, für die die Patientin Anerkennung möchte. Vielleicht fragt sich die Patientin, was alles möglich wäre, wenn sie ein Knabe wäre. Was könnte sie sich alles erlauben! Was möchte sie dem Piratenbub wegnehmen? Rana scheint sich Gedanken zu machen, was die Unterschiede zwischen Mädchen und Knaben sind.

Eine schulpsychologische Abklärung der nun fast achtjährigen Rana habe als Ergebnis eine Heimplatzierung mit interner oder externer Schulungsmöglichkeit empfohlen, worauf Rana vom Tagesheim in ein Heim platziert wurde.

Die nun achteinhalbjährige Rana will im Wartezimmer gesucht und gefunden werden. Im Therapiezimmer bemerkt sie, es wäre schön, wenn es schon Januar wäre, dann hätte es bereits Schnee. Die Therapeutin solle ein Spiel wählen, Rana akzeptiert den Vorschlag eines Piratenspiels und sagt, die Piratenfrauen würden sich streiten. Es findet aber kein Streit statt. Beide Frauen sind 13-jährig und haben je einen Ort im Zimmer für sich. Rana besitzt Plüschtiere und Musikinstrumente und lädt die Therapeutin ein. Sie will das Lied *Alle meine Entlein* spielen und zeigt dabei viel Ausdauer. Dann schaukelt sie mit dem Teddybär und fügt beiläufig an, dies werde von der Mutter des Piratenmädchens verboten, da dem Teddybär etwas passieren könnte. Die Therapeutin geht nach Hause, und es ist Morgen, der Hahn kräht. Rana aber bleibt liegen und will nicht fortgehen. Sie hält den Teddybären fest.

In der nächsten Stunde kommt Rana eine Viertelstunde zu spät und will wieder gesucht werden. Sie legt sich vor der Zimmertüre auf ihrer Jacke auf den Boden, schiebt sich so ins Zimmer und sagt, sie sei so müde. Sie bleibt im Zimmer auf der Jacke in Fötusstellung liegen und wirft der Therapeutin einen Ball zu. Sie möchte Tennis spielen, und es findet ein Wettbewerb statt, wer den Ball am häufigsten in der Luft schlagen kann, ohne dass er auf den Boden fällt. Einmal gewinnt die Therapeutin, einmal Rana. Am Ende der Stunde gibt Rana der Therapeutin – die ihre Eltern sehen wird – ein Geschenk für ihre Mutter mit.

Im Wartezimmer in der folgenden Stunde fragt Rana, ob die Therapeutin wisse, dass sie im Heim sei. Sie teile ein Zimmer mit »Leila«. Aber es gefalle ihr dort nicht, sie wäre lieber zu Hause. Sie bringt Utensilien mit, unter anderem eine Scheibe und einen Pfeil, den sie auf dem Jahrmarkt gewonnen hat. Sie möchte von einem Posten zum anderen gehen, wo man werfen, mit einer Plastikpistole schießen oder kegeln kann. Rana legt sich aber bald auf die Matte und mag nach zwei Posten nicht mehr weiterspielen. Die Therapeutin schlägt ihr vor, gemeinsam den letzten Posten zusammen zu spielen. Rana will wiederum bleiben und sagt, sie könne nicht mehr gehen.

Das Stundenende ist – gemessen am Wunsch nach Kontinuität – ein aggressiver Akt, der im Setting eingebunden ist. Rana schafft eine Situation, in welcher der Therapeutin die Position einer ausstoßenden Mutter zugeordnet wird. Ihr vorbewusstes Phantasma scheint zu lauten: Meine Eltern haben mich ausgestoßen. Rana fühlt sich emotional ausgestoßen, und sie wünscht sich eine Ersatzmutter. Die Therapeutin erhält die Position einer die Patientin vor die Türe setzenden und sich nicht um sie kümmernden Person und soll so die damit verbundenen Gefühle von Schmerz, Wut und Trauer von Rana spüren.
In der ersten Stunde wird von einer Streitsituation ohne Streit gesprochen. In der zweiten kommt es zum Wettbewerb, der keiner ist, da abwechslungsweise gewonnen wird. In der dritten Stunde soll Aggression jahrmarktmäßig verkleidet werden, was Rana aber nicht durchhält. Vor allem in der ersten und dritten Stunde wird der Wunsch, bei der Therapeutin bleiben zu können, sehr heftig. In der zweiten soll die Mutter eine Art Trostgeschenk erhalten.

Auf Antrag der Lehrerin, ohne Einbezug der Therapeutin, erfolgte eine Umplatzierung von Rana in eine andere Schule; Rana wäre lieber in der vorherigen Klasse geblieben, sie will nicht mehr in die Schule gehen. Während der gesamten Therapiestunde blieb Rana weinerlich auf einer Matte liegen.

Ein Informationsaustausch im Helfersystem erscheint als unabdingbar, um die Therapie mit Rana fortführen zu können. Es wäre wünschenswert, wenn die Therapeutin einen Brief an alle helfenden Beteiligten schriebe, mit der Bitte, an einer koordinativen Helferkonferenz teilzunehmen. Obwohl die Therapie Priorität für Rana besitzt, ist sie in einem einesteils nicht informierenden, andernteils agierenden Umfeld nur schwierig durchführbar. Es ist für die Therapeutin schwer auszuhalten, dass sie Rana vor diesem Unvorhergesehenen nicht schützen kann. Sie fühlt sich, gleich wie Rana, in dieser Situation völlig ausgeliefert und hilflos.

### *Kommentar*

Übergriffe körperlicher Art im familialen Rahmen sind für ein Kind besonders schwer zu verarbeiten. Die geliebten primären Betreuungspersonen fügen dem Kind Schmerz zu, statt ihm mit Liebesgefühlen zu begegnen. Hass und Auflehnung vertreiben beim Kind die Affekte von Liebe und Zuneigung. Oft verbleiben nur Flucht oder Unterwerfung und schließlich die Identifikation mit dem Aggressor.

In dieser Lebensgeschichte begegnen wir seelischem Schmerz bei körperlicher Misshandlung und schließlich einer Fremdplatzierung. Zudem besteht eine Migrationssituation. Menschen mit völlig anderen Erziehungsvorstellungen müssen sich den bei uns gültigen Normen anpassen und verfügen oft nicht über entsprechende Verhaltens- und Beziehungsmodelle.

Es ist deutlich, welche Herausforderungen die individuelle psychoanalytische Psychotherapie eines durch einen Elternteil misshandelten Kindes aus einer Migrantenfamilie darstellt. Die therapeutische Beziehung verlangt spezifischen Respekt und hohen Takt, um dem Kind zu ermöglichen, sich – trotz seiner Loyalitätsbeziehung zu seinen Eltern – zu öffnen. Bei allem sorgfältigen Vorgehen ist die therapeutische Person angehalten, Zeichen einer stattgefundenen Misshandlung wahrzunehmen und gegebenenfalls entsprechende Maßnahmen von den verantwortlichen Behörden zu verlangen.

In den Übertragungsbewegungen des therapeutischen Prozesses übermittelt das Kind der Therapeutin, emotional direkt spürbar, einesteils intensive Gefühle von Schmerz über sein Fallengelassen- und Ausgeliefert-worden-Sein, seine Hilflosigkeit, Wut und Trauer, in der Hoffnung und Erwartung, die Therapeutin möge ihm helfen, mit diesen Emotionen umzugehen. Andernteils manifestiert es, in Identifikation mit dem Aggressor, sowohl sich selbst als auch der Therapeutin gegenüber, aggressive Impulse, die von beiden Beteiligten »gehalten« und verstanden werden müssen.

Durch die in der äußeren Realität erfolgenden Misshandlungen werden die Möglichkeiten psychotherapeutischer Arbeit an intrapsychischen Konflikten deutlich begrenzt. Verhandlungen mit Behörden, die in solchen Situationen selbst auch oft überfordert sind, stellen für die Therapeutin und den therapeutischen Prozess eine zusätzliche Belastung dar.

Überdies vermag die Migrationssituation die elterliche Verfügbarkeit sowie ihre Kompetenzen und Funktionen ernsthaft zu beeinträchtigen. Die mit der Trennung von den Herkunftsfamilien verbundenen Verluste (wie z. B. die kulturellen, ethnischen und sprachlichen Werte oder die transgenerationalen Vermächtnisse), können den Filiationsprozess, d. h. die durch Identifizierungsbewegungen zustande gekommene Zugehörigkeit, erschweren.

Es handelt sich bei Rana um ein hochgradig gefährdetes Kind, das seit seiner Geburt eine intensive und chronisch-stressvolle Belastung seiner Familie erlebt hat. Seine Geburt führte zur Heirat der Immigranten-Eltern, die Aufenthaltsbewilligungen in verschiedenen Ländern erhielten. Einjährig erlebte Rana den Umzug der Familie. Zu den mutmaßlichen Faktoren, die an der Misshandlung der Tochter durch den Vater beteiligt sind, gehören seine Arbeitslosigkeit, die eine materielle

Deprivation darstellt und mit Inkompetenz- und Insuffizienzgefühlen verbunden ist, sowie die Migrationssituation, die zur familialen Isolation führte.

Die Frage stellt sich, inwiefern es sich bei der Gewaltausübung um eine intergenerationale Weitergabe handelt: Haben die Eltern in ihrer Kindheit selbst Gewalt erfahren und gehört Gewalt also zu den »normalen« erzieherischen Maßnahmen in ihrem Herkunftsland? Zum Aufrechterhalten der kulturellen, religiösen und sprachlichen Werte würden in diesem Sinne auch die in der Herkunftsfamilie erlebten Erziehungswerte gehören. Ein Kind ist in einer solchen familialen Konstellation mit kulturellen, religiösen und sprachlichen Loyalitätskonflikten konfrontiert und erlebt widersprüchliche Anforderungen.

Rana erlitt kumulative Traumata, die in ihrem unruhigen und impulsiven Verhalten zum Ausdruck kamen und vom Vater mit aggressiv-manifester Gewalt beantwortet wurden. Er lehnte nicht nur die seines Erachtens unnötige psychoanalytische Therapie für seine Tochter ab, sondern auch alle Bemühungen der Therapeutin und der Behörden, mit ihm auf der Ebene eines Dialogs Lösungsmöglichkeiten bezüglich seiner Erziehungshaltung gegenüber seiner Tochter zu erarbeiten und die Beziehung zu seiner Tochter neu zu gestalten. Vom Vater wurden Hilfeangebote offenbar als unverständliche und beschämende Einmischung und seine Autorität in Frage stellende Verletzungen erlebt.

Rana schien die psychoanalytische Therapie für ihre Entwicklung nutzen zu können. Die Tatsache, dass sowohl die Therapeutin als auch andere involvierte Personen (Betreuer des Tagesheims, Behörden) gegenüber ihrem Vater Gefühle von Hilflosigkeit und Vergeblichkeit erleben mussten, mag sie im Hinblick auf ihre »korrekte« Wahrnehmung der familialen Situation und ihrer Einschätzung des väterlichen Verhaltens bestätigt haben. Fremdplatzierung und Schulwechsel, Maßnahmen, die sie von ihrer Mutter trennten, ihrem Bruder aber erlaubten, weiterhin in der Familie zu verbleiben, reaktivierten ihre heftigen Schmerz-, Wut- und Trauergefühle.

## 5.6 Schmerz bei traumatischem Objektverlust (ermordeter Vater): Ruben und Lea

Ein Geschwisterpaar erleidet den Verlust des Vaters durch Ermordung. Der Schmerz infolge der psychischen Traumatisierung und des nachfolgenden Trauerprozesses werden dargelegt. Bei der Ermordung ihres Vaters waren Ruben 7⅔ Jahre und Lea 5½ Jahre alt; Angaben zur persönlichen Anamnese der Kinder fehlen.

»Man weiss, dass die akute Trauer nach einem solchen Verlust ablaufen wird, aber man wird ungetröstet bleiben, nie einen Ersatz finden. Alles, was an die Stelle rückt, und wenn es sie auch ganz ausfüllen sollte, bleibt doch etwas anderes. Und eigentlich ist es recht so. Es ist die einzige Art, die Liebe fortzusetzen, die man ja nicht aufgeben will« (Freud, 1929).

Eine erste kinderpsychiatrische Abklärung wurde von der Mutter nach der Ermordung des Vaters wegen des unruhigen, aggressiven Verhaltens und der nächtlichen Ängste von Ruben verlangt. Wie sich im Gespräch mit der Mutter zeigte, waren beide Kinder darüber orientiert, dass ihr Vater vor ihrer Wohnungstür vor drei Wochen erschossen worden war. Sie waren aufgrund der Schüsse erwacht und hatten ihren Vater, am Boden liegend, vorgefunden. Ruben habe laut geschrien, Lea geheult. Da die Mutter wegen ihrer beruflichen Tätigkeit abwesend gewesen war, wurden die Kinder von Nachbarn betreut. Ruben meinte, er hätte den Vater, wenn er ihm die Kugeln hätte herausnehmen können, vielleicht zu retten vermocht; auch Lea wollte den Vater »wieder lebendig machen«. Die Mutter erklärte den Kindern, dies sei nicht möglich, der Vater wäre vielleicht gelähmt oder würde einen Rollstuhl brauchen und nicht mehr Handball spielen können. Lea hielt fest, es seien zwei Schüsse gewesen. Ruben fragte sich, woher der Mann wohl die Waffe gehabt hätte. Der Täter habe lange an der Wohnungstür geläutet: »Papi musste öffnen.« Am Vortag habe, in Anwesenheit der Kinder, ein Streit zwischen dem Vater und dem der Familie bekannten Täter stattgefunden.

Die Mutter berichtete, beide Kinder seien sehr aggressiv miteinander und Ruben, der eine sehr enge Beziehung zu seinem Vater hatte, könne nicht mehr schlafen. Ruben betonte, er höre nachts den Lärm von Flugzeugen, die auf der Höhe ihrer Wohnung vorüberfliegen würden: »Es sind böse Flugzeuge, die auf mich, meine Schwester und meine Mutter schießen werden.« Er sprach auch von einer Angst vor dem Lärm des Nachbarn, der über ihnen wohne. Die Decke könnte einstürzen und sie alle begraben.

Beide Kinder sprachen mit erstaunlicher Offenheit über das Ereignis und konnten weitere Fragen stellen, welche die Mutter beantwortete. Dennoch erschien sie verunsichert und verängstigt. Ruben begann mit einem Hasen ein Gespräch, nahm dann ein Papagei-Stofftier zu sich, und Lea holte sich einen großen Affen. Beide Kinder klagten über Hunger und wurden während des Gesprächs zunehmend agitierter. Lea wechselte von Schoß zu Schoß: von der Mutter zur Psychologin, dann zur Kinderpsychiaterin. Von der Mutter aufgefordert, versuchten sie zuerst zu zeichnen, dann wollten sie in das Wartezimmer spielen gehen.

Nunmehr allein, betonte die Mutter, auch sie könne noch nicht an den Tod ihres Mannes glauben. Bis jetzt sei sie vollauf beschäftigt gewesen. Sie möchte, dass Ruben sich hier ausdrücken könne, denn er sei, wie sie selbst, ein eher verschlossener Mensch. Sie werde von ihrer eigenen Familie wie auch von der ihres getöteten

Mannes sehr unterstützt. Ihrer Aufgabe als übrigbleibender Elternteil schien sie gewachsen zu sein. Sie erlaubte es ihren Kindern, über die Ermordung des Vaters zu sprechen und versuchte mit aller Anstrengung, einen normalen Alltagsablauf aufrecht zu erhalten. Offenbar meisterte sie die Krisensituation im Moment recht gut.

Sieben Monate nach der Erstkonsultation fand eine Abklärung von Lea statt, die nach Angaben der Mutter unter Angstzuständen litt, nicht mehr allein sein konnte, Schlaf- und Essstörungen aufweise und Mühe habe zu schlucken. In den nachfolgenden Gesprächen gab Lea ihrer Trauer über den Tod ihres Vaters und ihrer Sehnsucht nach ihm Ausdruck. Sie äußerte den Wunsch, er möchte wiederkommen, war sich aber gewiss, dass dies nicht möglich sei. Sie sprach auch von Ängsten, ihre Mutter zu verlieren, durch eine Krebs- oder AIDS-Erkrankung, die durch starkes Rauchen entstehe. Außerdem berichtete sie von einer Angst, gekidnappt zu werden.

Ruben begann eine individuelle Psychotherapie im Alter von acht Jahren. Zu Beginn der Therapie zeigte sich Ruben hyperaktiv, oft traurig, verunsichert und sehr verletzbar. Er verfügte über eine große Begabung, seine Innenwelt im Spiel symbolisch darzustellen, hatte aber Mühe, darüber zu sprechen.

Während vieler Stunden inszenierte er das von ihm erlebte Trauma: Mit Figuren aus dem Szeno-Test stellte er Szenen dar, bei welchen aus einer Bagatelle ein gefährlicher bis tödlichen Streit entstand. Es waren keine schützenden Erwachsenen vorhanden. Ruben übernahm die Rolle des Aggressors und wirkte ängstlich angetrieben. Repetitiv richtete er ein Haus immer wieder neu und anders ein. Zu Beginn der Therapiestunde legte er zuerst ein Mädchen und ein Baby, dann Zwillingsfiguren (von Ruben »Karatebuben« genannt) und schließlich auch alle anderen Szeno-Figuren ins Bett. Die Zwillinge stritten zuerst um den Fernseher, dann stritt der eine Karatebub mit einem dritten Knaben um ein Mädchen. Eigentlich wusste der Karatebub nicht, warum es wieder zum Streit gekommen war. Aus Details entstand ein schwerer Streit – wie beim Tode von Rubens Vater, für dessen Tod er sich schuldig fühlte. Dann stritten Mann und Frau miteinander und wurden von den Kindern zum Fenster hinausgeworfen. Die Zwillinge waren müde und wollten ins Bett gehen.

Es handelt sich um die Situation eines traumatisierten Kindes, das den Verlust einer emotional wichtigen Person erlebt hat, und nicht um einen intrapsychischen Konflikt. Kinder werden bei einem traumatischen Erlebnis von einer überwältigenden Hilflosigkeit überflutet. Die Möglichkeiten des menschlichen Organismus, darauf zu reagieren, sind nicht sehr groß: Ein Bewegungssturm, Schreien, Ohnmachtsgefühle oder ein Rückzug können Antworten auf die überwältigende Hilflosigkeit sein. Die wahrgenommene Realität von außen überfordert das Verarbeitungssystem der Innenwelt.

Die erste Hilfe besteht wohl darin, dass ein Kind seine Erfahrungen mitteilen kann, da das Erlebnis mit größter Einsamkeit verbunden gewesen ist. Das Kind kann so sein Erleben in eine Zweisamkeit einschreiben. Die Therapeutin funktioniert als Zeugin, Echo und affektive Resonanz, wenn das Erlebnis in der Übertragung auftaucht und das Trauma zu einem Beziehungsanteil wird.

In der therapeutischen Beziehung wird, auf Grund der Asymmetrie der Aufgaben, eine Art Gefälle geschaffen, welches das Entstehen der Übertragung erleichtert. Mit Hilfe des Settings wird es möglich, die Übertragung zu verstehen und dieses Verständnis, in modifizierter Form, wieder in den analytischen Prozess einzuspeisen.

Normalerweise entspricht dem Zu-Bett-Gehen ein Übergang zu Schlaf und Traum. In der Situation von Ruben und Lea wurden beide Kinder in traumatisierender Weise durch die Schüsse des Vatersmörders aus dem Schlaf geweckt. Die Kinder stürzten aus einem Befindlichkeitszustand in einen anderen. Für sie wirkt der Wachzustand traumatisierend. Rubens Spiel, in welchem er alle Figuren zu Bett bringt, kann als Inszenierung des prätraumatischen Zustandes verstanden werden. Aus dem kleinen Streit zwischen den Zwillingen entsteht ein großer. Durch das zuschauende und teils nachfragende Interesse der Therapeutin am dargestellten Spiel beginnt Ruben zu sprechen, und das traumatisierende Erlebnis fängt an, sich in der analytischen Beziehung abzubilden.

Ein Kind, das solchen Gefühlen von schwerer, akuter Angst, Hilflosigkeit und völligem Ausgeliefert-Sein ausgesetzt gewesen ist, hat eine ungeheure Schmerzerfahrung durchgemacht. Es vermag sich sein Gleichgewicht und das weitere psychische Funktionieren nur dadurch aufrecht zu erhalten, dass es die affektive Überwältigung verleugnet und dann akut verdrängt. Ein therapeutischer Prozess unterstützt, durch das Zulassen von Gefühlen, eine gegenteilige Bewegung. Das Kind ist deshalb darauf angewiesen, bei jedem Schritt die Therapeutin zu prüfen, ob sie ihm bei dieser heiklen Passage behilflich sein kann.

Würde die Therapeutin zu stark in das Spiel einbezogen, d.h. würde sie ganz zu einer Übertragungsfigur, so würde Ruben sie als analytische Person verlieren, das Trauma würde sich in der therapeutischen Beziehung nur replizieren. Deshalb zeigt Ruben Vorsicht, ein solches »reenactment« zuzulassen. Spricht die Therapeutin hingegen deutend vom Trauma, so kommt der emotionale Fluss in der Übertragung zwar stärker in Gang, aber sie wird als analytische Therapeutin wiedererkennbar.

Das »technische« Problem für beide Protagonisten besteht darin, die traumatisierende Erfahrung in Portionierungen so in der Beziehung sich reaktivieren zu lassen, dass die Fähigkeit von Ruben zur Bearbeitung der entsprechenden Affekte nicht überfordert wird. Denn es besteht berechtigterweise Angst davor, dass das traumatisierende Erlebnis in seiner gesamten ursprünglichen Wucht in die analytisch-psychotherapeutische Beziehung einbrechen könnte. Ruben fürchtet die Gefühlsüberflutung, wenn er alles ungesteuert laufen liesse. Das beinahe zwanghafte Wiederholen der traumatisierenden Erfahrung dient dem allmählichen und atraumatischen Aufbau von Kontrolle und Steuerung der enormen Affektquantitäten, die sich bei der Wahrnehmung des Schrecklichen manifestieren. Bei diesen Bewegungen droht allerdings stets die Wiederholung einer Überforderung des Ichs, wenn nicht genügend Sorgfalt von beiden Protagonisten zur Anwendung gelangt. In kleinen Schritten muss sich Ruben die entsprechende Sicherheit erwerben und auf diese Weise zunehmende Gewissheit erlangen, die traumatisierende Situation so im Spiel und Gespräch auftauchen lassen zu können, dass er und die Therapeutin »arbeiten« können. Wenn ein Kind ein solches Vorgehen in der Therapie »gelernt« hat, so wird es diese Fähigkeit auch im ganzen weiteren Leben, wenn sich belastende Erinnerungen zeigen, nutzen können.

Lea begann eine individuelle Psychotherapie im Alter von sechs Jahren und vier Monaten. Zu Beginn zeigte sie sich sehr dysphorisch und hochgradig verletzbar. Sie suchte physischen Kontakt, wollte bereits im Treppenhaus getragen werden und dann auf dem Schoß sitzen. Sie hatte Mühe, zusammenhängende Geschichten zu spielen, zeigte oft eine Hyperaktivität. Zu Beginn hatte sie Angst, ihre Mutter nach der Stunde nicht wiederzufinden. Sie geriet sehr rasch in einen Regressionszustand, in dem sie wünschte, wie ein ganz kleines Mädchen getragen, geschaukelt und singend in den Schlaf gewogen zu werden. In Versteckspielen wollte sie immer wieder gefunden werden.

In Puppenspielen übernahm sie die Rolle einer jungen Mutter und Hausfrau, die sich auf mechanische Art und Weise um einen Säugling kümmerte, d. h. ohne emotionales Engagement. Waisenkinder – oft handelte es sich um ein Mädchen und einen Buben –, deren Eltern gestorben waren, sorgten selbst für sich. Lea inszenierte auch einen älteren Bruder, der sie beschützte, trug und umsorgte wie ein Vater. In der Rolle des verletzten, kranken, verunfallten Mädchens wurden Leas Kastrationsängste deutlich. Sie phantasierte, ihr Vater sei an AIDS gestorben, und äußerte den Wunsch, er möge zurückkommen. Allerdings sprach sie auch von Angst, er könnte als böser Geist zurückkehren. Der im Spiel inszenierte Schlaf, in den sich das Mädchen flüchtete, schien eine Abwehr von Schmerz, Trauer- und Angstzuständen darzustellen. Lea erzählte Träume von Geistern und Monstern. Phantasmen von Schuld am und Verantwortung für den Tod des Vaters wurden erkennbar.

In der Rolle des Vaters, der ein dreijähriges Mädchen auf dem Rücken trug, musste die Therapeutin sich beeilen, deren dreizehnjährige Schwester (wie Lea sagte: »Dein Spiegelbild«) vor dem Tod zu retten. Antizipierte Lea ihre Pubertät als gefährliches Ereignis? Lea wünschte, auch am Samstag und Sonntag in die Therapie zu kommen, und die Trennung bei Ferien fiel ihr sehr schwer.

> Lea, jünger als ihr Bruder, zeigt etwas andere Mechanismen der Schmerzverarbeitung als Ruben: Sie regrediert, flüchtet vor Schuld und Angst (Hyperaktivität, Schlaf) und spaltet auf (Doppelgänger, Geister). Auch sie fühlt sich völlig alleingelassen (Waisenkind). Sie wird im Verlaufe der analytischen Psychotherapie ihr Vermögen, erneut progredieren zu können, wieder erwerben müssen. Auch bei ihr wird es unumgänglich werden, Fluchtbewegungen und das Auftauchen von massiven Ängsten als Hinweissignale zu erkennen und in der Beziehung zur Therapeutin in kleinen Schritten in der Form zuzulassen, dass der auftauchende Schmerz für ihr gegenwärtiges Ich in einem erträglichen Ausmaß bleibt und nicht überschwemmend wirkt.

Während der individuellen Psychotherapien fanden begleitende Gespräche mit der Mutter sowie vereinzelt gemeinsame Familiengespräche statt. In der Folge wurde auf Wunsch der beiden Kinder (Ruben nun acht Jahre und neun Monate und Lea sechs Jahre und sieben Monate alt) eine gemeinsame Psychotherapie in Form eines psychoanalytisch-orientierten Psychodramas mit den beiden Therapeutinnen während siebzehn Monaten durchgeführt.

Der Wunsch beinhaltete vermutlich das Bedürfnis der Kinder, das gemeinsam erlebte Trauma in der Therapie zusammen bearbeiten zu können. Das Spiel begann oft schon im Wartesaal, wo die Kinder sich regelmäßig versteckten und gesucht werden wollten; es handelte sich um ein Fort-da-Spiel, d.h. um ein Anwesend-abwesend-Spiel und/oder ein Tot-lebendig-machen-Spiel, das ein Wiederfinden erlaubte, wogegen der Vater bei ihrem Suchen in der Realität nicht mehr gefunden werden konnte.

Das Hauptthema der gemeinsamen Therapie war das traumatische Erlebnis, ihren Vater durch einen Gewaltakt verloren zu haben. Beide Kinder konnten im Spiel die Übertragung reflektieren. Sie spielten (sei dies mit Plüschtieren oder Lego) Tod und Geburt. Für den fraglich toten oder abwesenden Vater wurde ein Denkmal errichtet und die Angehörigen teilten im Spiel Erinnerungen an den Toten. Die Frage wurde, zumeist von Ruben, immer wieder gestellt, ob der Vater tatsächlich tot oder doch noch lebendig sei, worauf Lea antwortete, er sei noch lebendig, was die beiden Kinder im gemeinsamen Wunsch vereinigte. Als Waisen hatten sie auch ihre Mutter verloren, und Ruben meinte, es sei an Lea zu erklären, wie die Mutter gestorben sei. Für Lea war die Mutter behindert und starb bei ihrer Geburt.

Nach einem Ferienunterbruch war ein gemeinsames Spiel zu Beginn schwierig. Jedes Kind zeichnete für sich. Dann bearbeiteten die Kinder im Spiel erneut die Frage nach der Ursache des Todes des Vaters. Der alte, böse König im Spiel war »verrückt« und musste deshalb getötet werden. Der neue König hingegen war lieb und musste beschützt werden. Die Therapeutinnen wurden im Spiel getötet – eine

Identifikation mit dem Aggressor. In der Folge kümmerten sich Lea und Ruben – als Eltern – um ein neugeborenes Kind des Vaters. Kinder starben und wurden wiedergeboren. Lea bereitete eine Totenmahlzeit vor. Vor den Weihnachtsferien (anstehender Unterbruch) drückten Lea und Ruben gemeinsam ihre Aggressivität gegenüber dem Setting, der Therapie und den in ihren Augen allmächtigen Therapeutinnen aus, die man »in Stücke zerreißen sollte«. Die Therapeutinnen wurden zu Beginn der Sitzung oft aus dem Raum ausgeschlossen, während die Kinder sich in Solidarität einschlossen. In einer Rollenumkehr schützten Ruben und Lea – als Lehrer – die Schulkinder (die Therapeutinnen) vor allen Gefahren, die drohten, dies unter zu Hilfenahme von Autoritäten wie beispielsweise der Polizei. Zu viert blieben Kinder und Therapeutinnen geschützt zusammen. Die Kinder phantasierten gemeinsame Ferien und bastelten Weihnachtssterne als Erinnerungsträger zur Überbrückung der Trennungszeit. Ruben erzählte die Geschichte eines kleinen Königs, der den alten König ersetzte.

Im neuen Jahr gelang es Lea besser, sich abzugrenzen. Noch immer aber fiel es ihr schwer, die Geschwisterrivalität auszuhalten, die sie sehr stark abwehrte. Im Spiel führte sie einen »Doppelgänger« ein und sagte, nicht sie habe Ruben angegriffen – wie er behauptete –, sondern ihr Doppelgänger. Der Doppelgänger (Repräsentant des aggressiven und destruktiven Bösen) musste von Ruben stark kontrolliert werden. Die Therapeutinnen als Ärzte oder Pfleger nahmen bei Kämpfen verletzte und auch »wortlose« Patienten auf.

In der Realität erlitten beide Kinder – auf dem Transport im Auto zur Therapiestunde – einen Autounfall. Sie blieben aber unverletzt. Jedoch wurde die Erinnerung an den Verlust des Vaters und die damit verbundenen Gefühle von Schmerz und Trauer wiedererweckt.

Im Spiel wurden Patienten in einem Spital ärztlich versorgt. Eine böse Frau und ein Mörder, ebenfalls Patienten, wurden hingegen, statt gepflegt, getötet. In der Folge entstand eine große Allianz zwischen den Kindern: Sie erfanden gemeinsam Geschichten und bestimmten die Rollen. Als Zwillinge – deren Eltern erschossen worden waren – und als Freunde der Zwillinge wurde der Wunsch deutlich, sich nie mehr trennen zu müssen.

Todeswünsche und Rachephantasmen kamen nun direkt in der Übertragung zum Ausdruck. Sie waren mit Phantasmen von Neu- oder Wiedergeburt verbunden, wie das folgende Spiel illustriert: Ruben spielte einen Mord an Tieren und schließlich einen Mordversuch an Leas Therapeutin; das Wort »Revolver« fiel, worüber Lea erschrak und Schutz auf dem Schoß von Rubens Therapeutin suchte. Leas Therapeutin »überlebte« und bekam ein Kind.

In der letzten Stunde vor den Ferien war ein gemeinsames Spiel erneut nicht möglich. Die Trennung schien jedes Mal verbunden zu sein mit Erinnerungen an den Verlust und die ihn begleitenden Gefühle von Schmerz, Trauer und Wut. In einer Rollenumkehr (die Kinder als die Therapeutinnen, die Therapeutinnen als die Kinder) baute Ruben mit dem Vermächtnis seiner verstorbenen Eltern (Gold) ein Schloss für dic Kinder (Therapeutinnen), während Lea diese Kinder – eine kontraphobische Maßnahme – mit Plüschtieren versorgte. Lea meinte: »Hauptsache ist, lieber keine Eltern als böse zu haben, wir können es allein machen.«

Dann erhielten die Therapeutinnen neue Rollen. Sie waren Eltern, die sich um ihre Kinder, d.h. Lea und Ruben, zu sorgen hatten. Zum ersten Mal sprachen Lea und Ruben über ihre Erinnerungen an ihren Vater, der sich an Wochenenden, während die Mutter arbeitete, um sie kümmerte, für sie kochte: »Niemand konnte so gut kochen wie der Papi!«

Vor den nächsten Ferien ermöglichte eine antizipierende Vorstellung den Kindern, ihre Wut und Rage auszudrücken: Alles, was Lea und Ruben in der Therapie produziert hätten, würde verloren gehen, die Therapeutinnen würden während der Ferien die Zeichnungen und Bastelarbeiten vernichten.

Zum weiteren Verlauf: Als Themen in der gemeinsamen Therapie tauchten eigene Verletzungen und das Bedürfnis der Kinder, in Regressionszuständen gepflegt, umsorgt und getröstet zu werden, auf. Nach einem Ferienunterbruch nahm Lea eine zunehmend autonome und dominante Rolle ein, was für Ruben schwierig zu akzeptieren war, da er ihre narzisstische Bestätigung stets geschätzt hatte. Die beiden Kinder begannen, den Raum zu unterteilen, und wünschten getrennt, mit je einer der Therapeutinnen, zu spielen. Dies hatte schließlich das Ende der gemeinsamen analytischen Psychodramatherapie zur Folge. Beide Kinder führten aber ihre individuelle Psychotherapie weiter.

Die individuelle Psychotherapie von Ruben dauerte danach noch eineinhalb Jahre. Er oszillierte zwischen zwei Positionen: Einesteils erklärte er, er brauche keine Hilfe, wolle sich behaupten und sich um sich selbst kümmern. (Aus Angst vor Rache und wegen Eifersucht hatte der König im Spiel beschlossen, keine Hilfe mehr zu verlangen.) Andernteils gab Ruben seinem Wunsch Ausdruck, in einer regressiven Position von seiner Therapeutin bestätigt und umsorgt zu werden. Er bearbeitete auch ödipale Themen: Als Ritter verteidigte er eine Prinzessin gegen Böse, die sie rauben und verkaufen wollten, und musste sich vor deren Rache fürchten.

In der Folge trat Ruben von einer Klein- in eine normale Klasse über. In der Therapie übernahm er zunehmend eine progressive Position und grenzte sich vermehrt ab. Er kam selbständig und pünktlich zu den Stunden und gestaltete sie aktiv. Bei seinen Cartoon-Zeichnungen handelte es sich um Figuren, die stolz waren und Prüfungen allein bestanden. Angesprochen auf seine Autonomiewünsche, hielt er aber fest, er wolle noch lange in die Therapie kommen, da sie ihm Sicherheit gebe.

Im Alter von neuneinhalb Jahren wurde die Beendigung der Therapie – was Ruben schwerfiel – mehr und mehr zum Thema. Er genoss die Zuwendung und das Spielen. Zuhause habe die Mutter nicht viel Zeit für ihn. Nach einem Ferienunterbruch betonte er, es sei ihm gut gegangen. Zum Therapieabschluss wünschte er sich ein gemeinsames Gespräch mit der Mutter.

Die individuelle Psychotherapie von Lea dauerte noch ein Jahr. Lea beschäftigte sich mit Familienromanphantasmen, Wiedergutmachungswünschen, Kastrationsängsten und sexuellen Identitätsfragen, die in folgenden Spielen deutlich wurden: Als Prinzessin regierte Lea das Königreich ihres Vaters. Sie erzählte, ihr Vater sei mit 35 Jahren gestorben. Sie zeigte auf Bilder an den Wänden, die ihren Vater und sie selbst als Baby sowie ihn und sie als 16-jähriges Mädchen mit einem Geschwister darstellten. Er habe sich verschuldet. Sie wolle seine Schulden im Wert von einer Million Franken tilgen. Im Spiel als Knabe mit Asthma und einer Beinfraktur, die durch einen Autounfall der Mutter des Knaben verursacht worden sei, befand sich der Knabe, von seinen Eltern verlassen, seit einem Jahr im Spital, wo er sich von einem »ganz lieben Doktor« pflegen und umsorgen ließ. Vor den Weihnachtsferien beschäftigte sich Lea mit der bevorstehenden Trennung und antizipierte zum ersten Mal ein Therapieende: »Wenn ich fortgehe, dann vergisst du mich nicht!« Lea nahm in der Folge zunehmend eine aktive Position in ihren Spielen ein, um ihre Kastrationsängste zu bearbeiten und zu überwinden. Als Tierärztin operierte sie die verschiedensten Plüschtiere an Flügeln, Pfoten etc. Der bevorstehende Wohnungswechsel führte zu Darstellungen, in denen Lea den Verlust der von ihr geliebten Personen in Schule und Umgebung bearbeitete. Sie war jetzt im Stande, über die Traurigkeit und ihren Schmerz über die vielen Verluste, vor allem aber über den Verlust ihres Vaters, zu sprechen. »Aber von der lieben Therapeutin werde ich mich nicht trennen, ich werde weiter in die ›Psychologie‹ kommen«, meinte Lea. In der Folge kamen Wut, Trauer und Schmerz, den Vater betreffend, zum Ausdruck, ein Trauerprozess um den Verlust des idealisierten Vaters. Lea oszillierte stark zwischen zwei Positionen: sich um sich selbst kümmern zu können oder zu regredieren und sich von der Therapeutin umsorgen zu lassen. Sie wünschte, dass die Therapeutin sich nur um sie, als ihr einziges Kind, kümmern würde. Lea, die sich immer mehr mit der Trennung beschäftigte, setzte schließlich das Therapieende nach ihrem neunten Geburtstag fest. Nach einem Ferienunterbruch berichtete sie ärgerlich und traurig über den »Verlust« ihrer Patin, die sie nicht mehr besuchen würde.

Wie schon oft, schaute Lea alles, was sie in dieser Psychotherapie gezeichnet, gebastelt und was die Therapeutin dazu geschrieben hatte, an und meinte schließlich, dass sie ihrer Therapeutin nach Therapieende schreiben werde. In der letzten Stunde erzählte sie von ihrer Geburtstagsfeier und zeichnete einen Hasen, ein Geschenk, das die Therapeutin mit nach Hause nehmen solle. Ein letztes Mal ließ sie sich kurz zudecken und fragte, ob andere »Psychologiekinder« jetzt ihren Platz einnehmen würden.

## *Kommentar*

Hier wird die Situation eines höchst schmerzhaften, traumatischen Verlustes berichtet, der bei zwei Geschwistern in der Latenzzeit ihrer Entwicklung einen Schockzustand auslöste und sie mit Gefühlen des Ausgeliefertseins, der Verzweiflung und des Entsetzens überflutete. Je kleiner ein Kind oder je größer seine Verletzlichkeit, umso mehr wird es bei emotionalen Traumatisierungen von Vernichtungs- und Todesängsten überwältigt. Kinder schützen sich mit archaischen Abwehren gegen eine solche auferlegte, schmerzliche Hilflosigkeit.

Der therapeutische Prozess verläuft bei frühtraumatisierten Kindern kompliziert und schwierig. Die Spuren der Zerstörung, die ein solches Trauma hinterlässt, üben einen kontinuierlichen Einfluss auf das psychische Funktionieren der Betroffenen aus. Der Wiederholungszwang bewirkt eine »Inszenierung«, in der das traumatische Potenzial der äußern Realität wiederbelebt wird, manchmal, um einem unbewussten Strafbedürfnis Genüge zu tun, manchmal aber auch, um nochmals und nochmals einen frischen Anlauf zu nehmen, die psychische Situation zu verändern. Oft handelt es sich um wiederholte Selbstheilungsversuche, die jedoch scheitern. Emotional derart überbesetzte Ereignisse lassen sich meistens nicht in der üblichen Art episodisch abspeichern und repräsentieren. Das Ich vermag damit auch nicht umzugehen wie mit den übrigen Beziehungsrepräsentanzen. Dennoch drängen diese Erinnerungen aus dem Vorbewussten in das Bewusstsein, aber nicht als übliche Erinnerungen, sondern meistens als Handlungen. Sie finden deshalb leicht Eingang in Spielsequenzen.

Im psychotherapeutischen Prozess gilt es, dem Kind zu helfen, eine Trauerarbeit so in Gang zu bringen, dass keine pathologische Trauer entsteht. Für den Therapeuten bedeutet dies, sich mit dem Kind zu identifizieren, in die Verlustwelt des Kindes einzusteigen und den Schmerz des Kindes einzufühlen. Dabei ist es notwendig, eigene Verluste in Resonanz kommen zu lassen, das heißt, bei sich eigene Verlusterlebnisse und Trauerprozesse zuzulassen. Das Kind verfügt über kein Modell des Trauerns, da ein eigentlicher Trauerprozess, durch die Ablösung von den primären Bezugspersonen und den Verlust der Kindheit, erst in der Adoleszenz stattfindet.

Der Trauerprozess eines Kindes kann nicht mit dem eines Erwachsenen verglichen werden. Das Ziel einer Verlustarbeit im Kindesalter besteht darin, dem Patienten beizustehen, den Verlustschmerz zu ertragen und dadurch seine Entwicklung im

Normbereich fortsetzen zu können. Das Kind kann einen Verlust immer nur seinem psychologischen Entwicklungsstand gemäß verstehen, und es ist – wegen des sonst unerträglichen Schmerzes – auf einen emotional bedeutsamen Erwachsenen angewiesen, der ihm bei dieser Trauerarbeit mittels einer kontinuierlichen Beziehung zur Verfügung steht.

Der Verlust einer signifikanten Beziehung ist beim Kind mit existentiellen Ängsten, heftigem Schmerz und intensiver Sehnsucht verbunden, weswegen es diese Gefühle oft so lange abwehrt, bis es einen Entwicklungsstand erreicht hat, in welchem es sich das Ertragen des Schmerzes zumuten kann. Sehr oft hält das Kind auf der Phantasieebene die Bindung an die verlorene Betreuungsperson aufrecht und führt einen inneren Dialog mit ihr weiter. Die Verleugnung des Verlustes eines Elternteils existiert parallel und gleichzeitig zur bewussten und realistischen Kenntnis über die Wirklichkeit (Freud, 1927). Die supportiven Phantasiebildungen mit ihrem allmächtigen Charakter finden im Spiel Ausdruck. Es handelt sich um symbolische Wiederholungen von Bewahren und Verlieren, damit das schmerzhafte, oft traumatische Erlebnis besser gemeistert werden kann. Ausgelöst durch innere Entwicklungsphasen und/oder äußere Erlebnisse wird die Verlustarbeit vom Kind immer wieder neu aufgenommen. Um das Verlorene betrauern zu können, muss der Verlust wahrgenommen und als unwiederbringlich anerkannt werden.

Kinder haben besondere Schwierigkeiten, den Verlust einer geliebten Person zu akzeptieren, da der Schmerz, im Verhältnis zur Affekttoleranz des sich entwickelnden Ichs, als zu intensiv empfunden oder die Störung des narzisstischen Gleichgewichts als zu bedrohlich erlebt wird. Die Prozesse des Ungeschehen-Machens, die Wut auf und/oder die Idealisierung des verlorenen Elternteils dienen dazu, die Ambivalenz gegenüber dem Verstorbenen nicht wahrnehmen zu müssen und diesbezügliche Schuldgefühle zu vermeiden. Unbewusste Phantasmen aggressiven Inhalts verursachen Schuldgefühle. Die Art des rationalen Verständnisses und der konzeptuellen Einordnung des Verlustes einer bedeutungsvollen geliebten Person in das Gesamt der bewussten und vorbewussten Phantasmata eines Kindes ist für die Trauerarbeit und den psychischen Neubeginn von zentraler Bedeutung.

Die Narrative frühtraumatisierter Kinder enthalten ihre Wünsche nach Gestaltung dessen, was ihnen widerfahren ist, und entsprechen gleichzeitig einem Grundbedürfnis, Gefühle von Schmerz, Verzweiflung, Hilflosigkeit, Angst, Scham und Schuld abzuwehren. Sie stellen zudem aber auch Wünsche dar, das, was das Kind auf der Phantasieebene zerstört zu haben glaubt, wiedergutzumachen. Diese Phantasiebildungen ermöglichen schließlich auch eine narzisstische Befriedigung, auf die das Kind aufgrund seiner erlittenen Verletzungen angewiesen ist. Trauern braucht Zeit und ist selbst ein schmerzlicher Prozess.

Die Therapien beider Kinder weisen die Charakteristika eines Trauerprozesses nach akutem und unerwartetem Verlust einer signifikanten Bindungs- und Beziehungsperson auf. Der Tod des Elternteils wird – bei gleichzeitiger bewusster Kenntnis der Realität des Verlustes – paradoxerweise verleugnet. Anstelle der äußeren Beziehung hält ein Kind eine innere Beziehung zur verlorenen Person aufrecht, deren es zu seinem narzisstischen Gleichgewicht bedarf, bevor es die Realität des Unwiederbringlichen akzeptieren kann.

Regressionsbewegungen mit magischen Allmachtsvorstellungen, den Tod rückgängig machen zu können, Phantasmen, die geliebte Person sei nicht tot, sowie das Verschieben von Gefühlen auf weniger bedeutsame Objekte, wie z. B. Plüschtiere, stellen Abwehrmechanismen gegenüber unaushaltbaren und das Ich überflutenden Emotionen von Schmerz, Hilflosigkeit, Angst und Sehnsucht dar. Die unbewusste Verleugnung des Todes kommt durch Worte, Phantasmen und Agieren zum Ausdruck und dient der Aufrechterhaltung des emotionalen Gleichgewichts.

Das zwanghafte Bedürfnis, ein traumatisches Erlebnis immer neu und verschiedenartig wiederholend zu inszenieren, weist auf die notwendige Auseinandersetzung mit Todesfurcht, Trennung, Verlassen-worden-Sein und Bestrafung hin. Die idealisierende Identifizierung mit dem Verstorbenen, aber auch Todeswünsche, Rache- und Vergeltungsphantasmen ihm gegenüber sowie Schuld- und Verantwortungsgefühle und Wiedergutmachungswünsche wurden im therapeutischen Prozess deutlich. Unbewusste aggressive Gefühle wurden z. T. auch auf den überlebenden Elternteil verschoben, der (in der Phantasie der Kinder) den Verlust hätte verhindern müssen, und fanden in der Umkehrung, als Angst vor dessen Erkrankung und Tod, ihren Ausdruck.

Für die Therapeutinnen stellte das allmähliche und dosierte Zulassen der die Erfahrung begleitenden, nicht benennbaren Affekte eine Herausforderung dar. Der Wunsch der Kinder nach einer gemeinsamen Therapie zeigte ihr Bedürfnis, sich als Geschwister emotional zu unterstützen und eine gemeinsam erlebte Erfahrung solidarisch zu teilen. In der nachfolgenden Einzeltherapie konnten beide Kinder eine differenzierte Trauerarbeit fortsetzen, die sich individuell (und teilweise auch dem jeweiligen Geschlecht des Kindes entsprechend verschiedenartig) gestaltete. Beiden Kindern wird nicht erspart bleiben, bei Entwicklungsübergängen oder kritischen Lebensereignissen den Trauerprozess erneut wiederaufnehmen zu müssen.

## 5.7 Schmerz bei der Lüftung eines Familiengeheimnisses: Sophia

Die Eltern wollten eine kinderpsychiatrische Abklärung, da die achtjährige Sophia nie über die Existenz ihres biologischen Vaters informiert worden war und nun unter Schulschwierigkeiten litt. In einem ersten Schritt wurde, in ausführlichen Gesprächen mit ihnen, erörtert, ob, wann und wie sie dieses Geheimnis ihrer Tochter eröffnen sollten. Dabei wurden vor allem die damit verknüpften Gefühle, Ängste und Phantasien angesprochen. Das Geheimnis wurde von der Mutter ihrer Tochter gegenüber schließlich gelüftet. Auf Wunsch von Sophia wurde eine individuelle psychoanalytische Psychotherapie begonnen. Die hochgradig belastende familiale Situation bewirkte einen schweren depressiven Erschöpfungszustand der Mutter.

### *Auszug aus einigen Therapiesitzungen*

In den Rollen von Ärzten und Neurochirurgen behandelt und operiert Sophia die Therapeutin als hirnkranke, schwerbehinderte Frau, die weder sprechen noch denken, weder sehen noch hören kann. Gleichzeitig soll die Therapeutin die Rolle des Ehepartners der behinderten Frau spielen. Aus der imaginierten, sexuellen Beziehung entstehen Kinder. Sophia sorgt sich als Ärztin darum, dass Eltern und Kind »markiert« werden, damit man wisse, wer zusammengehöre.

> Sophias Phantasmen zeigen ihren Versuch, ihre Mutter zu entschuldigen, da diese zu behindert gewesen sei, um wahrnehmen zu können (d. h. die außereheliche Zeugung), was ihr geschehen war. Als Ärztin übernimmt sie, bereits bei der Geburt, Verantwortung für ihren Wunsch nach einer klaren Zugehörigkeit (Markierung).

Vor einem längeren Therapieunterbruch spielt Sophia »Verbote«: Schmerz, Wut und Trauer dürfen weder gezeigt noch ausgesprochen werden. Nach der Trennung kommt sie mit einer Glocke, die sie in ihren Haaren befestigt hat, in die Stunde und bejaht die Bemerkung der Therapeutin, so könne sie nicht verloren gehen. Es folgt ein sich wiederholendes Spiel, in welchem Sophia sich (als Hündin) wünscht, sich nie mehr von ihrer Herrin, der Therapeutin, trennen zu müssen, ja, von ihr adoptiert zu werden. Die Therapeutin drückt, ihre Rolle reflektierend, die in der projektiven Identifizierung empfundenen, intensivsten Schmerz- und Trauergefühle von Verlassen-worden- und Verloren-Sein sowie von Ohnmacht und Verzweiflung aus. Vorbewusste Gefühle von Sophia werden ihr auf diese Weise – d. h. über die »Schlaufe« Therapeutin – dem bewussten Jetzt-Erleben zugänglich. Später wird die verlassene, verlorene, abgemagerte Hündin durch einen neuen Hund ersetzt.

> Die mit Trennungen verbundenen Gefühle von Schmerz, Wut und Trauer versucht Sophia auf Grund einer Angst zu unterdrücken, sie könnte ihre depressive Mutter zusätzlich belasten. In den Hunderollen thematisiert sie ihren Wunsch, den unerträglichen Gefühlen von Verloren- und Verlassen-worden-Sein auszuweichen und Zugehörigkeit zu finden; sie sieht sich mit der Aufgabe konfrontiert, eine »neue« Identität aufzubauen. Ihre Filiationsunsicherheit kommt in ihrem Adoptionswunsch zum Ausdruck.

Als »Ärztin« wandelt Sophia die Therapeutin, deren Eingeweide durch einen Motor ersetzt werden, in einen »Roboter« um, den sie manipuliert, kommandiert und kontrolliert.

> Die Abwehrstrategie von Sophia zeigt sich in ihrer allmächtigen Entfernung des lebendigen Innern der Therapeutin und in der omnipotenten Kontrolle über den Roboter, dem jegliche Emotion, Denken und Eigenständigkeit fehlen.

Danach folgt ein Durchbruch einer grenzenlosen, mörderischen Wut. Sophia manipuliert die Therapeutin in der Rolle einer Behinderten, »foltert und tötet« sie und meint, das sei ihr Lieblingsspiel. Als Ärztin fragt sie sich, ob die Krankheit und Behinderung der Frau (der Therapeutin) übertragbar sei, und führt Experimente an ihr durch, zwingt sie zu heiraten und zu sexuellen Beziehungen. Die behinderte Frau gebiert ein gesundes Mädchen. In einem Gerichtsverfahren spielt Sophia die Rolle des Richters, der die manipulierende Ärztin in Schutz nimmt mit der Begründung: »Sie ist meine Mutter.« Schließlich inszeniert Sophia den Grund der Behinderung, nämlich den Sturz der Frau aus einem Flugzeug. Alle bedeutsamen Personen (Eltern und Halbgeschwister), deren Rollen die Therapeutin sukzessive zu spielen hat, werden ermordet. Sophia meint, dies sei ihr gleichgültig.

> Sophias sadistische Rache findet ihren Ausdruck. Die »gefallene« Frau wird von Sophia zwar als ihre Mutter anerkannt, aber mit einer lebenslangen Behinderung bestraft. Die Behinderung ist nicht übertragbar, da ein gesundes Mädchen geboren wird. Die Angst, von der »Krankheit« ihrer Mutter selbst betroffen zu werden, resp. einem gleichen Schicksal ausgeliefert zu sein, stellt eine intensive Sorge und Beschäftigung von Sophia dar. Ihre »Gleichgültigkeit« zeigt ihre, in der Therapie erarbeitete, emotionale Distanzierung von der Geschichte der elterlichen Dreiecksbeziehung.

Sophia inszenierte auch Phantasien über ihren biologischen Vater, in welchen sie ihre ausgeprägten Enttäuschungsgefühle zum Ausdruck brachte. In einer von Angst und Wut geprägten »Aussprache mit dem biologischen Vater« wurde auch ihr Wunsch nach einer Wiedergutmachung des ihr zugefügten Unrechts offensichtlich. Zuletzt thematisierte Sophia ihr großes Bedürfnis, es käme eine Versöhnung zustande.

### *Kommentar*

Die Anwesenheit eines Geheimnisses greift in jede bedeutungsvolle Beziehung ein, in der ein Individuum von einem Gegenüber abhängig ist; dies gilt vor allem für die Eltern-Kind-Beziehung. Es handelt sich um einen schmerzlichen Vorgang, etwas Verschwiegenes wahrzunehmen und keine Möglichkeit der Klärung zu finden. Sophia scheint sich bis in das Latenzalter ihr Wissensbedürfnis und ihr Denken verboten zu haben. Parentifiziert und aus Loyalitätsgefühlen zu ihrer Mutter, die ihres Schutzes bedurfte, verzichtete sie auf der kognitiven Ebene auf ihre altersgemäße und die ihrer Begabung entsprechende Entwicklung.

Die Offenbarung des Geheimnisses stellte für Sophia in ihrem subjektiven Erleben eine traumatische Erfahrung dar. Sie fühlte sich verraten, in ihrem Vertrauen ihren Eltern gegenüber hochgradig verletzt und zweifelte an deren Glaubwürdigkeit. Sie erlitt eine massive Verunsicherung ihrer Identitäts- und Zugehörigkeitsgefühle. Der infolge von Schuld- und Schamgefühlen und der Zerrüttung der Familie erlittene Zusammenbruch der Mutter stellte eine zusätzliche, schwere Belastung für Sophia dar. So waren auch die Erklärungen der Mutter, sie habe Sophia als Kleinkind vor dieser Information schützen wollen, für sie nicht nachvollziehbar. Erst Sophias Schulprobleme nötigten die Mutter, sich damit auseinanderzusetzen, dass es zwischen den Leistungsproblemen von Sophia und dem Geheimhalten ihrer biologischen Herkunft einen Zusammenhang geben könnte und es sinnvoll wäre, kinderpsychiatrisch-psychotherapeutische Hilfe in Anspruch zu nehmen.

Der Therapieverlauf bestätigte die Annahme, dass das Geheimnis über ihre väterliche Herkunft zu einer intellektuellen Hemmung bei Sophia führte und sich ihre schmerz- und wutgesäumte Situation in Form von Leistungsproblemen in der Schule offenbarte. Die nonverbale Kommunikation der Mutter musste die Existenz ihrer Liebesbeziehung zum biologischen Vater und ihre nicht vollzogene Trauer über dessen Verlust enthalten haben, was von Sophia unbewusst empfunden und aufgenommen worden war.

Die Frage nach der eigenen Herkunft ist von zentraler Bedeutung für die Entwicklung jedes Kindes. Es besitzt ein »Anrecht« auf eine diesbezügliche Information. Werden die Umstände, die zur Zeugung eines Kindes führten, geheim gehalten, kann die notwendige Verarbeitung der damit verbundenen Gefühle von den implizierten Personen nicht stattfinden. Ein Geheimnis beruht auf einem gemeinsam geteilten Ereignis und entsteht ursprünglich immer in einer bedeutungsvollen Beziehung. Das Vorhandensein eines Geheimnisses beeinträchtigt den emotionalen Dialog zwischen Eltern und Kind. Er kommt nur lückenhaft oder ungenügend zustande. Ein Geheimnis entsteht, wenn ein traumatisches Ereignis – hier die außereheliche Zeugung eines Kindes – unausgesprochen, d. h. dem verbalen Diskurs entzogen bleibt.

Die unintegrierte, nicht verarbeitete, traumatische Erfahrung der Mutter wurde in der präverbalen Interaktion durch unbewusste, nonverbale Kommunikationsformen (taktiler, visueller, auditiver oder sensomotorischer Art) auf ihr Kind übertragen. Dieses identifizierte sich mit den abgespaltenen Teilen der mütterlichen Repräsentanzen und nahm sie in die eigenen Selbst- oder Objektrepräsentanzen auf. Die Lücken in der »Sprache« der Mutter – das Unaussprechbare – und das Bedürfnis der Mutter, sich an ihr Kind (als Ausdruck ihrer verlorenen Liebe) anzuklammern, kommen vor allem durch ihren Blick, ihre Stimme, ihre Haltung und ihre Gestik und nicht so sehr durch den Inhalt ihrer Worte zum Ausdruck. Ein Geheimnis steht hinter der Lücke, die sich – infolge des Ungesagten (hier des für die Mutter schambehafteten Ursprungs ihres Kindes) – in der symbolischen Welt des Kindes ausgebildet hat. Ein Kind wird, aus dem Wunsch, seinen Ursprung kennenlernen zu wollen, versuchen, das Verbot zu überschreiten, um die eigene Filiation kennenzulernen. Die sexuelle Neugierde betrifft nicht nur die Differenz der Geschlechter, sondern auch die genealogischen Dimensionen von Ursprung und Filiation. Ein zu mächtiges Verbot oder ein diesbezüglich widersprüchlicher Diskurs belasten das Kind in schmerzlicher Art und führen zu Hemmungen des Wissenstriebes. Durch das Verbot, den eigenen Ursprung zu denken, kann sich eine wahrhaftige Entwicklungshemmung jeglichen schulischen Lernens ausbilden (Ferrari, 1986).

Ein Geheimnis ist also mit schmerzlich-verzerrenden Störungen der Kommunikation innerhalb der Familie verbunden und stellt eine chronische, stressvolle Belastung für alle Beteiligten dar, da Phantasmen, Wünsche, Ängste und Gefühle bezüglich der biologischen Herkunft unbenannt bleiben. Bei betroffenen Kindern werden im Allgemeinen der Aufbau ihrer Selbstbilder und die Entwicklung ihrer Identität beeinträchtigt.

Beim therapeutischen Vorgehen mit den Eltern sollten die mit dem kritischen Lebensereignis verbundenen, geheim gehaltenen Emotionen sowie die Affekte, die bei einer Eröffnung des Geheimnisses zu Tage treten könnten, wiederholt zur Sprache kommen.

## 5.8 Schmerz bei Retraumatisierung: Ruth

Anamnestischen Angaben: Ruth, neunjährig, wurde von ihrer Mutter und ihrem Stiefvater wegen mehrerer Verhaltensprobleme zur Kinderpsychiaterin gebracht. Sie kam im Alter von fünf Jahren aus einem östlichen Land in die Schweiz und erlitt dabei eine endgültige Trennung von ihrem Vater und ihren Großeltern mütterlicherseits und väterlicherseits.

In der ersten Begegnung, bei der Mutter, Stiefvater und Ruth anwesend waren, berichteten die Erwachsenen vor allem über die zahlreichen Verluste, die Ruth erlitten hatte, nämlich von ihrem Vater, ihren Großeltern, Freunden, der Sprache sowie des kulturellen Hintergrunds. Ruth selbst schloss sich aus dem Gespräch mit »offenen Ohren« aus.

In den nachfolgenden, individuellen Gesprächen mit der Patientin verbot Ruth der Therapeutin zu sprechen, schrie sie an und schalt sie mit Schimpfwörtern. Sie wollte nicht reden, sondern versuchte, die Therapeutin zu fesseln, zu schlagen und zu »töten«, damit diese spüre, wie unerträglich es schmerze, hilf- und machtlos zu sein und geschlagen zu werden. Die Therapeutin habe ihr, als sie in der ersten Begegnung zusammen mit ihrer Mutter und ihrem Stiefvater über ihre Verluste gesprochen habe, heftigste Schmerzen zugefügt, sie zutiefst verletzt. Die Kinderpsychiaterin hatte große Mühe, Ruth in ihrem destruktiv-aggressiven Auftreten zu »halten«.

In einer Spielsequenz baute Ruth mit Blöcken ein Labyrinth: Sie warnte die Ärztin, dass diese sich verlieren und sterben würde, wenn sie das Labyrinth beträte.

> Diese »Inszenierung im Verhalten« scheint einen Aspekt des traumatischen Erlebens von Ruth darzustellen: Sie nötigt die Kinderpsychiaterin, sich mit Ruths Gefühlen von Schmerz, Rage, Verwirrung und Orientierungslosigkeit sowie mit ihrer Todesangst zu identifizieren. Diese solle die analogen Affekte im eigenen Körper wahrnehmen und spüren. Der un- oder vorbewusste Wunsch, einen »Ariadne-Faden« zu erhalten, der sie aus ihrem Labyrinth, in dem sie sich gefangen fühlt, befreien möge, wird deutlich. Gleichzeitig gibt Ruth kund, dass der Versuch der Kinderpsychiaterin, sich in die traumatischen Lebenserfahrungen und in die innere, labyrinthisch strukturierte Psyche von Ruth einzufühlen, für Ruth so bedrohlich werden würde, dass sie versuchen würde, die Ärztin umzubringen. Ruth wehrt sich mit mörderischer Wut gegen jedes Eindringen in ihr intrapsychisches Leid von Schmerz, Wut, Verzweiflung, Hoffnungs- und Hilflosigkeit.

Ruth glaubte, wie sie der Untersucherin mitteilte, dass sie niemals »geheilt« werden könne. Auf die Bemerkung der Kinderpsychiaterin, alle Kinder, die einen Elternteil verloren hätten, seien wütend und traurig und hegten zumeist nur den einen Wunsch, nämlich die geliebte Person wiederzufinden und zu ihr zurückkehren zu können, beruhigte sich Ruth, und ihre Wut war einen Moment lang wie weggeblasen.

Verlauf: Der Vorschlag einer psychoanalytischen Psychotherapie wurde von Mutter und Stiefvater sehr begrüßt, konnte aber wegen Ruths absoluter Verweigerung nicht realisiert werden.

## *Kommentar*

Eine Traumaverarbeitung wird durch Bewältigungs- und Anpassungsfähigkeiten beeinflusst sowie durch Alter, Entwicklungsphase, Abwehrmechanismen und Umweltereignisse. Die traumatischen Reaktionen und die nachfolgenden Erlebniszustände sind vielfältig und in ihrer zeitlichen Reihenfolge variabel.

Die erste Begegnung mit einer Kinderpsychiaterin, bei welcher die Eltern den durch multiple Verluste geprägten Leidenszustand der Patientin detailliert schilderten und affektiv anerkannten, scheint für Ruth einer emotionalen Reaktivierung gleichgekommen zu sein, die sie nicht erwartet hatte, von der sie glaubte, sich in Sicherheit bringen zu müssen und die zu einer Vorwegnahme einer Retraumatisierung Anlass gab. Ruth brachte ihre Verletztheit durch eine Übererregung, motorische Hyperaktivität, explosiv-destruktive Aggressivität und panische Schreckensangst gegenüber der Therapeutin zum Ausdruck. Sie war überfordert und nicht im Stande, ihre persistierenden Affekt- und Erregungszustände zu steuern. Es kam auf der interpersonalen Ebene mit der Kinderpsychiaterin in Form eines explosiven Ausbruchs zu einer Abwehr der Emotionen, die ursprünglich mit den traumatischen Erfahrungen im Alter von fünf Jahren verknüpft gewesen waren. Das gegenwärtige Unvermögen von Ruth, Gefühle von Schmerz, Wut, Angst oder Trauer zuzulassen, geschweige denn zu regulieren oder in Worte zu fassen und sich angemessen auf die Umwelt einstellen zu können, bilden Hinweise auf frühkindlich-traumatische Erlebnisse.

In diesem Fallbeispiel wird deutlich, dass ein Erstgespräch eine emotional hochsignifikante Auswirkung haben kann. Vier Jahre nach einer psychischen Traumatisierung infolge Verlusterfahrungen von Vater, Großeltern und Heimat erfolgte bei diesem neunjährigen Mädchen eine Art Aufbrechen einer nicht verheilten Wunde. Eine Trauerarbeit über die Verluste war während dieser Zeitspanne bei Ruth offenbar nicht zustande gekommen. Vermutlich konnten Mutter und Stiefvater ihr dabei nicht behilflich sein, da Ruth ihren Stiefvater, der in ihrem Empfinden den Platz ihres Vaters »gestohlen« hatte, nicht akzeptierte und die narzisstische Rage gegenüber ihrer Mutter, die, in den Augen des Mädchens, für die Verluste Schuld trug, ein notwendiges Vertrauensverhältnis verunmöglichte. Unbewusst-aggressive

Gefühle gegenüber dem verlorenen Vater infolge des Gefühls, verlassen worden zu sein, wurden auf die Mutter verschoben. Ruth schien in ihren Phantasmen die Bindung mit den verlorenen Beziehungspersonen aufrechterhalten zu haben. Aus der entwicklungs- und strukturbedingt eingeschränkten Fähigkeit, intensive Gefühle zu ertragen, schien Ruth diese Emotionen und die dazugehörigen Phantasmen abgewehrt zu haben. So wurde der Trauerprozess blockiert. Die Verluste der geliebten Personen hatten bei Ruth heftigsten Schmerz und narzisstische Rage ausgelöst, Gefühle, die in ihren Verhaltensstörungen Ausdruck fanden. Die Frage bleibt offen, ob die Mutter und der Stiefvater die mit der Migration verbundenen Verluste selbst verarbeiten konnten oder nicht. Gegebenenfalls selbst in ihrer Verlustarbeit beeinträchtigt, fiel es ihnen möglicherweise schwer, Ruth bei ihrer Trauerarbeit zu unterstützen. Auch der Verlust von Heimat kann für ein Kind – infolge seiner Identifizierung mit den Betreuungspersonen – eine zusätzlich schmerzliche Erfahrung und damit eine Belastung darstellen.

## 5.9 Schmerz bei Fremdplatzierung, Broken-Home-Situation, Parentifizierung und ungünstiger Schulsituation: Rudolf

Es handelt sich um ein psychoanalytisches, diagnostisch-therapeutisches Interview mit Rudolf, einem elfjährigen Knaben während seiner kinderpsychiatrischen Hospitalisation (fünf Wochen nach Eintritt), das vor einem Einwegspiegel stattfand und mit Video aufgenommen wurde. Natürlich waren der Patient und seine Eltern zuvor um ihr Einverständnis hierzu gebeten worden.

Einige lebensgeschichtliche Daten: Die Mutter machte als Kind mehrere Meningitiden durch. Im Alter von vier Jahren trennten sich ihre Eltern und als es zu einer heftigen Kampfscheidung kam, wurde sie erst einige Monate in einem Heim, danach, bis zu ihrem achten Lebensjahr, bei Verwandten fremdplatziert. Beide Eltern der Mutter traten in neue Beziehungen ein. Sie selbst erlernte einen handwerklichen Beruf.

Der Vater, drittes von drei Kindern, zeigte in der Schule Verhaltensprobleme, zündete zum Beispiel Abfallkörbe an. Auch er erlernte einen handwerklichen Beruf. Während der Scheidung habe der Vater Rudolf regelmäßig gesehen. Seit drei Jahren leben die Eltern wieder zusammen, sind aber nicht wiederverheiratet.

Rudolf kam nach einem Geburtsstillstand mittels Kaiserschnitt auf die Welt. Da die Mutter ihre Arbeit wiederaufnahm, wurde Rudolf nach sechs Wochen abgestillt und größtenteils von der Mutter der Mutter betreut. Im Kindergarten fiel Rudolf durch störendes Verhalten auf. Während der Trennung der Eltern bestand über zwei

Jahre lang eine Enkopresis. Rudolf wurde in eine Regelklasse eingeschult, bald aber in eine Kleinklasse versetzt, wo er nach einiger Zeit »untragbar« geworden und deswegen in ein Heim platziert worden sei. Während der Heimplatzierung erzählte Rudolf mehrfach, das Heim sei abgebrannt, er könne nicht dorthin zurück. Dann wieder drohte er, lieber aus dem Fenster zu springen, als noch eine Woche in die Schule zu gehen. In der Schule wurde Rudolf mehrfach umplatziert und erlitt diverse Lehrerwechsel. Aktuell besuchte er eine dritte Regelklasse.

Rudolf präsentiere die folgenden Symptome: Er störe, spiele den Clown, wolle dauernd andere zum Lachen bringen, verwende eine Babysprache und imitiere behinderte Kinder. Leistungsmäßig sei Rudolf problemlos. Manchmal verwende er sexualisierte Begriffe, die er im Heim gelernt habe. Zu Hause sei er auch schwierig, die Eltern hätten ihn pädagogisch aber »im Griff«. Sie nehmen wahr, dass Rudolf leidet, empfinden aber die Schwierigkeiten ihres Sohnes als völlig rätselhaft und haben kaum Zugang zu seinen inneren Problemen. Gegenwärtig drohe wegen seiner Auffälligkeiten ein »Schulausschluss«, was Anlass für die Hospitalisierung gegeben habe.

Auf der Abteilung nahm Rudolf schnell Kontakt zu den anderen Kindern auf. Er wirkte fröhlich und zufrieden, schnitt aber mit fantastischen Erzählungen auf. Pädagogisch bereitete er kaum größere Mühe. Einmal allerdings, bei einem aggressiven Ausbruch, biss er einen Knaben in den Oberarm und zerstörte eine Bettlatte. Oft erschien er sehr nahe am Weinen, nicht selten wirkte er auch angespannt und überfordert. Gegenüber der Mutter nahm er eine parentifizierte Partnerrolle ein und berichtete über paradiesische Größenphantasien mit gleichzeitigem Klagen über die Leiden des »Erwachsen-Seins«. In der Gruppe nahm er schnell eine Anführerrolle ein und konnte in dieser Position auch sehr frech werden. Gerne provozierte er andere Kinder. Fühlte er sich selbst provoziert, so schlug er zu. Er hatte Mühe, sich abzugrenzen, war manchmal sehr unmotiviert und besser wissend und fand für jede Schwierigkeit eine Ausrede. Einmal fälschte er eine Unterschrift. Was seine schulischen Leistungen betraf, zeigte Rudolf keine Probleme. Insgesamt entwickelte sich (nach rund sechs Monaten) eine deutliche Verbesserung des Allgemeinbefindens, die eine Rückplatzierung in die Schule möglich machte.

Die Beziehung der Eltern ist stets spannungsgeladen gewesen: Trennung, Scheidung, Wiederzusammenzug. Der Patient wurde früh von der Mutter weggegeben, machte bereits im Kindergarten – und vermehrt in der Schule – mit Symptomen auf sich aufmerksam. Auf die Trennung der Eltern reagierte er mit einer sekundären Enkopresis und brachte bald die Schule, die ihn mehrfach versetzte und während welcher er von einer großen Zahl von Lehrerinnen betreut wurde, durch sein auffälliges Verhalten an ihre Grenzen (die anderen stören, Gruppen manipulieren, sexualisiertes Verhalten). Den Eltern ist ihr Sohn rätselhaft geblieben, sie fanden keinen Zugang zu ihm. Die Appelle des konstant unter einer inneren Spannung lebenden Patienten richteten sich somit auch kaum an die Eltern, vielmehr an pädagogisch »geschulte« Personen. Diese versuchten, seinen »Störungen« mit pädagogischen Mitteln zu begegnen, was aber fruchtlos blieb. Letztlich fand Rudolf weder zu Hause noch in der Schule ein für ihn förderliches Umfeld und musste – als Kind – zu einer Art »self-made man« werden.

Auf die Eröffnungsfrage des Interviewers, was Rudolf vom Gespräch erwarte, meint dieser, dies sei ihm völlig egal. So schreitet das Gespräch fort zum Thema, warum Rudolf überhaupt hospitalisiert sei. Er erklärt, er habe in der Schule »Scheißdreck« gemacht, habe sich in den Mistkübel hineingehockt, Papier gegessen, Schulsäcke von Anderen aus dem Fenster hinausgeworfen usw. Er habe dies getan, um die Anderen zum Lachen zu bringen. Der Interviewer hält fest, es sei Rudolf offenbar wichtig, auf Gefühle von Anderen Einfluss nehmen zu können. So fühle er sich anscheinend mächtig. Rudolf meint, aus dem Abfallkübel sei er fast nicht mehr herausgekommen. Die Kinder, die in der Klasse nicht gemocht würden, nehme er aufs Korn und schmeiße deren Schulsäcke aus dem Fenster – das fänden dann alle lustig! Die Betroffenen würden danach von der Klasse als dumm angeschaut.

Der Interviewer wirft ein, Rudolf sei auf diese Art und Weise ein Plagegeist und Bestrafer, der festlege, wer schließlich als dumm angeschaut werde. Nun wüssten sie beide, dass Rudolf starke Wünsche habe, die Gefühle von anderen Kindern beeinflussen zu können. Wozu dies dienen würde, wüssten sie aber noch nicht. Klar sei, dass es in der Schule Probleme gäbe. Vielleicht könnten sie beide während des Gesprächs einen Blick darauf werfen, wo Rudolf einerseits Stärken und Schwächen und andererseits ansprechende und schwierige Seiten habe.

An dieser Stelle schlägt der Interviewer vor, zusammen ein Zeichnungsspiel (Squiggles, nach Winnicott, 1973) zu versuchen.

Rudolf gibt zu Beginn nichts Spontanes von sich preis (alles egal). Dann beginnt er aber, sich doch recht rasch zu erklären. Er übernimmt die Rolle eines Klassenclowns und bleibt selbst kaum als Person erkennbar. Auf diese Weise scheint er seine Probleme zu externalisieren und sie danach in der Außenwelt zu manipulieren. Seine Verletzlichkeit und sein Schmerz werden unter diesem Verhalten kaum erkennbar. Die Interventionen des Interviewers dienen dazu, diesen starren Rahmen aufzulockern, um wahrnehmen zu können, ob sich Rudolf etwas vertiefter ins Gespräch einlassen kann. Dem gleichen Zweck dient auch der Vorschlag, spielerisch weiter vorzugehen.

*Squiggle 1* (Rudolf ergänzt den Kritzel des Interviewers):

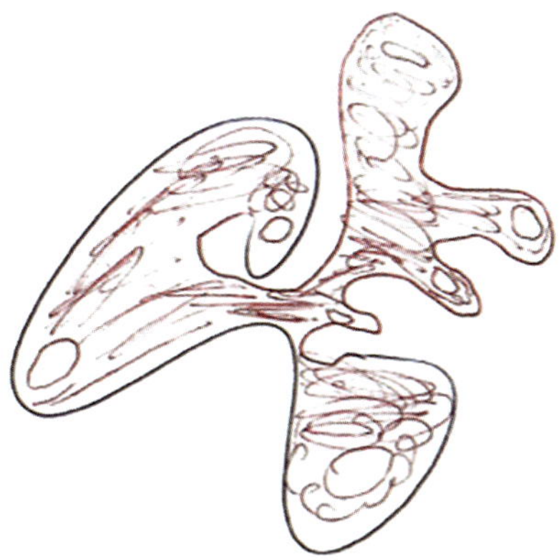

*Kritzel 1*

*Er sagt:* »Ein Farbfleck, der mit Wasserfarben gemalt worden ist. Ich habe ihn gemacht. Die Farbe ist heruntergetropft.«

*Interviewer:* »Du hast gemalt, dann ist Farbe hinuntergetropft. Das, was du gemalt hast, sehen wir aber nicht, nur die hinuntergefallenen Farbtropfen! Magst du mir sagen, was du in der Phantasie gemalt hast?«

*Rudolf:* »Ach, weiß nicht, so eine Landschaft mit einem Haus.«

*Interviewer:* »Du bist ziemlich geschickt, denn du zeigst mir etwas und versteckst etwas gleichzeitig. Die Landschaft mit dem Haus sehen wir nicht, die ist versteckt, aber dass du malst, sehen wir an deiner Farbspur. Würden wir dieser Spur nachgehen können, so fänden wir vielleicht zu Rudolf! In Moment aber bist du noch versteckt und unerkannt. Was genau du malst und wo du etwas malst, wissen wir offensichtlich auch nicht.«

*Rudolf* erklärt etwas zögerlich, aber bestimmt: »Ja!« Er mache jetzt einen Kritzel.

Rudolf ist weiterhin vorsichtig und kooperativ zugleich. Er arbeitet an dem Kritzel des Interviewers, schließt ihn und füllt ihn mit Farbe. Er tritt damit scheinbar in Erscheinung, aber nicht als wahrnehmbare Person, sondern nur anhand seiner Spuren. Er ist vorhanden, aber nur »inkognito«. Diese Form der absenten Präsenz scheint er gut zu beherrschen. Vielleicht hat er seine Mutter in ähnlicher Art erlebt, als sei sie »da und doch nicht vorhanden«.

*Squiggle 2* (der Interviewer ergänzt):

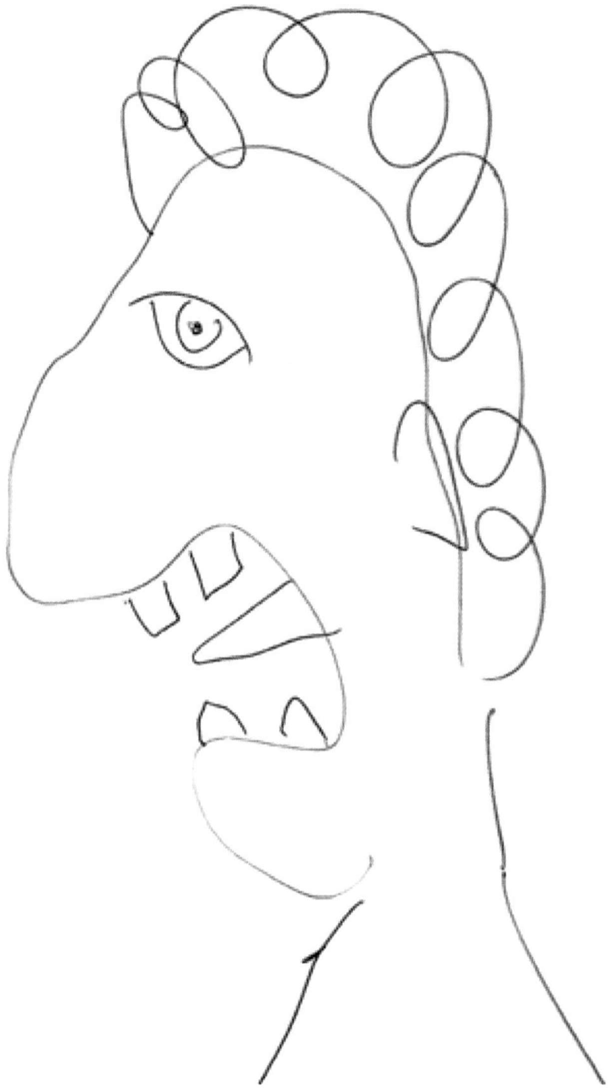

*Kritzel 2*

*Rudolf:* »Ein Sänger. Er singt Opern, ich kenne aber keine. Naja, vielleicht vom Rattenfänger, der die Ratten mit einer Flöte fängt.«

*Interviewer:* »Eine schwierige Situation, die Ratten werden mit etwas Schönem verführt und sitzen unversehens in einer Falle.«

*Rudolf:* »Wissen Sie, das erste Bild ist wie der Hintergrund einer Bühne, dieses hier stellt dann den Vordergrund dar.«

*Interviewer:* »Ich dachte noch, wenn ich der Rattenfänger wäre mit der Flöte und du eine Ratte, so wäre es gefährlich für dich und du müsstest sehr vorsichtig sein und aufpassen. Kennst du das Gefühl von Misstrauen?«

*Rudolf:* »Ein bisschen schon...«

*Interviewer:* »Vielleicht müssen wir also zusammen aufpassen, dass hier keine Rattenfänger-Situation entsteht, auch nicht, dass du der mit der Flöte wärest und ich die Ratte... Denn die Ratten werden ja gefangen und verkauft.«

*Rudolf:* »Oder geköpft!«

*Interviewer:* »Das wäre gar nicht gut, überhaupt nicht erfreulich. Also schauen wir einmal, wohin uns die Bilder und Geschichten weiter hinführen.«

Nun tritt eine Person auf, die singend eine Geschichte erzählt. Rudolf kombiniert die beiden Squiggles zu Vorder- und Hinter-Grund. Der Interviewer liest das Geschehen im Hinblick auf die aktuelle Beziehung des Patienten zum Analytiker und spricht das Thema des Misstrauens und der Sorge an. Die von Rudolf plötzlich eingebrachte Enthauptung der Ratten steht im Moment wie ein erratischer Block in der Beziehungslandschaft. Auf dem Hintergrund des Misstrauens gelesen, könnte diese Idee auch heißen: ich muss aufpassen. Trete ich aus dem Hintergrund in den Vordergrund, so werde ich verführt, gerate in eine Falle und werde umgebracht.

*Squiggle 3* (Rudolf ergänzt den Kritzel des Interviewers):

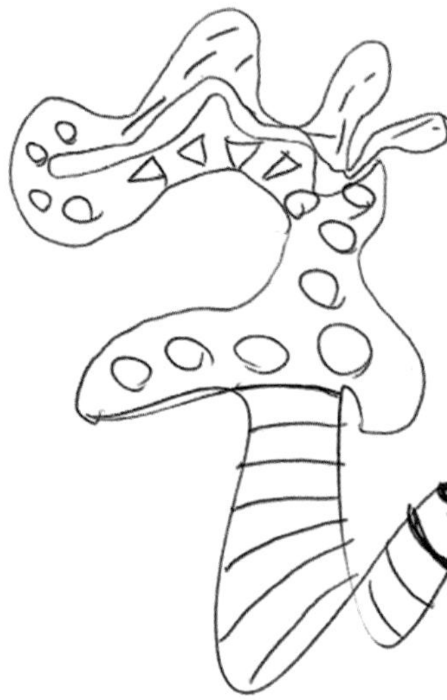

*Kritzel 3*

*Er fügt hinzu:* »Eine verwirrte Schlange. Sie hat sich ›verknüpft‹, ist von einem Baum gefallen und hat sich dann zusammengeklappt wie eine Ziehharmonika. Danach ist es ihr nicht gutgegangen, nach einer Weile aber hat sie sich wieder erholt. Sie ist von einem Tiger »abgeschossen« worden, d. h. der Tiger ist den Baum hinaufgeklettert, sie erschrak und fiel dann hinunter.«

Interviewer: »Meistens erschrecken Menschen vor den Schlangen, hier aber ist die Schlange vor dem Tiger erschrocken!«

Rudolf: »Diese Schlange erzeugt nun immer so seltsame Geräusche, wenn sie sich bewegt, weil sie eben zusammengeklappt ist. Schlangen sind meine Lieblingstiere, eigentlich alle Schlangen, weil die sich so ringeln können. Wäre ich eine Schlange, so wäre ich eine Giftschlange.«

Interviewer: »Nun bin ich es, der aufpassen muss, wenn ich gleichsam mit einer giftigen Schlange zusammen bin, denn dann könnte es mir schlechtgehen.«

Rudolf: »Eine Giftschlange geht nicht gegen Menschen, nur gegen Tiere.«

Interviewer: »Gegen Menschen bist du nie giftig?«

Rudolf: »Ich könnte schon, dann würde ich ins Bein beißen, aber ich tue es nicht.«

Interviewer: »Wenn die Schlange jemanden ins Bein beißen würde, dann täte sie ihr Gift ja auch in die anderen hinein, so wie wenn du die Anderen zum Lachen bringst oder deine Meinung plötzlich in all den Anderen drin ist.«

Rudolf: »Ja, wenn ich einem den Schulsack zum Fenster hinauswerfe, dann finden alle den dumm und blöd.«

Interviewer: »Also, du manipulierst einfach ihre Meinung, das ist dann zwar kein Schlangengift, sondern eher eine Lenkung – auch wenn du sie zum Lachen bringst. Jetzt habe ich wieder etwas von dir gelernt, nämlich dass du eine Giftschlange in dir trägst, sie aber gut hütest.«

Das Giftige, Aggressive, ist nun in der Schlange konkretisiert. Diese ist aber verwirrt, erschrocken und vom Baume gefallen. Rudolf hat eine Transformation des unmittelbar Giftigen und Zerstörerischen erfunden, nämlich die Manipulation einer Gruppe von Gleichaltrigen (als »soziales« Äquivalent der Injektion eines Giftes), um Einfluss zu nehmen, die Verachtung von sich selbst abzulenken und sie auf andere umzupolen. Das Kind, welches viel Schmerz aushalten musste und damit sehr alleine war, staute ein großes Quantum Verletzungswut und Rachegelüste in sich auf. Diese weitgehend abgewehrten, »bösartigen« Impulse schafften sich in umgewandelter Form (seinem auffälligen Verhalten) einen Weg auf die Bühne und wurden so, anders kostümiert und unkenntlich gemacht, trotz aller Abwehr manifest.

*Squiggle 4* (der Interviewer ergänzt Rudolfs Kritzel):

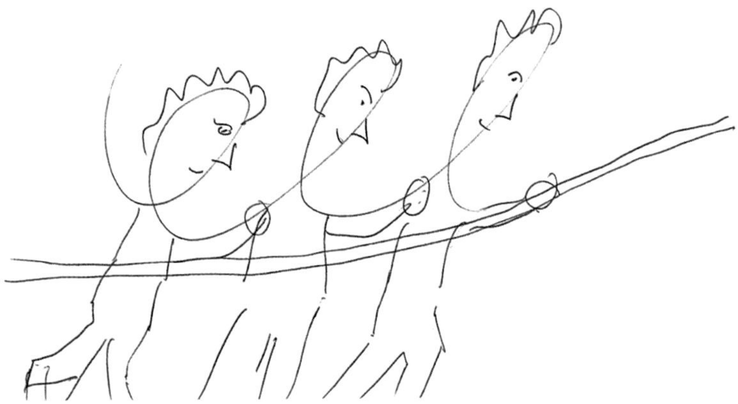

*Kritzel 4*

*Rudolf erklärt:* »Es handelt sich um eine Kletterwand. Nein, hier wandern Leute auf einen Berg, sind ganz nahe beieinander, haben Skistöcke dabei, sie besteigen den Eiger von hinten, über die einfache Route, sind also Bergwanderer, Männer! Eigentlich sind es Drillinge, die aneinandergewachsen sind, immer zusammenbleiben. Das hat Vor- und Nachteile, denn es ist großartig, ständig so zusammenzusein, aber, wenn sich einer im Bett dreht, so müssen sich die anderen beiden mitdrehen. Dem in der Mitte geht's am schlechtesten, der kann nichts machen, es zieht ihn auseinander.«

*Interviewer:* »Wenn du alle zum Lachen bringst, so scheinen ja auch alle wie ein bisschen zusammengewachsen, finden es lustig, das gleiche Gefühl zu haben. Möglicherweise kümmerst du dich im Kern stark darum, dass etwas zusammenbleibt?«

*Rudolf:* »Weiß ich nicht!«

*Interviewer:* »Ich dachte gerade daran, dass deine Eltern auseinandergegangen sind. Ich könnte mir vorstellen, dass du dich zu jener Zeit enorm angestrengt hast, sie wieder zusammenzubringen.«

*Rudolf:* »Ich war in jener Zeit im Heim, genau dann sind sie wieder zusammengekommen!«

*Interviewer:* »Das dürfte eine schlimme Zeit für dich gewesen sein.«

*Rudolf:* »Es geht. Letzten Dienstag war ich übrigens bei meinem Vater. Es ist aber langweilig, über die Eltern zu reden, weil ich praktisch kaum etwas über sie weiß.«

*Interviewer:* »Das Gefühl von Langweilig-Sein mag auch ein Schutz sein.«
*Rudolf:* »Nein, es interessiert mich einfach gar nicht.«
*Interviewer:* »Ich weiß es nicht, ich hatte nur gerade den Eindruck, da seien für dich schwierige Gefühle damit verknüpft, da täte dir etwas weh. Ich fände es mutig, wenn du dir gestattet hättest, mit deinen schwierigen Gefühlen auf diese Art und Weise ein bisschen in Kontakt zu treten. Der Weg zum Gipfel ist anstrengend, es geht zwar nicht gerade durch die hochgefährliche Nordwand, sondern hinten durch...«

Das Modell einer verschmolzenen Triade, einer Art siamesischer Drillinge, einer unauflöslichen Gemeinschaft, beim Aufstieg oder im Bett, tritt auf. Als der Interviewer auf die Eltern und auf Getrenntheit, d. h. auf die Heimplatzierung und den anstrengenden Wunsch des Patienten nach Zusammenhalt, zu sprechen kommt, weicht der Patient aus und verdeckt seine Gefühle mit sog. »Langeweile« und Desinteresse. Schließlich nimmt der Interviewer die Tatsache auf, dass der Patient selbst von zwei verschiedenen Wegen zum Ziel gesprochen hat (Eiger von hinten, die einfach Route, oder über die Nordwand), gleichsam als implizite Botschaft, dass sich für die Impulsabwehr-Konstellation auch neue Wege als die bisher beschrittenen finden lassen könnten.

*Squiggle 5* (Rudolf fügt dem Kritzel des Interviewers etwas bei):

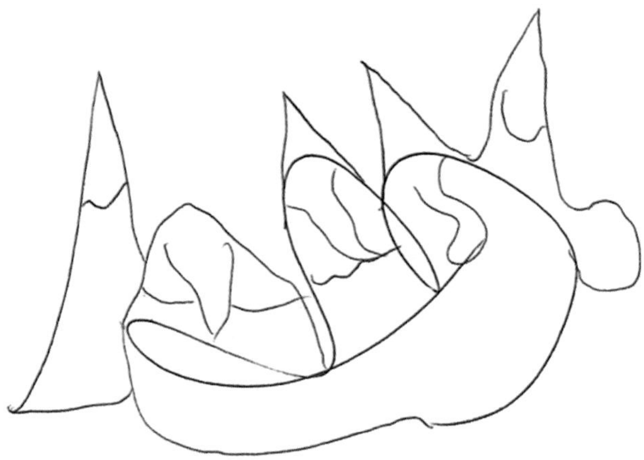

*Kritzel 5*

Rudolf: »So sind eben die Berge… Das sind ein wenig schräge Berge geworden.«

Interviewer: »Berge sind Landschaft. Nun sind wir bei ›Rudolf dem Landschaftsmaler‹ gelandet, nachdem wir am Anfang von ›Rudolf dem Farbtropfer‹ gesprochen haben.«

Rudolf: »Da sind Steine heruntergefallen, hier wurde gesprengt, einige Steine sind umgekippt, andere aber stehen geblieben.«

Interviewer: »Du bringst mich auf eine Idee: Als Mama und Papa auseinandergingen und du ins Heim kamst, könnte das für dein Erleben ja auch einer Sprengung gleichgekommen sein. Sie hätte dich aus der Bahn werfen können, trotzdem bist du stehen geblieben. Könnte man das so anschauen?«

Rudolf: »Ja.«

Interviewer: »Ich bin beeindruckt davon, dass du damals nicht umgeworfen worden bist, denn eine solche Situation übt doch eine große Wucht auf einen aus.«

Rudolf fährt mit dem Motiv »Berge« fort. Seine Berge, wie spitze Zähne, halten sich gar nicht an die vom Interviewer gekritzelte Form. Auf die Intervention des Interviewers, Rudolf als Autor von Landschaft und nicht nur von Farbtropfen anzusprechen, folgt von diesem ein ganz anderes Narrativ: Sprengung, Sturz, Umkippen und Standhalten. Rudolf scheint nun – erneut in verschobener Form – von seinem Erleben des Familienzerfalls und den Auswirkungen auf ihn als Person zu sprechen.

*Squiggle 6* (der Interviewer ergänzt Rudolfs Kritzel):

*Rudolf:* »Ein Haifisch, der eine seltsame Schwanzflosse hat, sonst aber normal ist.«

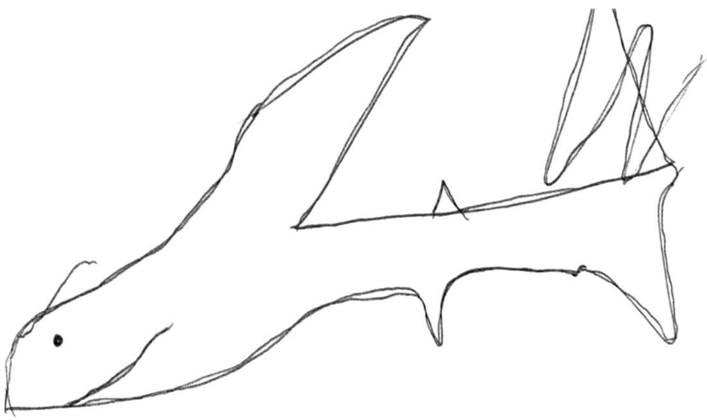

*Kritzel 6*

*Interviewer:* »Was ist denn da passiert?«

*Rudolf:* »Die Schwanzflosse ist abgeschnitten worden. Sie wurde dann operiert, aber falsch. Man müsste sie abschneiden oder besser operieren. In Japan werden solche Schwanzflossen sogar gegessen!«

*Interviewer:* »Jemand wollte also die Schwanzflosse essen, sie ist dann zum Teil abgeschnitten worden, danach hat man versucht, sie wiederherzustellen?«

*Rudolf:* »Ja, aber es ist schiefgelaufen.«

*Interviewer:* »Üblicherweise sind Haie meistens Täter. In dieser Geschichte ist der Haifisch nun plötzlich zum Opfer geworden. Als du wegen der Trennung deiner Eltern ins Heim gehen musstest, warst auch du ein Opfer. Als du, nachdem sie sich erneut wiedervereinigt hatten, zurückkehren konntest, war es, wie du gesagt hast, nicht mehr so wie früher. Irgendetwas hatte sich in dir innen verändert oder verschoben, konnte nicht wieder in die ursprüngliche Form zurück.«

*Rudolf:* »Ich weiß es nicht, das kann ich nicht sagen!«

*Interviewer:* »Dann lassen wir es einmal einfach so stehen, bis wir es zusammen besser verstanden haben. Magst du noch eine (letzte) Zeichnung machen?«

*Rudolf:* »Ja.«

Selbstreflektierend – und dennoch ohne genauere Einsicht – scheint Rudolf von einer Verletzung und ihren Folgen zu sprechen. Etwas ist noch nicht gut, bedarf einer Korrektur. Mehr vermag er an dieser Stelle nicht zu formulieren.

Auf der Ebene der psychosexuellen Entwicklung gelesen, könnte man durchaus auch von einer Kastrations- bzw. Verstümmelungsangst sprechen, die hier figurativen Ausdruck gewinnt.

*Squiggle 7* (Rudolf ergänzt den Kritzel des Interviewers):

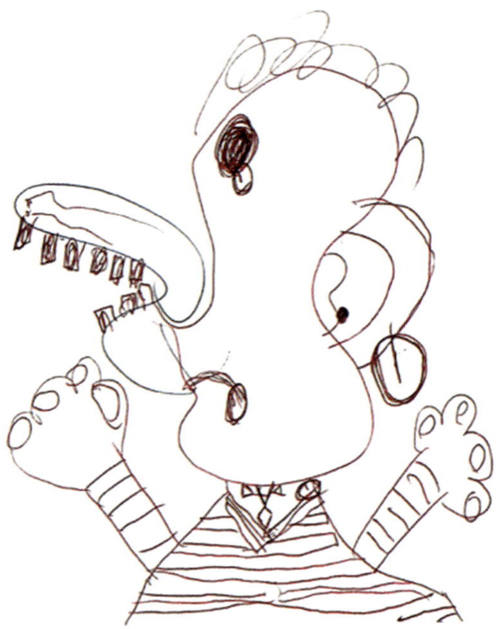

*Kritzel 7*

*Rudolf:* »Ein Bub, der eine Faust ins Gesicht bekommen hat. Deshalb hat er so rote Zähne, eine blutige Nase und ein blaues Auge.«

Interviewer: »Die Person, die ihn geschlagen hat, sieht man aber nicht.«

*Rudolf:* »Es war ein größerer Bub, ein älterer als der hier Gezeichnete. Der Verletzte geht jetzt ins Spital.«

*Interviewer:* »Vielleicht ließe sich das auch so verstehen: Der verletzte Rudolf kam zu uns in die Klinik, in der Hoffnung, dass es ihm nachher etwas bessergehe. Wir müssten dann also schauen, dass seine Verletzungen gut ausheilen könnten und es nicht zu neuen Verletzungen käme.«

*Rudolf:* »Hmm…«

*Interviewer:* »Ich danke dir dafür, dass du mich einen kleinen Teil von dir hast kennenlernen lassen. Es handelt sich um einen Rudolf, der nicht geringe seelische Schmerzen hat, sich aber gerne von der lustigen Seite her zeigt.«

Die beiden Protagonisten schließen das Gespräch hier ab.

Nun, da klar ist, dass sich das Gespräch bald beenden wird, kann Rudolf noch einen Schritt weitergehen und gleichsam eine Antwort auf die Anfangsfrage des Interviewers, warum er in die Klinik gekommen sei, geben: Er ist ein verletztes Kind, das nicht gewohnt ist, über seinen Schmerz direkt zu sprechen. Die Verletzung wird nun aber zu einer menschlichen Figur verschoben (Bub, Faustschlag ins Gesicht). Sie wird zum Grund, Spitalhilfe in Anspruch zu nehmen.

## *Kommentar*

Dieser präpubertäre Knabe hat eine Broken-Home-Situation, einen Zerfall seiner Herkunftsfamilie, erfahren. Er vermochte es nicht, seinem seelischen Schmerz bei der Fremdplatzierung und der für ihn ungünstigen Schulsituation anders Ausdruck zu verleihen als mittels sog. »Verhaltensstörungen«. Er versuchte, seiner Mutter eine Mutter zu sein (Parentifizierung). In einer psychoanalytischen, geschützten Gesprächssituation aber gelang es ihm, sein Gegenüber soweit zu nutzen, dass er seinen Zustand einer Verletzung vorsichtig zu artikulieren wagte, ohne zu große Risiken einer Bloßstellung eingehen zu müssen. Es war ihm auch möglich, den Klinikaufenthalt für einen Neustart zu nützen.

Rudolf erlitt infolge der familialen Beziehungsabbrüche, der Milieuwechsel und fehlender emotionaler Kommunikation multiple psychische Traumatisierungen. Die mit Beziehungsabbrüchen einhergehenden Gefühle des Verlassen- oder Abgelehnt-worden-Seins stellen eine höchst schmerzliche Kränkung für ein Kind dar und führen zur Beeinträchtigung seines Selbstwertgefühls. Trennungen sind mit einem Unterbruch der Eltern-Kind-Kommunikation verbunden, d.h. mit dem Verlust, sich mitteilen und anvertrauen zu können. Infolge Misstrauens und Angst vor Ablehnung, bei gleichzeitiger affektiver Bedürftigkeit und minderwertiger Selbsteinschätzung, gestalten sich Beziehungen in der Folge ausgesprochen schwierig. Auf Verletzungen des Selbstwertgefühls (infolge erhöhter Kränkbarkeit) reagiert ein solches

Kind mit Gefühlsausbrüchen, Impulsdurchbrüchen und Verhaltensstörungen. In der Rolle des Täters reinszenierte Rudolf sein passiv erlebtes Verlassen-worden-Sein, indem er – identifiziert mit dem Aggressor – eine aktive Rolle einnahm. Grandiose Phantasmen und Mythomaniegeschichten dienten der Stabilisierung seiner Selbstrepräsentanz. Ein solches Kind hält Teile seiner Emotionalität durch Spaltungs-, Abkapselungs- und Externalisierungs-Vorgänge von sich fern, damit es sich nicht Gefühlen von Schmerz, Angst, Wut und Rache ausgeliefert fühlt.

## 5.10 Schmerz bei einem Kind, dessen Mutter an einer Schizophrenie erkrankte: Raphael

Bei Kindern von psychisch kranken Eltern treffen multiple psychosoziale Belastungen zusammen, die auf vielfältige Art miteinander verknüpft sein können. Wenn eine »fördernde Umwelt« dem Kind Orientierung und Anpassung vermitteln soll, so wird die schmerzliche Kluft sofort sichtbar, die dann entsteht, wenn ein psychotischer Mensch mit einer kognitiv und emotional verwirrten Innenwelt einem Kind als hauptsächlichste Beziehungsfigur zur Verfügung steht. Wie soll ein Kleinkind, Schulkind oder ein adoleszenter Mensch mit Verstimmungen, Denkstörungen oder Verhaltensauffälligkeiten einer erwachsenen Bezugsperson umgehen? Die schmerzliche Erfahrung einer Diskontinuität in zentralen Bereichen, bei kontinuierlicher Anwesenheit dieses Elternteils, stellt das Kind vor eine kaum zu lösende Aufgabe.

Eine erste kinderpsychiatrische Untersuchung des elfjährigen Raphael und seiner zweijährigen Schwester fand auf Zuweisung derjenigen Psychiater statt, welche die an Schizophrenie erkrankte Mutter während ihrer Hospitalisation in einer psychiatrischen Klinik behandelt hatten.

Der Vater erlebte im Kleinkindalter die Trennung seiner Eltern. Mit sechs Jahren sei er von einer Tagesmutter betreut worden, da seine Mutter habe arbeiten müssen. Danach wurde er während drei Jahren in ein erstes Kinderheim, anschließend in ein zweites fremdplatziert. Da beide Heime sich weit entfernt in anderen Kantonen befanden, sah er seine Mutter nur sehr selten. Als Jugendlicher besuchte er eine Schule intern, absolvierte dann eine technische Lehre und arbeitete sich zum Firmenleiter empor. Er habe immer autonom, nur auf sich allein angewiesen, gelebt.

Bei beiden Eltern bestanden beim Kennenlernen weder eine Heiratsabsicht noch ein Kinderwunsch. Als seine zukünftige Frau schwanger wurde, drängte er sie aber zur Heirat.

Die Mutter arbeitete, nach einer ersten Heirat mit 18 Jahren und einem induzierten Schwangerschaftsabbruch, bis zur Heirat mit dem Vater als Sekretärin.

Nach Angaben des Vaters habe seine Frau immer schon wahnhafte Ideen gehabt. Eine erste psychiatrische Hospitalisation fand nach dem fünften Lebensjahr von Raphael statt. Danach seien die Eltern während eines Jahres in einer Paartherapie gewesen.

Die Mutter stillte Raphael während sechs Monaten. Er sei als Kleinkind nie trotzig oder wütend gewesen. Im Kindergarten habe er gejammert, Kontaktschwierigkeiten mit Gleichaltrigen aufgewiesen und sei Problemen ausgewichen.

Raphael ist der Stifter der Ehe: Die ungewollte Schwangerschaft mit ihm hat zur Heirat seiner Eltern geführt. Im individuellen Gespräch der Erstuntersuchung erzählt Raphael von seinen Schwierigkeiten mit Erwachsenen, die er nicht verstehe. Er sei verwirrt und ratlos. Wenn er z. B. Erwachsene nach dem Weg frage, so verstehe er ihre Antwort und Erklärung nicht. Nachts leide Raphael unter Alpträumen, die von großer Angst begleitet seien: Er würde zusammengeschlagen, falle den Abhang hinunter und Geister seien um ihn herum. Raphael klagt, er habe keine Freunde, weswegen er sich allein fühle, aber auch lieber allein sein wolle. Er ertrage keinen Spaß und könne sehr wütend werden, zeige dies aber nicht, sondern ziehe sich zurück.

Mit seiner Mutter seien viele seltsame Dinge passiert. Bei ihrer Unterbringung in der psychiatrischen Klinik seien viele Leute in weißen Schürzen dagewesen. Seine Mutter habe sich gewehrt, in die Klinik einzutreten, sei jedoch abgeführt worden, was er nicht verstehe.

Die psychische Erkrankung eines Elternteils stellt für ein Kind einen schmerzlichen Verlust besonderer Art dar: Physisch zwar anwesend, bleibt der kranke Elternteil aber doch unnahbar, unerreichbar. In sich zurückgezogen und verschlossen, ist seine Zuwendung zum nach Zärtlichkeit verlangenden Kind oft ungenügend. Das auffällige, merkwürdige Verhalten darf vom Kind meist kaum gesehen oder ausgesprochen werden, was mit einer Verunsicherung der Wahrnehmung und des Erlebens des Kindes verbunden ist. Eine zusätzliche Belastung entsteht infolge der Hospitalisation und damit der Trennung vom kranken Elternteil. Raphael erlebt nicht nur den Persönlichkeitsverlust seiner kranken Mutter, sondern auch den Verlust ihrer Autonomie und Autorität. Diese schmerzliche Erfahrung stellt ein traumatisches Erlebnis dar, da das Kind im Anders-Sein des Elternteils dessen Identität kaum noch erkennt.

Raphael wusste, dass seine Mutter krank war und keine Medikamente mehr einnahm. Sie spreche und diskutiere viel, erzähle Dinge, die er nicht verstehe – er werde verrückt. Bezüglich eines Bildes in seinem Zimmer habe sie gesagt, es ströme einen Stallgeruch aus, und habe in seinem Zimmer alles durchwühlt und zerstört.

Er habe dann alles wieder sortieren und aufräumen müssen. Auffallend für den Interviewer war Raphaels völlige Abspaltung jeglicher Affekte bei seinen Erzählungen. Aber, hochgradig parentifiziert, zeigte sich Raphael seiner Schwester gegenüber fürsorglich und beschützend.

> Raphael stellt bereits in der ersten Begegnung eine Art »Inhaltsverzeichnis« seiner Geschichte dar. Dank seiner Bemühungen scheint er sich an eine abstruse Umwelt einigermaßen angepasst zu haben. Was er bei der Mutter als *ver-rückt*, d. h. nicht am Ort, wahrnimmt, bezeichnet er als seltsam, eigenartig. Für die Mutter erzeugt das Bild in Raphaels Zimmer olfaktorische Halluzinationen. Für Raphael entstehen bei einer solchen Atmosphäre (»wie Geister um mich herum«) offenbar unfassbare Geschichten.
> Seine Träume haben einen archaischen Inhalt: Fallen-gelassen-Werden weist darauf hin, dass Raphael wahrscheinlich kein Holdingerlebnis internalisiert hat. Das Fehlen eines mütterlichen »Containments« erzeugt eine existenzielle Wut, aber auch eine intensive Angst, gleich krank wie seine Mutter zu werden. Hat Raphael aus der Not eine Tugend gemacht, wenn er sagt, dass er zwar bedauert, in der Schule von den Freunden ausgeschlossen zu sein, jedoch lieber allein sein will?

Raphael zeichnete einen Baum, dessen Wurzeln über einen Stein in der Erde festwachsen; der Baum hält den Stein (die Mutter?) und sucht sich anderswo Platz für die Wurzeln.

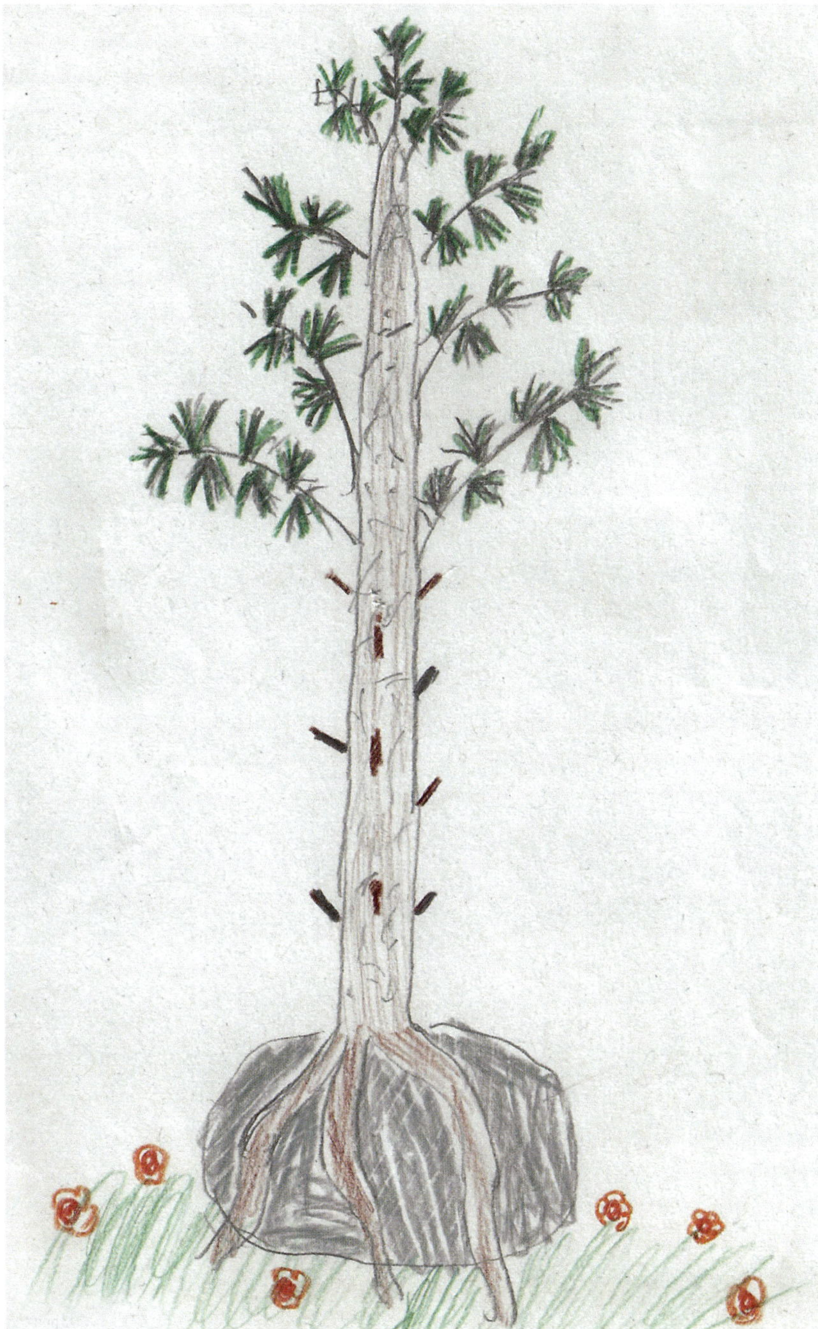

*Zeichnung 1*

Diagnostisch wurde eine depressive Entwicklung mit schwerer Selbstwertproblematik und einer Aggressionshemmung aufgrund einer stark verunsichernden Mutter-Kind-Beziehung festgehalten. Weiter wurden Kontakt-, Beziehungs- und Konfliktängste, eine soziale Isolatio n sowie eine deutliche Diskrepanz zwischen kognitiver und emotionaler Entwicklung diagnostiziert.

### *Kommentar*

Bei der über drei Jahre andauernden Begleitung der gesamten Familie bestand die hauptsächliche Schwierigkeit darin, dass die Mutter zu keiner Einsicht in ihre Krankheit fähig war. Sie musste wiederholt wegen psychotischen Episoden hospitalisiert werden. Nach jedem Spitalaufenthalt lehnte sie eine ambulante, psychiatrische oder medikamentöse Behandlung ab. Wegen der Gefährdung der Kinder durch den Krankheitszustand der Mutter wurden zunächst eine Tagesbetreuung, eine individuelle Psychotherapie für beide Kinder sowie monatliche Familiengespräche installiert. Die Mutter brachte ihre Tochter jedoch nur unregelmäßig in das Tagesheim und nahm auch an den Familiengesprächen nicht teil. Schließlich war der Vater mit der Errichtung einer Beistandschaft einverstanden. Mit seinen Kindern hielt er eine einfühlende und fördernde Beziehung aufrecht und nahm für sich selbst psychiatrische Hilfe in Anspruch. Der Krankheitszustand der Mutter verschlechterte sich zunehmend. Sie drohte in psychotischen Zuständen, den Vater und die Kinder umzubringen. Da eine reale Gefährdung der Kinder nicht ausgeschlossen werden konnte, mussten die beiden Kinder schließlich, mittels eines Entzugs der elterlichen Obhut, in ein Heim platziert werden.

Psychosoziale Belastungen können bei Kindern von psychisch kranken Eltern eine psychische Traumatisierung zur Folge haben. Zu den wohl häufigsten Ursachen einer potenziellen Traumatisierung der Kinder gehören die emotionale Unzuverlässigkeit oder Nicht-Verfügbarkeit des kranken Elternteils, oft verbunden mit einer Kommunikationsunfähigkeit der Eltern. Viele Kinder fühlen sich mit ihren Wahrnehmungen einer lebensbedrohlichen, inneren und äußeren Realität ihrer Eltern im Zwiespalt und allein gelassen. Das Kind, das sich mit dem kranken Elternteil identifiziert und versucht, diesem empathisch zur Verfügung zu stehen, verzichtet auf die Erfüllung seiner eigenen emotionalen Bedürfnisse. Die Beziehungsverklammerung zwischen krankem Elternteil und Kind beeinträchtigt in der Folge die Individuations- und Autonomieentwicklung beim Kind.

Die Begegnung und das Zusammenleben mit einem kranken Elternteil, der sich grundlegend verändert, z. B. bei Halluzinationen und Wahnvorstellungen eines psychotisch kranken Elternteils, sind mit unheimlichen Gefühlserlebnissen verbunden.

Auf Grund mangelnder Konsistenz und Kontinuität im Denken, Fühlen und Handeln des kranken Elternteils werden Vater oder Mutter aus der Sicht der Kinder in ihrer Persönlichkeit und ihrer Identität als instabil und unverlässlich erlebt. Die Identitätsproblematik des kranken Elternteils erschwert die Identitätsbildung und -entwicklung des Kindes. Diese Kinder wehren ihre Gefühle von Schmerz, Angst, Trauer und Wut meist ab. Gewisse Kinder zeigen eine Tendenz, die Krankheit zu verleugnen. Sie glauben, dass sich phantasierte Ängste über die Folgen der Krankheit, wie z. B., der Elternteil könnte sterben, verwirklichen könnten. In allmächtigen Phantasmen oder auch in Träumen fühlen sie sich fähig, ihren kranken Elternteil zu heilen.

Als ein zentraler Punkt bei der Verarbeitung einer schweren psychischen Krankheit eines Elternteils erweist sich die individuelle Vorstellung des Kindes über die Verursachung der Krankheit. Gewisse Kinder haben manchmal eine bewusste, meist aber unbewusste Befürchtung, durch eigene, destruktive Affekte oder Todeswünsche die Erkrankung des Elternteils mitverursacht oder beschleunigt zu haben. Ihnen muss geholfen werden zwischen phantasierten und realen Krankheitsursachen zu unterscheiden (Riedesser, 1995).

Wird eine Fremdplatzierung notwendig, die manchmal nur möglich ist mit dem Entzug der elterlichen Obhut, so ist es essenziell, die Beziehung des Kindes zu seiner Familie, wenn immer möglich, aufrechtzuerhalten. Bei Besuchen des kranken Elternteils ist das Kind zumeist auf Begleitung angewiesen, um mit seinem Erleben nicht allein gelassen zu werden.

Oft finden wir, wie hier, eine Kumulation von stets sehr schmerzhaften, vielfach auch potenziell traumatisierenden Ereignissen: In diesem Falle das Aufwachsen mit einer an einer Psychose erkrankten Mutter, die wiederholt hospitalisiert werden musste, die Platzierung in ein Tagesheim und schließlich die Fremdplatzierung beider Kinder. Mangelnde Wahrnehmung, Einfühlungskapazität oder Empathie und eine schwere Kommunikationsstörung der psychisch kranken Mutter bewirkten, dass Raphaels emotionale und Entwicklungsbedürfnisse weitgehend unerfüllt blieben, er auf eigene Interessen, Aktivitäten und bedeutsame Beziehungen verzichtete und sich, in parentifizierter Rolle, seiner Mutter und seine Schwester zur Verfügung stellte.

Eine affektiv unzuverlässige, elterliche Haltung wird von einem Kind häufig als persönliches Versagen oder als aggressive Einstellung des entsprechenden Elternteils ihm gegenüber wahrgenommen. Wenn immer möglich aber sollte ihm geholfen werden, diese Situation eindeutig als Ausdruck der Krankheit des betreffenden Elternteils zu verstehen (Rutter, 1987). Davon betroffene Kinder sollten stets die Information erhalten, dass sie selbst nicht an der Fremdplatzierung schuld sind, sondern der psychische Zustand des kranken Elternteils dafür verantwortlich ist.

Eine emotionale Verfügbarkeit des gesunden Elternteils oder eine alternativ-tragende Beziehung vermögen auf ein Kind/einen jugendlichen Menschen gegebenenfalls protektiv einzuwirken.

Individuelle Psychotherapie hat zum Ziel, die psychosoziale Kompetenz des Kindes zu fördern, damit es solche belastenden und stressvollen Situationen meistern kann. Eine altersspezifische und kontinuierliche Information über die Krankheit und deren Auswirkungen hilft dem Kind zwischen phantasierten Ursachen (z. B. für die Krankheit des Elternteils verantwortlich zu sein) und wirklichen Krankheitsverursachungen unterscheiden zu lernen. Angepasst an das Verständnisvermögen des Kindes, unterstützt dies die bewusste Verarbeitung und erleichtert die Trennung zwischen Phantasie und Realität. Die gleichzeitige, sozial- oder psychotherapeutische Unterstützung des kranken Elternteils, des gesunden Elternteils oder der ganzen Familie kann eine wesentliche Rolle bei der Bewältigung der Belastungen spielen.

## 5.11 Schmerz eines Jugendlichen über den Verlust seiner an AIDS erkrankten Mutter in der Kindheit: Alexander

Kinder von an AIDS erkrankten Eltern erleben zumeist eine Desintegration der Familie infolge der Suchtproblematik, Krankheit, Hospitalisation und manchmal Gefangenschaft ihrer Eltern. Unumgängliche Fremdplatzierungen sind mit wiederholten Trennungserlebnissen von der Familie verbunden. Eine kontinuierliche, verlässliche und verfügbare primäre Mutter- bzw. Eltern-Beziehung kennen sie kaum. Sie lernen früh, eigene Bedürfnisse zurückzustellen und sich als parentifizierte Kinder um ihren kranken Elternteil oder auch um ihre Geschwister zu sorgen. Diese Situation ist geprägt von heftiger und steter Angst vor Trennung und Verlust von den erkrankten Eltern.

Ausgangssituation: Alexander, zwölfjährig, wurde von seiner Pflegemutter wegen multipler Klagen der Lehrerschaft angemeldet, die sein Verhalten als äußerst gravierend und »nicht mehr tragbar« beschrieb. Alexander verlor im Alter von fünf Jahren seine an AIDS erkrankte Mutter und wurde in eine Pflegefamilie integriert.

In individuellen Gesprächen beginnt Alexander sofort zu weinen und kann zuerst nicht sprechen, er antwortet nur mit ja oder nein. In seinen Squiggle-Zeichnungen und Geschichten gibt Alexander einer unendlichen Einsamkeit und heftigem Leid und Kummer Ausdruck. Er denke täglich an seine Mutter. Seine Sehnsucht nach ihr sei immer gegenwärtig. Er könne jedoch mit niemandem über sie sprechen. Er habe das Gefühl, sie sei ihm gestohlen worden, und er könne sie durch nichts ersetzen. Auch wisse er nicht, warum sie gestorben sei. Er könne sich nicht an sie erinnern.

Er würde sich wünschen, mit seinem Vater zusammenzuleben, aber dies sei nicht möglich. Er möchte ein Adler sein, um seine Mutter im Himmel besuchen zu können. Zwar besitze er ein Foto von ihr, verfüge aber über keine Aufnahme von sich mit seiner Mutter zusammen.

Gemeinsame Gespräche wurden mit den Pflegeeltern und Alexander sowie mit seiner Patin, der Schwester von Alexanders Mutter, und Alexander geführt, um Alexander zu ermöglichen, Auskünfte über seine Mutter zu erhalten und Fragen zu stellen. Ein Gespräch mit seinem Vater kam leider nicht zustande.

Einschätzung: Alexander ist ein psychomotorisch gehemmter, sehr ernsthafter, eher reifer wirkender Jugendlicher von ausgesprochen gedrückter, tieftrauriger Stimmung, der offenbar seine ganze Energie aufwenden muss, um nicht von seinen intensivsten Gefühlen von Trauer, Schmerz und Sehnsucht überschwemmt zu werden. Die mit dem Verlust seiner Mutter und der Abwesenheit seines Vaters verbundene, narzisstische Rage scheint er vor allem in den Beziehungen zum Lehrerpersonal zum Ausdruck zu bringen.

### *Kommentar*

Der Verlust eines Elternteils stellt für ein Kind eine schwere seelische Belastung dar, die seine weitere psychische Entwicklung gefährden kann. Der Tod der Mutter und die Abwesenheit des Vaters erzeugten bei Alexander eine intensive, andauernde Sehnsucht und den damit verbundenen Schmerz. Alexander hielt in seiner Innenwelt die Bindung an seine Mutter aufrecht und vermied es auf diese Weise, die Realität und die emotionale Bedeutung des Verlustes annehmen zu müssen. Er war in seiner Kindheit nicht im Stande gewesen, eine Trauerarbeit zu leisten, da die dazu notwendigen Voraussetzungen fehlten. Ein Kind bedarf zum Trauern einer kontinuierlichen Beziehung zu einem emotional bedeutsamen Erwachsenen, damit es seine mit dem traumatischen Erlebnis verbundenen Erinnerungen, Phantasmen und Gefühle mit-teilen, d.h. mit diesem Erwachsenen teilen kann.

Am Entwicklungsübergang von der Latenz zur Adoleszenz wird Alexander – schon rein durch das Fortschreiten der somatopsychischen Entwicklung – »biologisch genötigt«, sich mit dem Verlust seiner Mutter auseinanderzusetzen, d.h. die intrapsychische Ablösungs- und Verlustarbeit zu leisten. Es gilt, ihm in einem therapeutischen Prozess zu helfen, seine traumatischen Erlebnisse zu verstehen und zu integrieren.

Die Trauerarbeit beim Kind stellt einen inneren Prozess dar, der stets von neuem aufgenommen wird, sei es wegen innerer Entwicklungsphasen, sei es infolge von äußeren Ereignissen oder Erlebnissen. Das Kind kann einen Verlust immer nur gemäß seinem Entwicklungsstand verstehen und ertragen. Erst ein acht- bis zehnjähriges Kind versteht auf kognitiver Ebene, dass der Tod einem irreparablen Verlust gleichkommt. Die spontane Reaktion von Kindern auf den Verlust einer geliebten Person ist gewissen Formen der pathologischen Trauer beim Erwachsenen sehr ähnlich. Die Funktion des Trauerns soll den Überlebenden dazu führen, die Realität der Unwiederbringlichkeit des Verlustes anzuerkennen und sich allmählich vom Verstorbenen emotional zu lösen. Kinder vermeiden es aber sehr häufig, die Realität und die emotionelle Bedeutung des Verlustes zu akzeptieren. Ihre Abwehrmechanismen gehen dahin, dass sie den Tod verleugnen und die Bindung aufrechterhalten, was zu einer Spaltung im Ich führt. 1927 beschrieb Sigmund Freud in *Die Zukunft einer Illusion* die Möglichkeit der Koexistenz von Wissen und Verneinung mittels einer Spaltung im Ich beim Kind.

Die Trauerarbeit des Kindes kann nicht mit der des Erwachsenen verglichen werden. Kinder bedürfen für eine Trauerarbeit, d. h. für das Ertragen und Weiterentwickeln der schmerzlichen und wütenden Gefühle, der Hilfe eines emotional bedeutsamen und in einer kontinuierlichen Beziehung zur Verfügung stehenden Erwachsenen. Von Pflegeeltern verlangt diese Hilfeleistung sehr viel, nämlich große Anstrengungen bezüglich emotionaler Zuwendung und kontinuierlicher Verfügbarkeit. Spricht ein Kind über seine Verlusterfahrung und damit über seine innere, psychische Realität, so braucht es Pflegepersonen, die seine Geschichte »hören« und versuchen, das Leiden und den Schmerz mitzuempfinden, ohne selbst von diesen Gefühlen überflutet zu werden. Zuhören entspricht dann der Dokumentation, dass der erlittene Schreck des Kindes und die erlebten, anscheinend unerträglichen Gefühle ausgehalten und mit-geteilt werden können. Die unaussprechliche Wut des Verlassen-worden-Seins von einem leiblichen Elternteil wird leicht auf die präsenten Pflegeeltern verschoben, die zumeist auf eine solche »Übertragung« nicht vorbereitet sind und dieses »Erbe« rasch zurückweisen. Sind sie zudem noch durch nicht verarbeitete Verluste in ihrer persönlichen Geschichte belastet, so ist es für sie vielfach kaum möglich, ihrem Pflegekind bei seinem Trauerprozess angemessen behilflich zu sein.

Gelingt es den Pflegepersonen aber, die Narrative und Gefühle des ihr anvertrauten Kindes während seiner Entwicklung anzunehmen, so kann ein sehr wichtiger Prozess des Bewusstwerdens und der Symbolisierung von unbewussten und präverbalen Inhalten und Emotionen beginnen, sich zu entwickeln. Die vom betreffenden Kind vermittelten psychischen Inhalte ändern sich parallel zu seiner Ich-Entwicklung und seiner Fähigkeit, sie innerpsychisch aushalten zu können, da es die mit den Phantasmen verbundenen vorbewussten Emotionen nur schrittweise empfinden, ausdrücken und assimilieren kann. Die signifikante »Ersatzperson« ist aufgefordert, die Verzweiflung des Kindes mitzufühlen und ihm zu helfen, die erlebte Vergangenheit zu verstehen, ihr eine Bedeutung sowie eine Kohärenz zuzuschreiben. Im Verlaufe dieses Prozesses wird es dem Kind allmählich möglich, seine Traurigkeit – eventuell auch seine hilflose Wut – über den schmerzlichen Verlust und die damit verbundenen Verletzungen zuzulassen.

Kommt es, dank den Berichten des Kindes über die traumatischen Erfahrungen, zum Zulassen von Empfindungen und zum Aussprechen von Vorstellungen und erlebten Emotionen, so können diese für transformative Vorgänge zugänglich werden. Bleibt jedoch das traumatische Ereignis unausgesprochen, d. h., dem verbalen und emotionalen Diskurs entzogen, so entstehen daraus rein subjektive Inhalte und manchmal auch Geheimnisse. Denn das Kind hatte seine affektiven Vorstellungen und Phantasmen in die Beziehung zu den Ersatzeltern in der Hoffnung eingeschrieben, die bedeutsamen Bezugspersonen würden ihm bei der Bearbeitung und Sinngebung der erlebten Ereignisse hilfreich beistehen.

Die Fremdplatzierung in eine Pflegefamilie fordert von Pflegekindern grundsätzlich große integrative Anpassungsleistungen. Der Aufbau einer Beziehung zu Ersatzeltern wird, da noch keine Trauerarbeit über den Verlust der leiblichen Eltern hat stattfinden können, zusätzlich erschwert. Intrapsychisch wird der schmerzhafte Prozess, vom Elternteil, der verloren worden ist, nicht mehr geliebt zu werden, verleugnet. Hierzu wird die innere Repräsentanz des verlorenen Elternteils meist überbesetzt und idealisiert.

Eine nicht vollzogene Trauerarbeit in der Kindheit entspricht oft – wie bereits erwähnt – einer pathologischen Trauer im Erwachsenenleben. Im vorliegenden Fall treffen mehrere schwerwiegende Begleitumstände zusammen: der Tod der Mutter im Kleinkindesalter, die Trennung vom Vater und die Fremdplatzierung. Die pathologische Trauer zeigt sich bei Alexander in einer depressiven Verstimmung und massiven Verhaltensstörungen, die erst zur Zeit der Präpubertät aufgetreten sind. Alexander hat die Desintegration seiner Familie durch Krankheit und Hospitalisation seiner Mutter erlebt sowie die Trennung von seinem Vater. Schließlich ist noch die Fremdplatzierung dazugekommen.

Auch wenn seine physischen Bedürfnisse von den Pflegeeltern befriedigt worden sind, ist es nicht möglich geworden, zwischen Alexander und ihnen eine emotional wichtige Beziehung aufzubauen, da Alexander noch keinen Besetzungsabzug von der geliebten Mutter vollzogen hat. Jedes Individuum, auch ein Kind, muss einen Verlust zuerst betrauern, bevor es neue, bedeutsame Bindungen eingehen kann. Alexander hielt die Liebesbeziehung zu seiner Mutter intrapsychisch, d. h. auf der Phantasieebene, aufrecht – ein Abwehrvorgang gegen eine zu große narzisstische Verletzung und einen zu intensiven Sehnsuchtsschmerz. Von außen gesehen verharrte Alexander in großer Einsamkeit. Erst zu Beginn der Adoleszenz – mit der Schwächung seiner Abwehrmechanismen – brachen seine heftigen, narzisstischen Rage-Gefühle und aggressiven Impulse durch. Sie manifestierten sich, verschoben auf die Lehrerschaft, außerhalb der Pflegefamilie.

## 5.12 Schmerz bei Adoption: Jan

Ein Schmerz, der früh aus einer Verletzung der »continuity of being« entstanden ist, wird im Verlaufe der Ich-Entwicklung, beim wiederholten Erinnern und wieder Abwehren nachträglich andauernd umgearbeitet und manchmal triebhaft verstärkt.

Die Tatsache, dass ein Kind zur Adoption freigegeben wird, stellt für das Kind immer einen Filiationsbruch, d. h. einen Abbruch der Bindung zu und Beziehung mit den biologischen Eltern, und zugleich eine Filiationskreation mit den Adoptiveltern dar. Sie kann als lebenslanger Prozess der in diesem Dreieck beteiligten Personen betrachtet werden. Bei »internationalen« Adoptionen kommen zum Verlust der biologischen Eltern Verluste von ethnischen, kulturellen und sprachlichen Bindungen hinzu.

Jan, ein adoptierter, frühpubertärer Junge, wurde der Kinderpsychiaterin von seinen Adoptiveltern wegen einer Nicht-Akzeptanz seiner Adoptionsfiliation und wegen Verhaltensstörungen vorgestellt.

Schon in den ersten Stunden der bald eingeleiteten psychoanalytischen Psychotherapie spricht Jan von der Schwierigkeit, vier Eltern zu haben, sowie von seiner grenzenlosen Wut, auf Grund welcher er jemanden umbringen könnte. Sich selbst bezeichnet er als Held.

> Jan gibt seiner unermesslichen Angst vor der Umsetzung seiner mörderischen Phantasien in Handlung Ausdruck. Gleichzeitig scheint er von einer problematischen Identitätsentwicklung zu sprechen, die mit dem Kontinuitätsunterbruch in seiner Generationenlinie zusammenhängen dürfte. Im Zeitpunkt, in welchem Jan in der beginnenden Pubertät einen altersentsprechenden Individuations- und Trennungsprozess von seinen Adoptiveltern vollziehen sollte, wird er mit höchst schmerzlichen und unverarbeiteten Verlusterfahrungen aus seiner Kindheit konfrontiert. Heranwachsen hat in den unbewussten und vorbewussten Phantasmen offensichtlich mit Mord und Totschlag zu tun. Um an die Stelle des Vaters zu treten, muss dieser scheinbar getötet werden: »[...] an dieser Stelle [ist] der Ursprung der Vorstellung vom Heros zu finden, vom Helden, der sich ja immer gegen den Vater empört und ihn in irgendeiner Gestalt tötet.« (Freud, 1939, S. 193)

Jans infantile Bedürfnisse brechen als grenzenlose Wünsche und heftigste Wutausbrüche in die Übertragung ein und manifestieren seine Schwierigkeiten bei der Steuerung aggressiver Impulse und seine unter dem adoleszenteren Triebdruck entstehende, massive Regressionstendenz.

Themen von Jans Spiel- und Zeichnungsinszenierungen sind Kämpfe um Leben und Tod, wobei es nur zwei Positionen gibt: die des Henkers und die des Opfers. Jan identifiziert sich vorwiegend mit der Täterposition. In der Identifikation mit dem allmächtigen Aggressor, einer aktiven Position, gelingt es ihm, Hilflosigkeits- und Ohnmachtsgefühle, aber auch Schmerz und Trauer abzuwehren, sich von einer passiven Opferposition gänzlich fernzuhalten. Verleugnung, Spaltung und projektive Identifizierung dienen als Schutzabwehrmechanismen vor schmerzlicher Kränkung und narzisstischer Verletzung.

Die Psychotherapeutin spricht Jans Schmerz- und Traurigkeitsgefühle sowie seine Verzweiflung und die daraus resultierende, unsagbare Wut an, die er empfunden haben dürfte, als er sich als Säugling verlassen fühlte. Er trage anscheinend eine Vorstellung in sich, ein Anrecht zu haben, anderen das zuzufügen, was er selbst als so schmerzlich erlebt habe.

In diversen Rolleninszenierungen spielt Jan einen allmächtigen, allwissenden und über eine mörderische Destruktivität verfügenden Kaiser oder König, der die Therapeutin in der Rolle der elenden, dummen, hilflos ausgelieferten Sklavin foltern, entwerten und sich darüber grenzenlos freuen möchte. Jan scheint in diesen Rollen seiner sadistischen Grenzenlosigkeit, seiner grandiosen Omnipotenz und seiner megalomanen Phallizität eine gewisse Form und Struktur geben zu können. In ihren Sklavenrollen drückt die Therapeutin ihre in der projektiven Identifizierung wahrgenommenen Gefühle von Schmerz, Hilflosigkeit, Ohnmacht, Ausgeliefert-Sein, Wut und Traurigkeit aus. Mit der Zeit wird es immer mehr möglich, Jans Inszenierungen nach dem Spiel auf seine persönliche Geschichte zu beziehen.

> Trennungen sind für Jan mit einer hochgradigen Verletzlichkeit verbunden. Sie bedeuten Vernichtung, Demütigung und Entwertung. Trennung wird von ihm emotional als schmerzhaft erlebt, da sie die in der Vergangenheit erlittenen Beziehungsabbrüche reaktualisiert. Es handelt sich um intensivste Schmerz- und Traurigkeitsgefühle, die höchstwahrscheinlich beim Verlust der vom Säugling omnipotent kontrollierten Bindung an das Primärobjekt aufgetreten sind.

Jan möchte die Therapeutin und alles, was ihr gehöre, besitzen, als wäre sie ein Teil von ihm.

Mit diesem Inkorporationswunsch verbindet er in der Phantasie die Vorstellung, die in die Therapeutin projizierten, fusionären Selbstanteile zurückzugewinnen, so dass er nie mit einer Trennung vom Primärobjekt konfrontiert würde und auf diese Weise der Wahrnehmung eines Verlustes ausweichen könnte. Die Konfrontation von traumatischen Erfahrungen in der Kleinkinderzeit mit seiner gegenwärtigen Realität aktiviert bei Jan heftigste, schmerzlich-wütende Enttäuschungsgefühle beim Wiederwachwerden der Verletzungen in der »Kontinuität seines Seins«.

## *Kommentar*

Die mehrere Jahre andauernde Therapie erlaubte Jan, sich mit dem Verlust der biologischen Eltern und den damit verbundenen schmerzlich-traumatisierenden Erlebnissen seiner Vergangenheit auseinanderzusetzen. In seiner manischen Abwehr hielt Jan die Allmachtsphantasie aufrecht, Situationen, die Angst oder Schmerz hervorrufen könnten, zu dominieren und damit Angst-, Traurigkeits- und Schmerzgefühle fernhalten zu können. Eine Ich-Spaltung ermöglichte die Projektion eines als wertlos empfundenen Teiles seiner Selbstrepräsentanz und die Identifikation mit dem idealisierten Teil. Durch die in der Therapie, d. h. einem gesicherten Rahmen, zugelassenen Enttäuschungen, konnte Jan allmählich seine Allmachtsphantasien verringern. Er vermochte immer mehr, den Verlust der Primärobjekte und der entsprechenden Selbstanteile auszuhalten. Das sorgfältige Ansprechen des unerträglichen frühkindlichen Schmerzes und der narzisstischen »Rage«, welche an die Stelle einer Trauer über den Verlust getreten waren, ermöglichten es, einen Trauerprozess in Gang zu bringen. Schmerz, Wut und Traurigkeit waren die jeweils unaushaltbaren Gefühle bei Trennungen gewesen, da andauernd der Verlust einer allmächtig kontrollierten Verbindung mit dem Primärobjekt reaktiviert worden war. Die Therapie scheint eine Integration der abgespaltenen seelischen Inhalte ermöglicht zu haben. Die Integrationsarbeit bestand darin, unbewusste und vorbewusste Erlebnisanteile, die durch primärprozesshafte Abläufe charakterisiert waren, in die metaphorische Sprache der Sekundärprozesse zu übersetzen und Jan dazu zu verhelfen, sich parallel eine Veränderung der Beziehungsqualität (von der Repräsentanz eines Selbstobjekts zu der eines getrennten Objektes) zu erarbeiten. Hierbei gelang es ihm, seine erlebte Vergangenheit besser zu verstehen und ihr eine kohärentere Bedeutung zuzuschreiben. Ein selektiver Identifikationsprozess innerhalb der vier Elternrepräsentanzen erlaubte es Jan, eine persönliche Identität aufzubauen.

Es ist denkbar, dass Jan beim Übergang eines Lebensabschnittes oder bei ereignisreichen Erlebnissen erneut mit seiner Adoptionssituation konfrontiert und dann eine begonnene, aber nicht beendete Trauerarbeit fortsetzen wird, da die Repräsentanzen der biologischen Eltern als Teil der kindlichen Selbstrepräsentanz eine Vulnerabilität hinterlassen können, sofern es ihm nicht gelingt, die vier Elternrepräsentanzen auch als einen spezifischen Reichtum verstehen zu können.

Die Adoption ist ein mit vielen, unbewussten, persönlichen und familialen Variablen verbundenes Ereignis, dessen Ausgang für niemanden vorhersehbar ist und das zusätzliche Sorgfalt und Einfühlung von allen Beteiligten verlangt, sollen die schmerzlichen Elemente nicht destruktiv, sondern konstruktiv wirksam werden. Die Verluste, die beim Abbruch der ursprünglichen Herkunftsbindung entstehen, wirken in nicht wenigen Fällen als psychisches Trauma. Der Unterbruch in der »Kontinuität des Seins« innerhalb der Entwicklung eines Kindes wird dann zu einer Art basaler Verletzung (Winnicott, 1974). Die Phantasmen, die sich ein Kind nach dem Erlebnis, also nachträglich, konstruiert, dienen ihm als eine Art Überlebenshilfen. Denn das Kind sucht auf der Phantasieebene eine »Erklärung«, um das Unverständliche verstehbar machen zu können. Sinn und Bedeutungen, die das Adoptivkind mit seiner phantasmatisch-affektiven Antwort auf diese Herausforderung gibt, gestalten die Form der posttraumatischen Anpassung.

Die Trauerarbeit bei Adoptierten wird durch psychotraumatische Faktoren, aber auch durch die Tatsache, dass über Leben und Tod der biologischen Eltern meist Ungewissheit besteht, keine Bezugspersonen der biologischen Eltern vorhanden sind und das Adoptivkind sich sein Verlassen- und Verstoßen-worden-Sein nicht erklären kann, erschwert.

Im Leben der Adoptiveltern wie auch in dem des Adoptivkindes finden sich Erfahrungen von Unterbrüchen in der zeitlichen Kontinuität. Die Adoption stellt oft eine Wiederholung solcher traumatischen Unterbrüche dar. Sie ist aber zumeist von der unbewussten Hoffnung begleitet, das traumatische Geschehen endlich bewältigen und in eine größere »continuity of being« integrieren zu können – eine Erfahrung, die einer (Re-)Konstruktion der persönlichen Geschichte gleichkommt. Für das Adoptivkind handelt es sich um den Aufbau eines emotionalen Spiegelbildes, das keine »Leere« im Ursprung und kein Fehlen von Selbstanteilen einschließt.

Die eigene narzisstische Verletzung (z.B. infolge ihrer Infertilität) kann es für das Adoptivelternpaar schwermachen, die biologischen Zyklen von Zeugung, Geburt und Tod mühelos zu übernehmen, den Generationensprung aus der Rolle von Sohn-Tochter zu der Rolle von Eltern zu vollziehen und später, d.h. in der Adoleszenz, die »Ablösungsarbeit« des adoptierten Kindes zu unterstützen.

Im therapeutischen Prozess mit Adoptierten kommen spezifische Themen zur Bearbeitung. Adoptierte erleben eine wiederkehrende Leere, ein schwer ertragbares Fehlen der Geschichte der biologischen Eltern sowie eine besondere, emotionale Verletzbarkeit in Beziehungen. Um diese schmerzlichen Sehnsuchts-, Leere- und

Einsamkeitsgefühle zu lindern, suchen adoptierte Kinder oder Jugendliche – getragen von der Hoffnung, die biologischen Eltern wiederfinden zu können – nach ihnen. Der schmerzhafte Verlust wird als reversibel antizipiert und eine Reparation als möglich vorgestellt. Eine Trauerarbeit wird deshalb oft hinausgezögert.

Adoptierten fehlen – im Vergleich zu biologischen Kindern – viele persönliche Inhalte und Tatsachen über ihren familialen Hintergrund, wie z. B. ihre Entstehungsgeschichte, Verwandtschaftsstrukturen, kulturelle, sprachliche oder ethnische Bindungen sowie physische Ähnlichkeiten mit den Adoptiveltern. All das Nicht-Vorhandene kann, vor allem beim Vergleich mit anderen Kindern, mit Neid und Eifersuchtsgefühlen einhergehen.

Da für Adoptierte ihr Körper die einzige Verbindung mit den biologischen Eltern darstellt, sind die mit ihrem Körperbild verknüpften Emotionen geprägt von dem (un-)bewussten Verlangen nach dem physischen Bild der biologischen Eltern. Die sexuelle Identität ist vielfach durch eine Beschäftigung mit Phantasmen und Vorstellungen über Fertilität, Sterilität oder Promiskuität gekennzeichnet.

Im psychotherapeutischen Prozess ist es notwendig, die defensive Spaltung der Elternrepräsentanzen zu bearbeiten, damit die »verlassend-ablehnenden« und die »adoptierend-annehmenden« Teilrepräsentanzen von Eltern zu einem ganzen Elternbild integriert werden können. Adoptierte adoptieren bei diesem Schritt ihre Adoptiveltern. Aus der passiven Position »ich wurde adoptiert« soll sich eine aktive, an der Adoption beteiligte Haltung entwickeln.

Bei der psychotherapeutischen Arbeit mit Adoptierten ist Vorsicht vor einer Retraumatisierung geboten. Während der Bearbeitung von frühkindlichen Traumata kann sich eine Erlebniskonfiguration zeigen, bei der sich ein transgenerational-unbewusst übernommenes, nicht integriertes, traumatisches Erlebnis eines Elternteils enthüllt, was bei den Betroffenen meist mit Angst vor einem Zusammenbruch verbunden ist. Die Vermischung und Verdichtung traumatischer Erlebnisse und die andauernd unterschiedliche und wechselnde Art der Übertragung gestalten solche Behandlungen besonders komplex.

## 5.13 Schmerz bei einer von einer schweren somatischen Behinderung betroffenen Jugendlichen: Katherine

Durch eine schwere, chronische, von Geburt an bestehende Krankheit und ihre psychophysischen Folgen wird der Prozess des Selbstaufbaus, der beim gesunden Kind zu einer kohärenten, integrierten Erfahrungsgeschichte und zu soliden, stabilen Selbstrepräsentanzen führt, beeinträchtigt. Er lässt ein Kind nicht nur mit intensiven körperlichen und seelischen Schmerzen, sondern auch mit Gefühlen von Entsetzen, Verwirrung, Bestürzung und großer Verunsicherung in seinem Empfinden, Wahrnehmen, Denken und Tun zurück. Chronische Schmerzen haben insbesondere auf Lern- und Gedächtnisprozesse Auswirkungen und modifizieren die Körperwahrnehmung. Schmerzinduzierende Übungen können zu Bewegungseinschränkungen führen.

Katherine litt seit ihrer Geburt unter einer infantilen Zerebralparese mit linksseitiger Hemiparese. Die neuropädiatrischen Untersuchungen ergaben die folgenden Diagnosen: Artikulationsstörung, Minderwuchs, kognitive Entwicklungsstörung, Status nach symptomatischer Epilepsie. Wegen der schweren Behinderungen waren multiple, korrigierende Fördermaßnahmen verordnet worden, die schmerzhafte, physiotherapeutische Interventionen umfassten (Vojta-Gymnastik). Diese beeinträchtigten Katherines Entwicklungsprozesse massiv.

Wegen der täglichen, schmerzhaften Interventionen, welche z. T. durch die Eltern vollzogen wurden, entbehrte Katherine als Kleinkind einer kontinuierlichen und Sicherheit gewährleistenden Verfügbarkeit ihrer Eltern. Diese selbst waren durch die Krankheit und die Behinderung ihrer Tochter sowie wegen ihrer Schmerzen verursachenden Interaktionen hochgradig belastet. Der Austausch zwischen Katherine und ihren Eltern war durch repetitive, schmerzhafte, zur Funktionsverbesserung verordnete Trainingsaktivitäten geprägt. Diese unlust- und schmerzbetonten Aktivitäten erschwerten und hemmten Katherines Emotionsentwicklung wie auch ihre kognitiven Funktionen in beachtlichem Ausmaß. Von Schmerzen dominierte Interaktionseinheiten störten die affektive Einstimmung zwischen Eltern und Kind. Sie waren mit Enttäuschungen verbunden, bewirkten nicht selten einen Besetzungsrückzug von Seiten Katherines und wurden als negativ konnotierte Beziehungsrepräsentanzen gespeichert. Katherines Vermögen, mit aggressiven Affekten umzugehen, war seit ihrer Geburt beeinträchtigt. Ebenso erwiesen sich weitere psychische Funktionen (wie z. B. sich abgrenzen, eigenständig Bedürfnisse stillen oder selbst den Schmerz reduzieren können) als gehemmt. Bereits als Kleinkind überfordert, war Katherine nur in geringem Ausmaß im Stande gewesen, physische von psychischen Schmerzen und Phantasmen von Realität zu unterscheiden. Die seit der Geburt wegen ihrer Behinderung bestehende, kontinuierliche

Abhängigkeit von Eltern oder Betreuungspersonen beeinträchtigte auch Katherines Autonomie- und Individuationsentwicklung. Das chronische Schmerzempfinden erwies sich als eine anhaltend-stressvolle Belastung. Unvorhersehbar auftretende, epileptische Anfälle stellten für Katherine einen zusätzlichen psychophysischen Kontrollverlust dar und bildeten für ihre Eltern eine weitere, konstante Bedrohung.

In all den über Jahre andauernden, korrektiv-physiotherapeutischen Maßnahmen war Katherine in ihrem subjektiven Erleben frühkindlichen, körperlichen und seelischen Schmerzen wehrlos ausgeliefert gewesen. Sie fühlte sich von ihren Eltern nur ungenügend geschützt, teilweise fallengelassen oder häufig auch geplagt.

In der kritischen Entwicklungsphase der Adoleszenz kam es zur akuten psychischen Dekompensation von Katherine, und sie musste auf eine jugendpsychiatrische Abteilung eines Universitätsspitals aufgenommen werden. Es wurde eine akute psychotische Episode bei einer, seit der Geburt an einem Geburtsgebrechen leidenden Jugendlichen diagnostiziert. Im Alter von 15 Jahren begann Katherine zunehmend unter multiplen Ängsten (insbesondere körperlichen Verletzungsängsten, Beziehungsverlustängsten, Verfolgungsängsten und multiplen Phobien) zu leiden, die von vegetativen Symptomen begleitet waren. Dazu gesellten sich Schlafstörungen, Alpträume, Appetitlosigkeit, große innere Unruhe und Stressempfindlichkeit sowie Konzentrationsschwierigkeiten und Selbstentwertungsgefühle. Sie klagte über optische und akustische Halluzinationen wie auch über Wahnvorstellungen. Die heftigen Schmerz-, Wut- und Trauergefühle in Bezug auf ihre Behinderung fanden in Form von Schreiattacken, wütender Opposition, starker Verzweiflung oder Regressionsbewegungen Ausdruck.

Im psychotischen Prozess erlebte Katherine das gespeicherte, auferlegte Erdulden-Müssen von Gefühlszuständen, als dringe es von außen her auf sie ein (z.B. gefangen oder verfolgt werden). Damit wurde die äußere Realität auch zu einer Deponie mit Verlust von Kontinuität und Kohärenz, wodurch sich ihre Zukunftsvorstellungen mit panischen Ängsten und Schrecken füllten, die sie zu überwältigen drohten.

Die Betreuer des Therapie- und Schulzentrums berichteten, dass Katherine sich zunehmend bedroht fühle, Stimmen höre, existentielle Ängste, massive Zweifel an sich selbst und Suizidideen äußere, Essen und schulische Aktivitäten verweigere und sich heftig über ihre Behinderung beklage. Die Gruppenintegration verlaufe höchst schwierig, und Katherine benötige eine konstante Betreuung.

Im Alter von 16 Jahren wurde mit Katherine eine psychoanalytische Psychotherapie begonnen. Im Verlaufe des therapeutischen Prozesses wurde sich Katherine mehr und mehr der Auswirkungen ihrer Krankheit bewusst und begann, sich mit all ihren – durch die multiplen Behinderungen bedingten – Einschränkungen und

Verzichten zu konfrontieren und mit gesunden Gleichaltrigen zu vergleichen. Ebenso nahm sie ihre Schwierigkeiten in Beziehungen deutlich wahr. Sie ertrug weder Konkurrenz noch soziale Konflikte und fühlte sich sofort ausgegrenzt und abgelehnt, was mit intensivsten Gefühlen von Schmerz, Wut und Trauer verbunden war. In ihrem instabilen und verletzlichen Zustand äußerte sie panische Angst, z. B. vor Einbrechern und Mördern, und sprach über akustische Halluzinationen, Wahnvorstellungen und Suizidgedanken.

Eine psychische Auseinandersetzung mit der schwerwiegenden Behinderung und den damit verbundenen multiplen Limitierungen und Entsagungen hatte bis zur Adoleszenz nicht stattgefunden. Die psychotische Episode mit Halluzinationen und Wahnvorstellungen stand im Zusammenhang mit Katherines labilem Selbstvertrauen und ihrer hochgradigen, psychischen Verletzlichkeit, welche durch die adoleszentäre Übergangsphase verstärkt worden war. Als Jugendliche befand sich Katherine in einem biologisch vorgezeichneten Trennungs- und Ablösungsprozess von sich als Kind wie auch von den primären Bezugspersonen, von denen sie wegen ihrer Behinderung in viel größerem Ausmaß abhängig gewesen war als andere Jugendliche. Weder ihren Körper, über den sie keine Kontrolle hatte, noch ihre Psyche vermochte Katherine als selbstverständlich funktionierend wahrzunehmen.

In der individuellen Psychotherapie gelang es Katherine, einen besseren Zugang zu ihrem Schmerz zu finden und ihre mit ihrer Krankheit und Behinderung verbundenen Ängste und Emotionen nach und nach zuzulassen, sie auszudrücken und schließlich teilweise besser integrieren zu lernen. Ihr Selbstwertgefühl und ihre Eigenständigkeit konnten gestärkt, ihre Individuations- und Autonomieentwicklung sowie ihre Trennungs- und Ablösungsprozesse gefördert werden. Katherine verblieb jedoch mit Gefühlen, ein ungerechtes Schicksal ertragen zu müssen, und haderte mit ihrer, für sie nicht annehmbaren Krankheit und Behinderung.

### *Kommentar*

Kranke und/oder behinderte Kinder bzw. Adoleszente und ihre Eltern, welche sich in einer kontinuierlichen Abhängigkeit von Betreuungspersonen befinden, erleben (besonders in der Adoleszenz) die anstehenden Individuations- und Ablösungsprozesse als besonders schmerzliche Herausforderung. Der Verlust der gemeinsam geteilten, über Jahre andauernden Anstrengung und die unumgängliche Anpassung an die Behinderungssituation nötigen zu einer besonders komplexen und sehr schmerzhaften Trauerarbeit. Für Kinder, Jugendliche und deren Eltern – zusammen engagiert in Sorge und Pflege seit der Geburt – kommen solche Trennungssituationen einem Verlust eines Teils ihres Selbst und einer sinnerfüllten Lebensgestaltung gleich. Sie sind vielfach von heftigen Leere- und Sinnlosigkeitsgefühlen begleitet. Die kritischen Übergangssituationen sind geprägt durch die meist unsichere Zukunft bezüglich der weiteren Betreuungssituation der jugendlichen Person und ihres zukünftigen Schicksals im erwachsenen Leben – ein mit belastenden, jedoch unvermeidbaren Veränderungen einhergehender Prozess.

## 5.14 Schmerz beim Individuationsprozess einer Adoleszenten von ihrer Zwillingsschwester: Tamara

Zwillinge stehen, spätestens in der Adoleszenz, vor einer besonderen Aufgabe. Sie müssen nicht nur, wie alle Jugendlichen, ihre Beziehung zu den tragenden Figuren der frühen Kindheit grundsätzlich umgestalten, sondern sich auch gegenseitig voneinander individuieren. Dabei geht oft eine schutzreiche Zweisamkeit zu Ende. Dieser Prozess verläuft vielfach nur mit schmerzlichen Ablösungsbewegungen, die abzuwehren versucht werden.

Die Mutter, zweites von sechs Mädchen, wuchs auf dem Land auf und hatte einen erwachsenen, außerehelichen Sohn, der von den Eltern der Mutter aufgezogen worden war. Sie arbeitete vor der Geburt der Zwillinge manchmal im Gastgewerbe. Der Vater war sechs Jahre älter als die Mutter. Die Schwangerschaft war nicht geplant; die Geburt per sectio erfolgte in der 32. Schwangerschaftswoche. Tamara – als erste frühgeboren – wog mit 1.500 Gramm etwas mehr als ihre Zwillingsschwester.

Die psychomotorische Entwicklung war leicht verspätet. Wegen einer verzögerten Sprachentwicklung mit Artikulationsstörungen und zeitweisem Stottern fand eine logopädische Therapie statt. Zudem erfolgte eine Förderung der visuomotorischen Koordination. Der Kindergarteneintritt erwies sich, wegen Tamaras großen Ängsten sowie ihrer Schwierigkeiten bei der Gruppenintegration und beim Spielverhalten, als problematisch. Das erste Schuljahr verbrachte sie in einer Einführungsklasse. Vom zweiten Schuljahr an besuchte sie eine Normalklasse.

Eine erste kinderpsychiatrische Abklärung fand im Alter von neuneinhalb Jahren statt, da Tamara und ihrer Zwillingsschwester massive Ängste vor Hunden äußerten, die eine ständige Begleitung der Töchter durch die Mutter erforderten. Diese Ängste vor Hundes verschwanden nach einer kurzen Beratung von Mutter und Zwillingen zusammen.

Im Alter von 14 Jahren führten zweimal Obstipationsbeschwerden notfallmäßig zu einer pädiatrischen Kriseninterventionen. Sechs Monate später fand eine Hospitalisation wegen psychosomatischer Beschwerden mit Schreikrämpfen statt. Diagnostisch wurde eine Pseudoobstipation festgehalten.

Ein kinderpsychiatrisches Konsilium (während des Spitalaufenthaltes) und eine anschließende, psychologische Untersuchung ließen eine massive Zwillingsproblematik (symbiotische Beziehung, Trennungsängste, mangelnde Autonomie, infantiles und regressives Verhalten), einen emotionalen Entwicklungsrückstand und eine intellektuelle Leistungshemmung erkennen. Die Indikation für eine individuelle psychoanalytische Psychotherapie wurde gestellt. Tamaras Zwillingsschwester befand sich zu diesem Zeitpunkt bereits seit drei Monaten in psychotherapeutischer Behandlung. Die begleitenden regelmäßigen Elterngespräche hatten zum Ziel, die Autonomieentwicklung der Zwillinge zu fördern.

In der psychoanalytischen Psychotherapie berichtet die nun 16-jährige Tamara von ihrer (und ihrer Zwillingsschwester) großen Angst, an einer Obstipation zu leiden, da ihre Großmutter an einem Darmverschluss gestorben sei. Stündlich würden sie beide die Toilette benutzen und miteinander streiten, wer sie zuerst gebrauchen dürfe. Nachts würde eine der Zwillingsschwestern bei der Mutter, die andere mit offener Tür schlafen. Tamara und ihre Schwester würden ihre gesamte Zeit immer gemeinsam verbringen. Als die Zwillinge in der Schule in zwei verschiedene Klassen eingeteilt wurden, entwickelte Tamara, die sich schulisch auf einem niedrigeren Niveau als ihre Schwester befand, vorübergehend eine Schulphobie. Ihre Versuche, eine Schnupperlehre zu absolvieren, scheiterten.

Tamaras Sprache in den Therapiestunden war wegen ihrer Artikulationsstörungen und ihrer Tendenz, Silben zu verschlucken, für den Therapeuten schwer verständlich. Sie war wortkarg, schwieg oft und lange während der Therapiesitzungen und wünschte, der Therapeut solle ihr Fragen stellen.

In der Adoleszenz kann der Individuations- und Separationsprozess, besonders bei Zwillingen, mit großen Ängsten vor Verlusten verknüpft sein. Der schulische Leistungsunterschied – die Zwillingsschwester ist schulisch auf einem höheren Niveau aktiv – stellt eine Möglichkeit der Differenzierung zwischen den Schwestern dar. Das Bedürfnis nach der Zuneigung der Mutter und der daraus resultierende Rivalitätskonflikt werden deutlich. Eine Triangulierung der Zwillinge und ihrer Mutter mit Hilfe der Figur des Vaters würde eine Differenzierungsentwicklung der Zwillinge verlangen. Die symbiotische Beziehung der Schwestern ist mit massiven Abschottungen gegen außen verbunden. Der Therapeut als Dritter wird als Intrusor erlebt.[9]

Das Schweigen zeigt Tamaras Schwierigkeit, mit dem Therapeuten zu kommunizieren, nämlich mit einer außerfamilialen Person Wesentliches zu teilen, und ist auch Ausdruck

9 »Gewährt mir die Bitte, ich sei in Eurem Bunde der Dritte.« (*Die Bürgschaft*, Friedrich von Schiller)

ihres Konfliktes, sie könnte ihrer Schwester gegenüber illoyal werden. Die Verweigerung, sich mitzuteilen, weist auf eine regressive Bewegung hin. Es handelt sich um eine kindliche, allmächtig-narzisstische Position, in der sich Tamara aber allein, unerreichbar, hilflos und traurig fühlt und sich so in einer äußerst schmerzlichen Situation befindet. Bei dieser depressiven Haltung handelt es sich um eine Vermeidung der mit dem Verlust ihres »Kokons« verbundenen Schmerzes, von Trauer und vonWut.

Als Säugling hat Tamara eine permanente Präsenz eines Gegenübers (Zwilling) erfahren und eine bedingungslose Vertrautheit und Intimität zu ihrer Schwester aufgebaut. Alle neuen Kontakte und Beziehungen empfindet sie als andersartig, fremd, unvertraut und unbekannt. Mehr und mehr ist sie mit der Schwierigkeit konfrontiert, neue Beziehungen außerhalb der Familie eingehen zu können.

Der Individuationsprozess, der in der therapeutischen Beziehung stattfindet, wird von der Patientin zum Teil als Aggression empfunden, die sich in ihren Sprachschwierigkeiten ausdrückt. Es handelt sich um einen emotionalen Ablauf, der gleichzeitig das Bedürfnis, sich mitteilen zu können, aber auch eine starke Abwehr zeigt. Einen Individuationsprozess in der Adoleszenz zu vollziehen ist unvermeidbar, jedoch für Tamara äußerst schmerzhaft, da er mit dem Verlust von Vertrautheit, Intimität, Zugehörigkeit und Zweisamkeit einhergeht.

Der Verlauf zeigte, dass sich die zuerst in einer Angst-, dann in einer psychosomatischen Symptomatik manifestierende Problematik in der Folge im Sozialbereich mit einer Schulphobie und der Unfähigkeit, eine Schnupperlehre zu absolvieren, manifestierte. Die therapeutische Bearbeitung von Tamaras Individuationsproblematik erlaubte ihr schließlich, eine Lehre als Verkäuferin zu beginnen, worüber sie sehr stolz war.

## *Kommentar*

Die Zwillingsbeziehung erlaubte beiden Schwestern, Gefühle von gemeinsam geteilter Einheit und Ganzheit zu erleben. In dieser Einheit genügten sie sich selbst und fühlten sich unabhängig von den Beziehungen mit anderen. Die intime und konstante, gegenseitige Identifikation reduzierte die Permeabilität der mutuellen Grenzen von Selbst- und Objektrepräsentanzen und verringerte die Bezogenheit auf die äußere Realität. In der Adoleszenz erhält die Auseinandersetzung mit Individuations-, Trennungs-, Abhängigkeits- und Autonomieprozessen eine ganz besondere Bedeutung. Die Abgrenzungsversuche im Adoleszenzprozess blieben wegen der nur geringen Differenzierung der Selbst-Objekt-Repräsentanzen oft schmerzlich blockiert, da sie mit einer Angst vor dem Verlust eines Selbstanteils verknüpft waren.

Der Konflikt zwischen der Bildung einer autonomen Identität und der gleichzeitigen Aufrechterhaltung einer Bindung an die Schwester kam für Tamara einer intensiven schmerzlichen Trauerarbeit um den Verlust der symbiotischen Beziehung zu ihrer Schwester gleich. Dieser mit einem Entwicklungsschmerz verbundene Konflikt stand im Zentrum der analytisch-psychotherapeutischen Beziehung.

## 5.15 Schmerz bei Dissozialität eines 17-jährigen, multipel traumatisierten Adoleszenten: Oskar

Die Familie des 17-jährigen Oskar stammte aus einem Kriegsgebiet in einem anderen Kontinent. Der Vater, politisch aktiv, wurde, wie einige andere Familienmitglieder, mehrfach verhaftet, immer wieder gefoltert und oft über lange Zeit inhaftiert. Als er schließlich zu seiner Familie zurückkehrte, kannten ihn die jüngeren Kinder nicht mehr. Sie lehnten ihn ab. Die Familie erhielt – als politische Flüchtlinge anerkannt – vor sieben Jahren, als Oskar rund zehnjährig war, Asyl in der Schweiz. Als der Vater hier keine Arbeit fand und deswegen von der Familie verachtet wurde, trennte er sich ein knappes Jahr vor der Tat seines Sohnes – einem Raubmord – von ihr.

Die Mutter wurde früh, gegen ihren Willen, mit dem ihr unbekannten Mann, der praktisch immer wieder fort war, verheiratet. Ihre Kinder betrachteten den Vatersbruder, der präsent war, als eigentlichen Vater. Auch die Mutter war politisch im Untergrund aktiv. Sie und alle ihre Kinder waren mehrfach genötigt worden, Situationen beizuwohnen, wenn Verwandte brutal gefoltert und zu Gefängnisstrafen verurteilt wurden. Sie war zutiefst verzweifelt, unglücklich und misstrauisch, litt an Schlafstörungen und überwältigenden Ängsten und fühlte sich nicht im Stande, etwas über die frühe Entwicklungszeit von Oskar zu berichten.

Von den Strafbehörden wurde eine Persönlichkeitsevaluation verlangt, die Folgendes ergab: Oskar war derjenige in der Geschwisterschar, der sich schon immer am meisten um die Mutter und ihr Wohl gekümmert hatte. Bei den auch nach der Flucht anhaltenden Streitereien der Eltern litt er am meisten und zog sich oft über Monate in Schweigen zurück, obwohl er, wie er ausführte, aus lauter Hilflosigkeit am liebsten andauernd geheult hätte. Er verbrachte viel Zeit allein vor dem Fernseher und war fasziniert von verschiedensten Kampfsportarten. Einmal in der Schweiz angelangt, ließ er sich durch niemanden mehr etwas sagen. Im Alter von 15 Jahren, völlig sich selbst überlassen, da die Eltern sämtliche Erziehungsversuche aufgegeben hatten, kam es zu einem Abfall der Schulleistungen. Er verhielt sich rücksichtslos und nötigend-aggressiv und fiel durch massives Lügen sowie verschiedenste Diebstähle auf.

Auf behördliche Anordnung wurde er in ein Heim für Jugendliche platziert, wo es bald zu sehr heftigen Konflikten kam, da er keinerlei Regeln akzeptierte, gegen andere Kinder und Jugendliche ausfällig wurde, sie nötigte und bedrohte, und schließlich, weil er den Unterricht dauernd störte und unentschuldigt fernblieb, vom Schulbetrieb ausgeschlossen wurde. Seine Arroganz war enorm. Er ließ sich von den Pädagogen nichts sagen und lief immer wieder aus der Institution davon. Freunde kenne er nicht, meinte Oskar. Aber er traf sich mit einer kleinen Gruppe gleichgesinnter Jugendlicher, in welcher immer wieder von Ermordungen gesprochen wurde und mehrfach erwogen worden sei, einen Raubüberfall mit eventueller Tötung des Beraubten in die Wege zu leiten. Oskar wurde von der Gruppe zum potenziellen Hauptakteur ernannt.

Kurz danach schritten die Jugendlichen zur Tat. Die Gruppe drang abends in den Betrieb eines von ihnen geschätzten Mannes ein. Oskar griff den Mann mit einem Messer an und erstach ihn mit unzähligen Stichen. Dann raubten sie die Kasse aus und flohen. Nach der Verhaftung wurde von juristischer Seite eine Persönlichkeitsevaluation angeordnet.

Testpsychologisch war auffällig, dass Oskar von vielen Ängsten überschwemmt wurde, denen er nur mit archaischen Schutzmechanismen zu begegnen vermochte. Er zeigte eine kleinkindliche Bedürftigkeit nach Harmonie und Einigkeit auf der Gefühlsebene bei einem gleichzeitigen Versuch, ohne jegliche Rücksicht auf andere, sich nur um das eigene Überleben zu kümmern. Insgesamt konnte er als aggressionsgehemmt bezeichnet werden. Er war rasch und leicht beunruhigt, geriet dann innerlich in Panik, ließ sich äußerlich aber kaum etwas anmerken. In diesen Situationen waren seine Reaktionen nicht situationsangemessen. Er schränkte seine Wahrnehmung ein, im Versuch, seine Angst zu begrenzen.

Im individuellen Gespräch betonte Oskar, er habe die Streitereien zwischen den Eltern nicht mehr ertragen können. Nach dem Auszug des Vaters sei er der Älteste und damit für die anderen Geschwister verantwortlich gewesen. Er hatte das Gefühl, von Männern misstrauisch beobachtet zu werden. Im »Überlebenskampf« könne man sich auf keinen anderen Menschen verlassen. Unangenehme Persönlichkeitsanteile spaltete er ab, konnte kaum über seine Innenwelt sprechen und meinte, er sei diesbezüglich blockiert.

Obwohl Oskar sich nicht als einen gewalttätigen Menschen betrachtete, musste er einräumen, mit Kollegen zusammen schon andere Jugendliche »ausgenommen« zu haben. Er verstand nicht, warum er dies – und vor allem auch die Tat – begangen hatte. Bei Oskar schien ein gut abgegrenzter, aber wie psychotisch funktionierender Persönlichkeitsanteil vorhanden zu sein. Er erzählte einen Traum, in welchem er sich zwischen Gott und dem Teufel, zwischen Gut und Böse, befunden habe.

Dazu assoziierte er den ewigen Streit zwischen Mutter und Vater und die Tatsache, dass die Mutter vom Vater geschlagen worden sei. Obwohl man die Eltern respektieren müsse, müsse er zugeben, einmal gegenüber dem Vater tätlich geworden zu sein. Er hoffe, dass all das, was auf ihm laste, plötzlich von ihm weggehen könnte. Während und nach der Tat habe er nicht mehr denken können. Oskar erschien als ein depressiver und aggressiver Jugendlicher, der viel Leidens- und wenig Selbstreflexionspotenzial besaß.

### *Kommentar*

Oskar eliminierte, zum Schutz der Mutter, eine väterliche Figur. Gleichzeitig aber identifizierte er sich auch mit den kriegerischen Taten des Vaters. Frühkindliche, auf der narzisstischen Ebene liegende Traumatisierungen durch innere und äußere Familiengeschehnisse trugen dazu bei, dass sich aus dem Kleinkind, Kind und Jugendlichen ein Mensch entwickelte, der seine Gefühle andauernd abwehrte, abspaltete und unterdrückte. Der Schmerz der »Vaterlosigkeit« einerseits und die Qualen bei der Nötigung zum hilflosen Mitansehen-Müssen von Folterungen und Gewalt andererseits konnten im Verlaufe der Entwicklung keinen angemessenen Ausdruck oder gar eine Umwandlung erfahren. Weder der fehlende Vater noch die selbst traumatisierte Mutter waren im Stande, dem chronischen Schmerz des Kleinkindes, Kindes und Jugendlichen sowie der aus der Hilflosigkeit und Frustration stammenden Rage ein Gefäß anzubieten, das eine Transformation dieser Impulse erlaubt hätte. Völlig haltlos in der Familie und depriviert, kannte er in der Adoleszenz nur die Externalisierung und die Umsetzung in Handlung, d. h. das Nach-außen-Wenden und Abspalten von aggressiven Impulsen. Die Gruppe der Gleichaltrigen funktionierte nach dem gleichen Prinzip und damit als »Verstärker«. Der ermordete Mann hatte für alle Bandenmitglieder eine deutliche Vaterqualität besessen. Bei einer solchen Persönlichkeits- und Umgebungsstruktur muss damit gerechnet werden, dass es durchbruchsartig immer wieder zu aggressiven und kriminellen Handlungen kommen kann. Zweifellos bestehen sowohl eine Therapiebedürftigkeit als auch eine gewisse Therapiemotivation. Wie groß allerdings die Fähigkeit für eine psychotherapeutische Arbeit sein wird, wird erst die Zukunft erweisen.

Die summierten, seit der frühesten Kindheit kumulativ traumatischen Erfahrungen und Emotionen nötigten diesen hochgradig parentifizierten Jungen zu einem breiten Abwehrverhalten. Jegliche emotionale Empfindung und Resonanz wurden ausgeblendet. Es bestand eine Sprachlosigkeit über die multiplen traumatischen Erfahrungen seiner Eltern und deren Auswirkungen auf die Familie und die Kinder. Zusätzlich befanden sich alle in einem kulturellen, religiösen und sprachlichen fremden Aufnahmeland. Eine Akkulturation war kaum zustande gekommen. Als Ältester in der Geschwisterreihe bemühte sich der Patient in intensiver Sorge um die Mutter, seinem Empfinden nach jedoch vergebens, da sie ihn aufgab und fallenließ. Verlassen, abgelehnt, ausgestossen, fern von seinem Herkunftsland und in seinem sich aus Loyalitätsgründen auferlegten Schweigen gefangen, konnte er bei Erwachsenen nur durch negatives Verhalten Aufmerksamkeit erregen und bei Gleichaltrigen eine gewisse narzisstische Bestätigung erlangen.

Vielen asozialen Tendenzen liegen Verlusterlebnisse oder in der Säuglings- oder Kleinkinderzeit erlittene, emotionale Deprivationen zugrunde. Das aggressiv-destruktive Verhalten stellt dann die Dramatisierung einer inneren, nicht tolerierbaren Realität in der Außenwelt dar. Es ist oft mit einer aufkeimenden Hoffnung der Betroffenen auf eine haltgebende Umgebung durch vertrauensvolle Bezugspersonen verbunden (Winnicott, 1990). Die Tatsache, dass weder Oskar noch seine durch Immigrations- und Kriegssituation traumatisierte Familie frühzeitig eine psychosoziale Betreuung nutzen konnten, bleibt höchst bedauernswert.

### *Fazit*

Generell handelt es sich bei den Fallbeispielen um psychisch belastende, höchst schmerzliche Stresssituationen, die kumulative psychische Traumata für die betroffenen Kinder und Jugendlichen darstellen und zu unterschiedlichen posttraumatischen Folgen führten. Zu den traumatischen Erfahrungen gehören: eigene Krankheit oder Behinderung, elterliche Krankheit, Verluste von signifikanten Beziehungspersonen, Verluste des Heimat- oder Ursprungslandes, Milieuwechsel sowie »nicht ausreichend oder genügend gute« (im Sinne von Winnicott) Betreuungspersonen.

In einer analytischen Psychotherapie besteht das Ziel der Verarbeitung von Traumata darin, die hohe Intensität der emotionalen Belastung zu verringern, einen gewissen Sinn der Erlebnisse zu erarbeiten und die Art der Traumaverarbeitung in ihrer Auswirkung auf die Entwicklung zu erfassen. Psychoanalytische Arbeit hat, in der Übertragung, stets mit der Nachträglichkeit zu tun, da sie die Möglichkeit einer Art Wieder-Inszenierung von Konflikten mit zeitlicher Verschiebung auf die Gegenwart eröffnet. Dies ermöglicht den Patienten, diese mit einem anderen Ich, damit auch mit einem anderen psychischen Instrumentar und schließlich mit einem anderen Realobjekt durchzugehen. Auf diese Weise kann die zwanghaft sich wiederholende und damit unverändert bleibende Erfahrung transformiert werden. So kann es gelingen, dass dissoziierte Anteile eine Neu-Integration erfahren. Die Transformation des psychischen Schmerzes durch den Prozess einer frischen Symbolisierung bringt psychisches Wachstum mit sich. Phantasmen, Träume, Mythen, Tagtraumgedanken und künstlerische Kreationen stellen psychische Ausdrucksmöglichkeiten der affektiven Erlebnisse und ihrer Assimilation dar. Emotionale Erfahrungen, die nur als Leerstellen in der Erinnerung und in der Identität vorhanden sind, erscheinen in der therapeutischen Beziehung oft in Form von (Alp-)Träumen, zusammen mit den entsprechenden Affekten, während nur verbalen Äußerungen oder einem sich einigelnden Schweigen die emotionale Resonanz fehlen kann. Psychisches Durcharbeiten und Integrieren von affektiven Erfahrungen der Vergangenheit, mit dem Ziel, seine Identität zu finden und diejenigen psychischen Funktionen, die durch Abwehren wie z. B. Dissoziation und Isolation beeinträchtigt waren, wiederzuerlangen, stellt einen äußerst schmerzhaften Prozess dar.

# 6. Durch schmerzliche Grunderfahrungen gekennzeichnete Eltern-Kind-Beziehungskonstellationen

## 6.1 Elternschaft

Freud (1913) hebt mit seinem Satz: »Das Kind ist der Vater des Mannes«, hervor, »von welch außerordentlicher Bedeutung für die ganze spätere Richtung eines Menschen die Eindrücke seiner Kindheit, ganz besonders aber seiner ersten Kindheitsjahre, sind« (S. 412). Es ist also das intrapsychische Kind, d. h. das kindliche Erleben, das des Menschen Leben und Schicksal mitbestimmt.

Jedes zukünftige Elternpaar wird mit der Frage nach der Auseinandersetzung und Integration mit seinen realen und phantasierten Eltern konfrontiert. Denn auch ihre Persönlichkeit wurde durch die Interaktionen mit den inneren Welten ihrer Eltern geprägt. Der Entwicklungsprozess des realen Kindes wird anders sein als die mehr oder weniger bewussten Erwartungen, die von den Eltern an ihre »imaginären« Kinder gestellt werden. Die Eltern werden sich in Laufe ihrer Entwicklung schmerzhaft der Tatsache bewusstwerden, dass ihre jeweiligen realen Kinder nie ihre Hoffnungen und Wünsche voll erfüllen werden können.

## 6.2 Eltern mit traumatischen Erfahrungen in der Kindheit

Fraiberg et al. (1975) beschrieben die Wiederholung von unverarbeiteten, oft traumatischen Erfahrungen aus der Vergangenheit von Eltern in der Beziehung zu ihrem Kind. Dieses wird durch seine Geburt zum stillschweigenden Partner der Tragödie seiner Eltern. Eltern, die sich an ihren, in der Kindheit erduldeten Schmerz und ihr erlebtes Leid bewusst erinnern, sind in der Regel vor einer blinden Wiederholung mit ihrem eigenen Kind geschützt. In der Erinnerung stehen sie im Kontakt mit dem verletzten Selbst ihrer Kindheit. Dies ist nicht der Fall bei Eltern, die ihre schmerzvollen Emotionen durch Verdrängung, Abspaltung oder Isolierung von sich fernhalten und sich in einer unbewussten Identifikation und Allianz mit den gefürchteten Gestalten (den Aggressoren und den Verrätern) ihrer Lebensgeschichte befinden. Die belastenden Inhalte der elterlichen Vergangenheit werden, statt erinnert, auf das Kind verschoben.

Die transgenerationale Transmission traumatischer Erfahrungen von Eltern auf ihre Kinder erfolgt, meist nonverbal und unbewusst, durch die Körpersprache (z. B. die Mimik oder die Gestik), durch den emotionalen Gemütszustand und dessen affektiven Ausdruck sowie durch die Regulation von Nähe und Distanz. Die mangelnde Symbolisierung nonverbaler Übertragungselemente lässt die betroffenen Kinder ohne Sprache für relevante Erfahrungen, wodurch deren Entwicklung von Selbst- und Objektbeziehungen beeinträchtigt werden kann.

Kinder nehmen die mit den traumatischen Erfahrungen der Eltern verknüpften Emotionen (wie z. B. Angst, Schmerz, Wut, Verzweiflung, Scham oder Hilflosigkeit) oft nur diffus oder verzerrt wahr und sind deshalb nicht im Stande, sie differenziert nachzuempfinden. Sie fühlen sich nicht selten verpflichtet, die nicht vollzogene Trauerarbeit des Elternteils zu übernehmen, und belasten sich, im Mitgefühl des unendlichen Leids der Eltern und in der Sorge um deren Wohlbefinden, mit Schuldgefühlen (Kellermann, 2011).

Ein Kind nimmt die Verletztheit und Bedürftigkeit seiner Eltern wahr und versucht, diesen Elternteil mit einer fürsorgenden Beziehung zu unterstützen. Es stellt sich, infolge seiner Bindungs- und Fürsorgebedürfnisse, unbewusst zur Verfügung, identifiziert sich mit den unverarbeiteten, traumatischen Erlebnissen der Eltern und nimmt dabei auch »kryptische« Elemente auf, die es nicht in eine kohärente Repräsentanzenwelt zu integrieren vermag. Eltern registrieren die parentifizierte Rollenübernahme und die damit verbundene, oft schwere Belastung ihrer Kinder nur selten, auch wenn ihre Kinder sich mit der Aufgabe, transgenerational übernommene Schmerzen, Schuldgefühle, Schweigegebote und Loyalitätskonflikte der Eltern zu verarbeiten, überlastet haben (Moré, 2018). Die Kinder haben sich unbewusst mit nicht bewussten Teilen ihrer Eltern identifiziert (Faimberg, 2009).

## 6.3 Eltern mit nicht vollzogener Trauerarbeit bei Verlust einer ihnen wichtigen Person

Ein neugeborenes Kind kann von einem betroffenen Elternteil mit der Erwartung »besetzt« werden, einen Verstorbenen (z. B. einen Großelternteil) zu »ersetzen«; es wird dann zum Objekt der verlorenen Liebe von Mutter oder Vater. Der betroffene Elternteil neigt dazu, eine symbiotische Beziehung mit diesem Kind zu etablieren.

Eltern können aber auch einen signifikanten Verlust leugnen. Dann kommt eine Trauerarbeit nicht zustande, was mit einer affektiven Leere und einer emotionalen Nicht-Verfügbarkeit für das eigene Kind verbunden ist. Der gefühlsblockierte Elternteil nimmt dem entsprechenden Kind gegenüber eine entwertende Haltung ein, die verbal heftig zum Ausdruck kommen und aggressiv ausgehandelt werden kann. Das Kind seinerseits mag sich verpflichtet fühlen, die affektive Leere der Mutter mit seinen eigenen emotionalen Fähigkeiten zu füllen. Gleichzeitig neigt es dazu, sich selbst Schuld für die fehlende Empathie, den Neid und die Aggression des Elternteils zuzuschreiben. Dauert eine solche Situation an, kann das Kind sogar auf eigene Entwicklungsschritte (z. B. von Individuation und Trennung) verzichten, seine aggressiven Gefühle gegenüber seinen Eltern unterdrücken oder sie gegen sich selbst wenden und, aus Loyalitätsgefühlen, seine Emotionen wie Hoffnungslosigkeit, Hilflosigkeit und Scham mit Schweigen umhüllen. Schweigen ist der Schlüsselschutzmechanismus eines Kindes gegenüber einer solchen, von Missbrauch getränkten Situation, für welche die Worte fehlen. Unerträglich-schmerzliche Gefühle können nicht verbalisiert werden, zumal niemand anwesend ist, um sie zu hören, zu teilen oder zu verstehen. Diese auferlegte Stille schont die Eltern, deren Pathologie, wie z. B. eine schwere Depression oder eine nicht bewusste Misshandlung, nicht erkannt werden wird. Ein Kind in einer derartigen Situation fühlt sich in großer Einsamkeit alleingelassen, von Gefühlen wie Wertlosigkeit, Wehrlosigkeit und anhaltender Sehnsucht nach Nähe und Intimität durchdrungen. Eine Trennung vom Elternteil ist kaum vorstellbar, da sie mit der schrecklichen Angst verbunden wäre, allein zu sein und nicht überleben zu können. Schmerzen werden ohne Klagen ertragen, Wut und Traurigkeit werden unterdrückt. Diese erlernte und verinnerlichte Beziehungskonstellation und -interaktion wird sich später, in Beziehungen mit bedeutungsvollen Anderen, rasch wiederholen. Der Aufbau einer eigenständigen Selbstrepräsentanz beim Kind bleibt unzureichend und schmerzliche Selbstverlusterfahrungen wiederholen sich. Wenn zu schmerzhafte emotionale Erlebnisse nicht mehr aushaltbar sind, kann es, vor allem in der Adoleszenz, zu Suizidversuchen kommen (Racamier, 1999).

## 6.4 Eltern, die ein Kind verloren haben

Der Tod eines Kindes betrifft die ganze Familie. Wenn Eltern nicht in der Lage sind, einen Trauerprozess über den Verlust ihres Kindes zu vollziehen, so stehen sie auch ihren übrigen Kindern nicht zur Verfügung, um diesen bei ihrer Trauerarbeit behilflich zu sein. Überlebende Kinder versuchen dann oft, Schuldgefühle ihrer Eltern zu lindern, indem sie, z. B. durch aggressive Akte, deren Aufmerksamkeit auf sich ziehen. Wird ein überlebendes Kind mit dem verlorenen, von den Eltern idealisierten Kind verglichen, so vermag dieses die in es gesetzten Erwartungen nie zu erfüllen. Als »Ersatzkind« muss es seine Identität um einen »Fremdkörper« herum aufbauen, den seine Eltern in ihm »deponiert« haben. Das Fremde besteht aus einer ambivalenten Bindung der Eltern an das gestorbene Kind, dessen Verlust sie zu verleugnen versuchen und dessen Lebendigkeit sie intrapsychisch bewahren (in »Krypten« und durch Inkorporationsphantasmen; s. Abraham & Torok, 1987). Das Ersatzkind versucht schließlich, sich mit dem verlorenen Liebesobjekt seiner Eltern zu identifizieren und es zu internalisieren, selbst wenn es das verlorene Geschwister nicht gekannt hat. Dieses Bemühen ist von schmerzhaften und oft unheimlichen Gefühlen begleitet und wird durch den Wunsch des Kindes motiviert, seine Eltern besser verstehen und mit solchen Aktionen ihre affektive Zuwendung gewinnen zu können. Ein Ersatzkind zu sein, kann mit einer ernsthaften Beeinträchtigung der Entwicklung eigener Identität verbunden sein.

## 6.5 Eltern mit Migrationshintergrund

Im Gedicht *Ziehende Landschaft* beschreibt Hilde Domin, eine deutsche Lyrikerin jüdischen Glaubens, ausdrücklich die Auseinandersetzung mit dem Verlust der Heimat:

> »Man muss weggehen können und doch sein wie ein Baum: als bliebe die Wurzel im Boden, als zöge die Landschaft und wir ständen fest. Man muss den Atem anhalten, bis der Wind nachlässt und die fremde Luft um uns zu kreisen beginnt, bis das Spiel von Licht und Schatten, von Grün und Blau, die alten Muster zeigt und wir Zuhause sind, wo es auch sei, und niedersitzen können und uns anlehnen, als sei es ein Grab unserer Mutter.«

Migration ist in der Geschichte der Menschheit ein universelles Phänomen, das infolge von Globalisierungsprozessen signifikant zugenommen hat und mit sozialen, wirtschaftlichen und ökologischen Folgen verbunden ist. Sie stellt oft eine chronische Stresssituation mit multiplen, damit verknüpften psychischen Auswirkungen dar. Diese sind abhängig von den Gründen und der Art und Weise der Migration, vor allem auch vom Umfeld und von der Gesellschaft (d. h. den sozialen, kulturellen, politischen oder wirtschaftlichen Bedingungen) des Ankunftslandes.

Die Migration mit dem Verlust des Herkunftslandes entspricht meist einem kritischen Lebensereignis, das eine Verlustarbeit erfordert. Die Auswanderung umfasst das schmerzliche Abschiednehmen von Mitgliedern der erweiterten Familie sowie das Verlassen von Kultur, Sprache und Ethnie. Im Einwanderungsland steht die Auseinandersetzung mit neuen, meist unbekannten und oft nur schwer zu verstehenden kulturellen Normen und Werten bevor, was häufig mit schmerzhafter und ängstlicher Verunsicherung einhergeht.

Eltern mit belastenden Migrationserlebnissen (z. B. Traumatisierungen auf der Flucht, schmerzlichen Erinnerungen an existentielle Gefährdungen, Verlassenheitsgefühlen oder Trennungskonflikten) fällt es oft außerordentlich schwer, für die Integrationsschritte ihrer Kinder emotional frei verfügbar zu sein. Mcist haben sie andere Erziehungsideen internalisiert und entbehren der im Aufnahmeland gültigen Verhaltens- und Beziehungsmodelle, weswegen sie sich in ihren elterlichen Kompetenzen, Rollen und Funktionen verunsichert fühlen.

Migration ist geprägt durch eine Situation schmerzhafter Entwurzelung, Trennung und sozialer Isolation. Sie kann Regressionsbewegungen bei Eltern fördern, weswegen diese ganz besonders auf von außen kommende, wohlwollende Unterstützung angewiesen sind, um ihren Kindern eine verlässliche, kontinuierliche und schützende Bindung und Beziehung anbieten zu können, auf welche diese, zu ihrer eigenen Anpassung im Ankunftsland, dringend angewiesen sind.

Das Aufrechterhalten der familialen Sprache ist ein signifikanter Ausdruck von Identitätsbewusstsein, Zugehörigkeitsgefühl, Familienbindung und Verwandtschaft. Die Bedeutung der ethnischen Identifikation wird durch die Familie, die Gemeinde oder durch entsprechende Gruppen vermittelt. Kinder mit Migrationshintergrund sind mit zwei Kulturen konfrontiert und aufgefordert, in beiden adäquat zu funktionieren.

Die elterliche Migrationsgeschichte kennenzulernen und ihre spezifische Kultur und deren Regeln teilweise zu verstehen, ist wesentlich, soll das Vertrauen von Eltern mit Migrationshintergrund für eine psychotherapeutische Behandlung ihres Kindes gewonnen werden können. Anpassungsanstrengungen der Eltern, die Anerkennung ihrer Fähigkeiten und Leistungen wie auch das Ansprechen von Erinnerungen aus ihrem Herkunftsland mag einesteils schmerzhaft, anderenteils aber auch – im Sinne einer Übertragung von etwas Heimatlichem in die Fremde – richtungsweisend sein. Die therapeutische Beziehung verlangt dem Kind gegenüber, das – infolge seiner Loyalitätsverpflichtung gegenüber seinen Eltern – auf spezifischem Respekt angewiesen ist, ein ebenso taktvolles Verständnis.

Gelingt es Eltern nicht, einen Trauerprozess über die mit der Migration verbundenen Verluste zu vollziehen, können nicht integrierte, unverarbeitete, traumatische Erlebnisse durch unbewusste, nonverbale Kommunikation auf das Kind übertragen werden. Der Verlust von »Heimat« wird dann für ein Kind – infolge seiner Identifizierung mit dcm Elternteil – zum schmerzhaften und traumatisierenden Erlebnis, seine Integration am neuen Ort in Frage gestellt. »Die Sehnsucht nach der Heimat, das Heimweh, ist keine eindeutige Gefühlslage, […] sondern ein Konglomerat von Sehnsüchten nach Orten und der Zeit der Kindheit, nach Geborgenheit, nach Anerkennung, nach Liebe, aber auch nach dem Gefühl, verwurzelt zu sein.« (Schami, 2018, S. 168)

Eltern mit einem Migrationshintergrund fordern von ihren Kindern oft hohe Anpassungs- und Integrationsleistungen, aber auch Erfolg im schulischen und beruflichen Bereich. Ihre Kinder sollen im Einwanderungsland bessere Chancen haben sowie die Wünsche und Ziele verwirklichen können, welche die Eltern nicht zu erreichen vermochten. Wenn immer möglich, sollten sich Kinder nicht gedrängt fühlen, zwischen der Kultur ihres Ursprungslandes und derjenigen ihrer neuen Heimat »wählen« zu müssen, sondern sich in beiden kompetent fühlen können, eine Bereicherung, die mit einer Stärkung des Selbstwertgefühls verknüpft ist. Eltern können dazu beitragen, wenn sie Elemente der Herkunftskultur und der neuen Heimat zu vereinbaren im Stande sind. Dann gelingt es diesen Familien, ein familiales Selbstverständnis mit Werten und Normen aus ihrem Herkunftsland aufrechtzuerhalten und gleichzeitig flexibel mit Einflüssen der Umwelt und der Lebensweise der neuen »Heimat« umzugehen.

## 6.6 Eltern mit schwerer psychischer oder somatischer Krankheit

Wenn eine psychische Krankheit das Leben eines Elternteils und der Familie dominiert oder eine somatische Krankheit die einzige zentrale und mit negativen Affekten verknüpfte Beschäftigung für den Elternteil darstellt, ist der Entwicklungsraum des Kindes eng. Es kann zur emotionalen und manchmal physischen Misshandlung des Kindes kommen, das sich, in Identifikation mit dem kranken Elternteil, nicht abzugrenzen vermag und auf die Erfüllung seiner eigenen emotionalen Bedürfnisse verzichtet. Wenn es in der Familie nicht möglich ist, über die Krankheit zu sprechen (z.B. aus Angst vor Kränkungen, psychischer Dekompensation, ehelichen Konflikten oder einem familialen Zusammenbruch), so steigern sich bei Kindern irrationale Phantasievorstellungen. Vor allem bei Jugendlichen entstehen – aus dem Konflikt zwischen der Erfüllung eigener Bedürfnisse, der Wahrung einer eigenen, gesunden Integrität auf der einen und der offenkundigen Unterstützungsbedürftigkeit des schwer kranken Elternteils auf der anderen Seite – Loyalitätskonflikte und als existenziell erlebte Schuldgefühle. Der unvorhersehbare Verlauf der Krankheit stellt eine zusätzliche schmerzliche Verunsicherung und Herausforderung dar.

## 6.7 Analytisch-psychotherapeutische Aspekte der Arbeit mit Eltern

Eltern mit schweren Deprivations- oder massiven eigenen Parentifizierungserfahrungen haben eine chaotische Kindheit durchlebt. Sie sind ihrer Kindheit beraubt worden und erwarten, die fehlende Liebe, Fürsorge und Zuwendung ihrer Eltern von ihren Kindern zu erhalten. Liebesbedürfnisse und Verschmelzungsphantasien richten sich an das Kind, das als Quelle ihrer narzisstischen Befriedigungen eingesetzt wird.

Eine mangelnde Empathiefähigkeit von Eltern kann bewirken, dass eine psychische Erkrankung ihres Kindes als Simulation entwertet, sein seelisches Leid nicht erkannt und sein Schmerz nicht wahrgenommen werden. Beim Münchhausen-by-Proxy-Syndroms, einer Form von potenziell schwerer Kindesmisshandlung, beschreiben Eltern kindliche Krankheitssymptome, die nicht organisch, sondern heimlich durch die Eltern selbst verursacht werden. Es handelt sich meist um Eltern, die in einem rigidem Wertesystem (z. B. einer Sekte oder in pervertierenden Verhaltenssystemen) gefangen sind und jede mögliche Veränderung als existentielle Bedrohung erleben. Für das Kind stellt eine solche Fremdbestimmung eine katastrophal-schmerzhafte Bedrohung dar.

Ferenczi formulierte 1932: »Nebst leidenschaftlicher Liebe und leidenschaftlichem Strafen gibt es auch ein drittes Mittel, ein Kind an sich zu binden, und das ist: der Terrorismus des Leidens. Kinder haben den Zwang, alle Art Unordnung in der Familie zu schlichten, sozusagen die Last aller anderen auf ihre zarten Schultern zu bürden; natürlich zu guter Letzt nicht aus reiner Selbstlosigkeit, sondern um die verlorene Ruhe und die dazugehörige Zärtlichkeit wieder genießen zu können. Eine ihre Leiden klagende Mutter kann sich aus dem Kinde eine lebenslängliche Pflegerin, also eigentlich einen Muttersatz schaffen, die Eigeninteressen des Kindes gar nicht berücksichtigen.« (S. 264)

Eine psychoanalytische Psychotherapie kann sich für ein Kind als schwierig erweisen, wenn Eltern diese als unnötige Einmischung erleben und das Kind seine Probleme, im Vergleich zu denen der Eltern, als geringfügig erachtet. Es gilt, mit dem Kind zusammen, die schmerzliche Krankheitserfahrung offenzulegen, die Bedeutung und die Zusammenhänge zu klären und damit seinen Entwicklungsprozess zu unterstützen.

Zukünftige Eltern werden mit spezifischen Herausforderungen konfrontiert und können sich hierbei verunsichert fühlen. Bei der therapeutischen Begleitung einer etablierten Familie ist der schmerzvolle Unterbruch des familialen Gleichgewichts zu berücksichtigen, und es sind, wenn immer möglich, die Eltern für die neuen elterlichen Aufgaben und Funktionen (Unterstützung der psychotherapeutischen Ziele) zu gewinnen.

Im Allgemeinen sind der Wunsch und das Bemühen von Eltern auf der bewussten Ebene groß, gut für ihre Kinder zu sorgen, wenn möglich besser, als dies die eigenen Eltern taten. Unbewusst aber spielen oft noch andere Motivationen mit, z. B. sich mit dem eigenen Kind fehlende Bedürfnisse zu erfüllen, eine Entwicklungsperiode nachzuholen oder für das eigene Kind eine gemeinsame Hülle zu »stricken« (Soulé, 1992) und ihm damit keinen eigenen Raum anzubieten. Stehen solche Motive im Vordergrund, so fällt es diesen Eltern schwer, ihr Kind in seinem realen Entwicklungszustand, seiner Eigenständigkeit sowie seiner Getrennt- und Differenziertheit wahrzunehmen. Ebenso haben Eltern meist Mühe, die Rollen und die Funktionen, die ihr parentifiziertes Kind übernimmt, zu erkennen. Das Kind leistet hohe Anpassungsanstrengungen zur Befriedigung der Bedürfnisse der Eltern. Es versucht, möglicherweise problematische familiale Strukturen zu harmonisieren oder gar Familienkonstellationen zu stabilisieren. Zumeist handelt es sich in solchen Situationen um Eltern-Kind-Beziehungen mit nicht altersgerecht oder ungenügend vollzogenen Individuations- und Trennungsprozessen.

Da die Schwierigkeit von Eltern, die Realität ihres Kindes wahrzunehmen, meist mit einem (un-)bewussten »Verlust« ihres eigenen »Kindes im Kopf« verknüpft ist, liegt ein Schwerpunkt der Elternarbeit darin, mit den Eltern Szenarien zu entwickeln, in welchen das Kind, das sie gewesen sind, und das Kind, das sich in ihrer Vorstellung als eigenes Kind abzuzeichnen begann, angesprochen und damit Transformationen zugänglich wird. Damit werden Erinnerungen und emotionales Erleben aktualisiert, Unverständliches wird geklärt und Verbindungen von infantilem und jetzigem Erleben werden hergestellt. Geschichtenerzählen ermöglicht die Schaffung von Narrativen, die Sinn und Bedeutung aufkeimen lassen, was zu einer Kontinuität des eigenen Seins beiträgt.

Eine psychoanalytische Therapie mit einem Kind, dessen Eltern psychische Traumata in ihrer Kindheit/Adoleszenz erfahren haben, stellt, bei Vorliegen von transgenerationalen Vermächtnissen, eine besondere Herausforderung für die psychoanalytischen Therapeuten dar. Bei der Bildung einer tragfähigen Allianz mit den Eltern, die für die Therapie mit ihrem Kind notwendig ist, gilt es, dem bestehenden elterlichen Schmerz mit Sorgfalt und Behutsamkeit zu begegnen. Die nicht verarbeiteten persönlichen Lebensgeschichten der Eltern, ihre nicht vollzogene Trauerarbeit oder schmerzhaften Geheimnisse sind meist mit einer ungenügenden Identitätsbildung der Betroffenen verbunden. In der Übertragung werden die abgewehrten Elemente vielfach mittels Denkhemmungen bei den Eltern – und in der Gegenübertragung[10] als Unklarheiten und Verwirrung bei den Analytikern – spürbar. Die Eltern suchen

10 Gampel (2020) beschreibt den Schmerz, der in der Gegenübertragung zusammen mit einem Gefühl von Verzweiflung und Vergeblichkeit einhergeht als »Verlust von Sinngebung«.

oft nach einer Reparation ihrer eigenen infantilen Erfahrungen, was ihre Fähigkeit, ihr Kind als eine von ihnen getrennte, eigenständige und andersartige Person anzuerkennen, beeinträchtigt.

Das Verlangen nach einer Untersuchung/Therapie für ein Kind ist üblicherweise von der dringenden Erwartung der Eltern geprägt, dass die kindlichen Symptome beseitigt werden und die Familienhomöostase wiederhergestellt wird. Eine fehlende Transformation infantiler Emotionen bewirkt beim Kind, dass diese in somatischer Form oder in übermäßiger Erregung zum Ausdruck gelangen. Der Erregungszustand steht im Zusammenhang mit ungenügend funktionierenden Regulationsstrukturen des Kindes. Den Eltern mag es nicht gelingen, ihr Kind mit seiner Angst lindernd zu unterstützen, wenn ihre traumatischen Erfahrungen und die damit verbunden Affekte reaktiviert werden (Badoni, 2003). Die psychoanalytische Arbeit muss sich dann mit dem abgewehrten Leiden der Eltern und/oder den Projektionen auf ihr Kind befassen. Ohne einen eigentlichen therapeutischen Auftrag hierzu erhalten zu haben, bedarf es einer Bitte an die Eltern, das Vorgehen und die Sichtweise der therapeutischen Person wohlwollend zu prüfen und in die gleiche Richtung zu arbeiten. Im therapeutischen Prozess bedürfen die Wahrnehmungen und Emotionen des Kindes einer Anerkennung durch die Eltern. Es braucht Unterstützung beim Versuch, seine Erfahrungen und die Differenzierung seiner Innenwelt zu explorieren.

# 7. Zur Psychotherapie

Psychoanalytische Therapie versucht, Zugang zu der subjektiven Erfahrung und der persönlichen Bedeutung der seelischen Schmerzen eines Kindes/Jugendlichen zu finden. Jede diesbezügliche therapeutische Arbeit ist außerordentlich kompliziert, langwierig und anstrengend. Oft braucht es Bemühungen auf vielen Ebenen, um eine Nachreifung in Gang bringen zu können. Das Zulassen von kleinen Quantitäten primären seelischen Schmerzes in der Übertragung verlangt nicht nur ein besonderes Vermögen zu Containment und Empathie der therapeutischen Person, sondern auch die Anerkennung des Wunsches eines Patienten, seine Innenwelt freundlicher zu gestalten und damit die Trauerarbeit über das schmerzliche Vergangene in einer geschützten Beziehung zuzulassen. Dabei geht es keinesfalls um eine korrigierende Erfahrung, sondern vielmehr darum, schlimme Erfahrungen in einem geschützten Milieu neu und mit Hilfe einer geschützten Beziehung zu einer anderen als den Personen der Primärbeziehungen frisch zu bearbeiten.

### *Psychotherapeutische Arbeit mit Eltern und ihrem Säugling oder Kleinkind*

Seelischen Schmerz verursachende, emotionale Störungen, die in der Beziehung von Mutter oder Vater zu ihrem Säugling oder Kleinkind manifest werden, können – in einem psychotherapeutischen Setting, in welchem die primären Bezugspersonen (vor allem die Mutter) mit ihrem Baby zusammen gesehen werden – dank einer positiven Beziehung zur untersuchenden Person und der sich einstellenden Übertragungsbewegungen bearbeitet werden. Hierbei handelt es sich in erster Linie um die Aktivierung und Modifikation der sich in Entwicklung befindenden Ich- bzw. Selbst-Anteile des Babys, die bislang von einem elterlichen Holding/Containment ausgeschlossen geblieben sind. Dank der Flexibilität der frühkindlichen Beziehungsinteraktionen ist, unter günstigen Bedingungen, die Wiederherstellung einer mutuellen, emotionalen Resonanzfähigkeit möglich. Bei einem solchen Vorgehen lassen sich selbst Entwicklungsgefährdungen der Eltern-Kind-Interaktionen erfassen. Denn die Suche nach Holding und intersubjektivem Austausch, das Verständnis von nonverbalen Kommunikationsanteilen und die einzigartige Flexibilität der Anpassungsleistungen eines Säuglings unterstützen Reparationsversuche dieser Art anhaltend (Norman, 2001; Salomonsson, 2007, 2016).

## *Das Kind*

Im psychotherapeutischen Prozess gilt es, dem Kind zu helfen, die Trauerarbeit so in Gang zu bringen, dass möglichst keine pathologische Trauer[11] entsteht. Für den Therapeuten bedeutet dies, sich mit dem Kind zu identifizieren, in die Verlustwelt des Kindes einzusteigen und dessen Trauer mitzuempfinden. Dabei werden Therapeuten oft an eigene Verlusterlebnisse und Trauerprozesse erinnert.

Das spontane Spiel von Kindern in der analytischen Psychotherapie ermöglicht (in der Außenwelt) den Ausdruck von intrapsychischen Prozessen mittels einer Fülle von Darstellungen. Ohne Forderungen oder größere Einschränkungen bietet das Spiel unendlich viele kreative Äußerungsvariationen und deren Verknüpfungen mit bewussten und vorbewussten Abläufen. In sich wiederholenden Spielinszenierungen versucht das Kind, vergangene, schmerzlich erlebte Erfahrungen zu meistern. Kinder zeigen in ihrem Spiel und in den dazugehörigen Übertragungsbewegungen ihre Beziehung zu den für sie zentralen Bezugspersonen und diesbezüglich entsprechende Phantasien. Das Spielen ermöglicht es dem Kind, mit Identifikationen und Lösungen intrapsychischer Konfliktsituationen in der Außenwelt zu experimentieren und dabei eine Umschichtung von Affekten und Vorstellungen zu entwickeln. Das »Als-ob-Spiel« fördert den Ausdruck und die Darstellung unbewusster Wünsche und Konflikte, deren Verbalisierung im Spiel für das Kind weniger angstprovozierend, zugleich aber Schutz vermittelnd ist. In einem zweiten Schritt können die Spielgeschichten des Kindes auf seine Schwierigkeiten und seine persönliche Lebensgeschichte bezogen werden.

In Alpträumen tauchen manchmal bisher unbewusste Phantasmen auf. Ihr Wiedererleben ist mit schmerzhaften Erinnerungen verbunden. Die bisher nicht integrierten, affektiven Erfahrungen der Vergangenheit werden, eingeschrieben in die analytisch-psychotherapeutische Beziehung in der Gegenwart, dem Bewusstsein zugeführt, verstanden, zumeist in irgendeiner Form wiederempfunden und in eine Zeitfolge integriert. Die narrative Analyse von Albträumen erlaubt, zu diesen Gefühlen zu assoziieren, Geschichten zu ergänzen und für die auftauchenden Konflikte nach Lösungen zu suchen. Eingebettet in eine fortlaufende Erzählung ermöglichen Träume den Träumenden ganz generell, den Inhalt ihrer Träume im geschützten Raum der Psychotherapie in einem neuen Licht zu verstehen und den Transfer

11 Generell kann man von pathologischer Trauer sprechen, wenn sich die Trauer des Kindes in Verhaltensweisen und Symptomen ausdrückt, die nicht mehr eine seinem Entwicklungsstand entsprechende Antwort auf den Verlust darstellen und es in seiner Entwicklung behindern.

unbewusster, latenter Traumgedanken in das Wachleben zu unterstützen (Jenkins, 2012). Die Traumerfahrung – und damit die Verbindung zu unbewussten Funktionsweisen – ist in eine gewisse Zeitlosigkeit eingebunden. Beim Traumerzählen aber wird diese aufgehoben, d. h. der Traum wird in die Temporalität eingeschrieben (Parsons, 2007). Verbindungen zwischen der subjektiven, emotionalen Erfahrung vergangener Ereignisse und der gegenwärtigen Geschichte herzustellen, ermöglicht die Ausarbeitung eines emotionalen Verständnisses und die Elaboration von Sinn und Bedeutung. Implizite Erinnerungen der Vergangenheit und deren Auswirkung auf die Gegenwart werden im analytisch-psychotherapeutischen Prozess zu bewussten Inhalten transformiert und können den Patienten von Verwirrungs- und Angstzuständen befreien (Giustino, 2009). Wenn Gefühle von Schmerz und Angst aus traumatischen Erfahrungen erinnert werden, so führen die Assoziationen immer wieder zur Wiederbelebung von Ereignissen oder Eindrücken aus der Kindheit.

Das Angebot eines bedeutungsvollen Dialoges und einer tragfähigen Beziehung im sicheren und verlässlichen Rahmen der analytischen Psychotherapie hilft dem Kind, seine Phantasien zu entfalten wie auch seinem Schmerz und Leid Ausdruck zu geben. Es benötigt genügend affektive Sicherheit, damit es die mit schwierigen Gefühlsqualitäten oder -intensitäten verbundenen Erlebnisse und Phantasien im bewussten Erleben zulassen kann. In der Übertragungsbeziehung können diese Affekte in symbolischer Sprache benannt und verbalisiert werden. Das Wiedererleben einstiger Gefühle ist aber oft äußerst schmerzhaft.

Je freundlichere, aufnehmendere und bewahrendere Objektrepräsentanzen ein Kind im Verlaufe des therapeutischen Prozesses in sich aufbauen kann, desto mehr wird es fähig sein, Schmerz und Frustration zu ertragen. Eine Trauerarbeit ist dringend notwendig, um sekundäre Traumatisierungen durch ein in Handlung umgesetztes Wiederholen von traumatisch erlebten Situationen zu vermeiden. Wenn intrapsychisches Erleben von Kindern in den therapeutischen (Übergangs-)Raum eingebracht worden ist, so erlauben psychotherapeutische Interventionen eine neue Sinn- und Bedeutungszuschreibung. Das spielerische und durch die therapeutischen Interventionen der Sprache zugeführte Durcharbeiten erleichtert die Integrationsarbeit für das Kind. In der therapeutischen Beziehung lernen Kinder, Verständnis für ihre individuelle Verarbeitung von frühkindlich erlebtem Schmerz, von überwältigenden Gefühlen und Vorstellungen sowie von angstauslösenden Phantasmen zu gewinnen. Sie erfahren, dass in der therapeutischen Beziehung alle psychischen Zustände ausgedrückt und gehalten werden können. Durch Verarbeitung auf einer semantischen und symbolischen Ebene können implizite, emotionale und sensorische Erinnerungen erlebter Ereignisse in explizite Erinnerungen übersetzt werden. Sie müssen danach nicht mehr durch Handlungen ihren Ausdruck finden.

Agierte Reinszenierungen kritischer Lebensereignisse können so manchmal als Selbstheilungsversuche verstanden werden.

Durch massive Belastungen in der familialen Umgebung eines Kindes oder Jugendlichen wird die Bearbeitung von Beziehungskonflikten im therapeutischen Prozess erschwert, da dann innere und äußere Probleme nur mehr schlecht unterscheidbar sind. Bei den Bewegungen des therapeutischen Prozesses werden intrapsychische Konfliktkonfigurationen (z. B. zwischen Selbst- und Objektrepräsentanzen) als Übertragungsphänomene in interpersonale Störungen zwischen Kind/Jugendlichem und Therapeut umgeschrieben. Bei der therapeutischen Person geht es darum, die Übertragungsbotschaften an- und aufzunehmen, die eigenen Reaktionen darauf (eigene Gegen-Übertragung) zu bearbeiten, zu reflektieren und Teile davon dem Kind im Dialog wieder zur Verfügung zu stellen, so dass in diesem Beziehungsfeld entwicklungsförderliche Prozesse ablaufen können. Die Inszenierungen und Wiederholungen in der Beziehung zum Therapeuten ermöglichen es dem Kind auf diese Weise, günstigere Bewältigungsmöglichkeiten und Auswege, geeignetere Kommunikationsformen und neue Lösungen zu finden (Bürgin 1989, Bürgin et al., 2001). Die Widersprüchlichkeiten im Subjekt, die zur Conditio humana gehören, sowie die damit verknüpfte Ambivalenz bleiben aber schmerzliche Grundgegebenheiten des menschlichen Daseins. Gelingt es den beiden Protagonisten, den entwicklungsbehindernden Schmerz in einen entwicklungsförderlichen zu transformieren, so ist ihnen ein wichtiger, in die Zukunft gerichteter Schritt gelungen.

# 8. Literatur


Abraham, N. & Torok, M. (1987): L'écorce et le noyau. Paris: Flammarion.

Ainsworth, M. D. S. (1985): Patterns of infant-mother attachments: Antecedents and effects on development. Bulletin of the New York Academy of Medicine, 61, 771–791.

Akhtar, S. (2000): Narzisstische und Borderline-Persönlichkeitsstörung: zwei verwandte Bilder. In: Kernberg, O. und Mitarb. (Hrsg.): Handbuch der Borderline-Störungen. Stuttgart/New York: Schattauer.

Andersen, H. C. H. (1837): Märchen für Kinder erzählt.

Badoni, M. (2003): Parents and their child – and the analyst in the middle. Working with a transgenerational mandate. Int. J. Psychoanal., 83, 1111.

Bernhardt, B. C. & Singer, T. (2012): The neural basis of empathy. Annu Rev Neurosci, 35, 1–23.

Bowlby, J. (1988): A Secure Base: Parent-Child Attachment and Healthy Human Development. USA, Basic Books. S. 27.

Bremner, J. D., Elzinga, B., Schmahl, C. & Vermetten E. (2008): Structural and functional plasticity of the human brain in posttraumatic stress disorder. Prog Brain Res., 167, 171–86.

Bürgin, D. (1989): Trauer bei Kindern und Erwachsenen, Zeitschrift für Psychoanalytische Theorie und Praxis, IV:1, 55–78.

Bürgin, D., Steck, B. & Schwald, A. (2001): Verstehen und Deuten im Trauerprozess eines 5¾jährigen traumatisierten Knaben. Kinderanalyse; 4:395–421.

Bürgin, D. & Steck, B. (2008): Resilienz im Kindes- und Jugendalter. Schweiz Arch Neurol Psychiatr., 159, 480–9.

Bürgin, D. & Steck, B. (2019): Psychosomatik bei Kindern und Jugendlichen. Psychoanalytisch verstehen und behandeln. Stuttgart: Kohlhammer.

Bürgin, D. (2020), gemeinsam mit Staehle, A., Westhoff, K. & Wyler-von Ballmoos, A.: Psychoanalytische Grundannahmen. Frankfurt a. M.: Brandes & Apsel.

Bürgin, D. & Steck, B. (2020): Seelische Schmerzen als übergreifendes Element. In: Bründl, P. & Scheidt, C. E. (Hrsg.) (2020): Psychosomatik – Sadomasochismus – Trauma. Klinische und entwicklungstheoretische Perspektiven. Jahrbuch der Kinder- und Jugendlichen-Psychoanalyse, Bd. 9. Frankfurt a. M.: Brandes & Apsel, S. 18–37.

Bushnell, M. C., Ceko, M. & Low, L. A. (2013): Cognitive and emotional control of pain and its disruption in chronic pain. Nat Rev Neurosci, 14, 5012–5011.

Charmandari, E., Achermann, J. C., Carel, J. C., Soder, O. & Chrousos, G. P. (2012): Stress response and child health. Sci Signal. 2012, Oct 30, 5(248):mr1. DOI: 10.1126/scisignal.2003595.

Civitarese, G. (2017): Masochism and its Rhythm. https://doi.org/10.1177/0003065116674442
Damasio, A.R. (1994): Descartes' Error. Emotion, Reason, and the Human Brain. New York: G.P. Putnam's Sons.
Darwin, C.R. (1872): The expression of the emotions in man and animals, 1st edn. London: John Murray.
de Quervain, D.J., Kolassa, I.T., Ackermann, S., Aerni, A., Boesiger, P., Demougin, P. et al. (2012): PKCα is genetically linked to memory capacity in healthy subjects and to risk for posttraumatic stress disorder in genocide survivors. Proc Natl Acad Sci U S A, 109(22), 8746–51.
Eccleston, C., Fisher, E., Howard, R.F., Slater, R., Forgeron, P., Palermo, T.M. et al. (2020): Delivering transformative action in paediatric pain: a Lancet Child & Adolescent Health Commission. Published online https://doi.org/10.1016/S2352-4642(20)30277-7.
Eisenberger, N.I., Lieberman, M.D. & Williams, K.D. (2003): Does rejection hurt? An FMRI study of social exclusion. Science, 302(5643), 290–2.
Eisenberger, N. I. (2012): The pain of social disconnection: examining the shared neural underpinnings of physical and social pain. Nat Rev Neurosci, 13, 421–434.
Eisenberger, N.I., Master, S.L., Inagaki, T.K., Taylor, S.E., Shirinyan, D., Lieberman, M.D., Naliboff, B.D. (2011): Attachment figures activate a safety signal-related neural region and reduce pain experience. Proc Natl Acad Sci USA, 108, 11721–11726.
Egle, U.T., Egloff, N. & von Känel, R. (2016): Stressinduzierte Hyperalgesie (SIH) als Folge von emotionaler Deprivation und psychischer Traumatisierung in der Kindheit. Der Schmerz, 30, 526–536.
Faimberg, H. (2009): Teleskoping. Frankfurt a.M.: Brandes & Apsel.
Ferenczi, S. (1932): Sprachverwirrung zwischen den Erwachsenen und dem Kind. Vorgetragen am XII. Internationalen Psyoanalytischen Kongress in Wiesbaden.
Ferrari, P. (1986). La filiation en psychopathologie de l'enfant. Annales de Pédiatrie, 33(8), 713–718.
Fraiberg, S., Adelson, E. & Shapiro, V. (1975): Ghosts in the Nursery: A Psychoanalytic. Approach to the Problems of Impaired Infant-Mother Relationship. J. of the American Academy of Child Psychiatry, 14(3), 387–421.
Freud, S. (1913): Das Interesse an der Psychoanalyse. GW Bd. IIX, S. 390–420.
Freud, S. (1915): Die Verdrängung. GW Bd X, S. 249.
Freud, S. (1920): Jenseits des Lustprinzips. GW XIII.
Freud, S. (1920/1955): Gutachten über Kriegsneurotiker. GW Nachtragsband Texte 1885–1938, S. 708/709.
Freud, S. (1923): Das Ich und das Es. GW XIII, S. 250.
Freud, S. (1924): Das ökonomische Problem des Masochismus. GW Bd. XIII.
Freud, S. (1926): Hemmung, Symptom und Angst. GW XIV, S. 202.
Freud, S. (1927): Zukunft einer Illusion. GW XIV, S. 323–383.

Freud, S. (1929): Brief von Freud an Binswanger vom 12. April 1929.
Freud, S. (1939): Der Mann Moses und die monotheistische Religion. GW XVI, S. 193.
Freud, S. (1895/1950a): Theoretisches (J. Breuer). GW Nachtragsband Texte 1885–1938. S. 248.
Freud, S. (1895/1950b): Entwurf einer Psychologie. GW Nachtragsband Texte 1885–1938, S. 413.
Fischer, G. & Riedesser, P. (1999): Lehrbuch der Psychotraumatologie. München/Basel: E. Reinhardt.
Fonagy, P., Steele, M., Steele, H., Higgitt, A. & Target, M. (1994): The Emanuel Miller Memorial Lecture 1992. The theory and practice of resilience. Review. J Child Psychol Psychiatry, 35(2), 231–57.
Gampel, Y. (2020): The pain of the social. Int. J. Psychoanal. 101:6, 1219–1235.
Goksan, S., Hartley, C., Emery, F., Cockrill, N., Poorun, N., Moultrie, F. et al. (2015): fMRI reveals neural activity overlap between adult and infant pain. eLife 4, 10.7554/eLife.06356
Green, A. (2002): Die zentrale phobische Position – mit einem Modell der freien Assoziation. Psyche, 56(5), 409–441.
Greenacre, P. (1953/1987): Trauma, growth and personality. London: Hogarth/Karnac.
Greenacre, P. (1957): The childhood of the artist. The Psychoanalytic Study of the Child, 12, 47–72. New York: International Universities Press.
Greenacre, P. (1962): Discussion and Comments on the Psychology of Creativity. Journal of the American Academy of Child Psychiatry, 1, 129–137.
Greenacre, P. (1965): On the development and function of tears. In: Greenacre, Ph. (1971): Emotional growth. Vol 1. NY: IUP, S. 249–259.
Greenacre, P. (1973): Die Suche nach dem Vater. In: Die Sigmund Freud Vorlesungen. Frankfurt: S. Fischer, S. 65–159. Englisch: Greenacre, P. (1969): The quest for the father, NY: IUP.
Grimm, J. u. W. (1812–1858): Kinder- und Hausmärchen. Berlin, Realschulbuchhandlung.
Guex, G. (1950) : La névrose d'abandon. Paris: PUF.
Giustino, G. (2009): Memory in dreams. Int J Psychoanal, 90, 1057–73.
Harlow, H. & Harlow, M. K. (1962): Social deprivation in monkeys. In: Scientific American, 136–147.
Harlow, H. & Harlow, P. (1979): Human Model: Primate Perspective. Vh Winston.
Hartung, T. & Steinbrecher, M. (2018): From somatic pain to psychic pain: The body in the psychoanalytic field. Int. J. Psychoanal, 99:1, 159–180.
Heimann, P. (1989): About Children and Children-no-longer. Collected papers. London, Tavistock.
Heinrichs, M., Baumgartner, T., Kirschbaum, C. & Ehlert, U. (2003): Social support and oxytocin interact to suppress cortisol and subjective responses to psychosocial stress. Biol Psychiatry, 54(12), 1389–98.

Henckens, M. J., Hermans, E. J., Pu, Z., Joëls, M. & Fernández, G. (2009): Stressed memories: how acute stress affects memory formation in humans. J Neurosci. 29(32), 10111–9.

Jaaniste, T., Jia, N., Lang, T., Goodison-Farnsworth, E. M., McCormick, M. & Anderson, D. (2016): The relationship between parental attitudes and behaviours in the context of paediatric chronic pain. Child: care, health and development, 42, 3, 433–438.

Jenkins, D. (2012): The nightmare and the narrative. Dreaming. 22(2), 101–14.

Kellermann, N. P. F. (2011). »Geerbtes Trauma«. Die Konzeptualisierung der transgenerationellen Weitergabe von Traumata. In: Tel Aviver Jahrbuch für deutsche Geschichte 39, 137–160.

Krause, R. (2019): Körperschmerzen als Organisatoren des frühen Selbst. Forum Psychoanal. doi.org/10.1007/s00451-019-00363-8.

Langmeier, J. & Matejcek, Z. (1977): Psychische Deprivation im Kindesalter. Kinder ohne Liebe. München: Urban & Schwarzenberg.

LeDoux, J. (1996): The Emotional Brain. New York: Simon und Schuster.

Liang, K. C., Juler, R. G. & McGaugh, J. L. (1986): Modulating effects of posttraining epinephrine on memory: involvement of the amygdala noradrenergic system. Brain Res, 368(1), 125–33.

Löfgren, B. (1966): On Weeping. Int. J. Psychoanal., 47, 375–381.

Manciaux, M. (2000): L'enfant et la résilience. Schweiz Ärztezeitung, 81(24), 1319–22.

Matte-Blanco, I. (1975): The unsconscious as infinite Sets. An Essay in Bi-logic. London: Karnac.

Moré, A. (2018): Zum psychoanalytischen Verständnis transgenerationaler Übertragungen. Swiss Archives of Neurology, Psychiatry and Psychotherapy. 169(8).

Neugebauer, V., Galhardo, V., Maione, S. & Mackey, S. C. (2009): Forebrain pain mechanisms. Brain Res Rev, 60(1), 226–42.

Nelson, Ch. A., Fox, N. A. & Zeanah, Ch. H. (2014): Romania's abandoned children. Deprivation, Brain Development and the Struggle for Recovery. Cambridge (Mass.): Harvard University Press.

Norman, J. (2001): The psychoanalyst and the baby: a new look at work with infants. Int. J. Psychoanal., 82, 83–100.

Ogden, T. (2004): Gespräche im Zwischenreich des Träumens. Gießen: Psychosozial.

Panksepp, J. (2003): Neuroscience. Feeling the pain of social loss. Science, 302(5643), 237–9.

Panksepp, J. (2017): The Psycho-Neurology of Cross-Species Affective/Social Neuroscience: Understanding Animal Affective States as a Guide to Development of Novel Psychiatric Treatments. Curr Top Behav Neurosci, 30, 109–125.

Parsons, M. (2007): Why did Orpheus look back? EPF Conference. Bulletin, 61, 159–66.

Pontalis, J. B. (2003): Zwischen Traum und Schmerz. Psychosozial: Gießen.

Price, D. D. (2000): Psychological and neural mechanisms of the affective dimension of pain. Science, 288(5472), 1769–72, Review.

Racamier, P. C. (1979): De psychanalyse en psychiatrie. Paris: Payot.

Racamier, P. C. (1999): Le genie des origins. Lausanne: Payot.

Riedesser, P. (1995): Die Reaktion auf die Krebserkrankung eines Elternteils. ProFam. Mag. 23, 7–9.

Robertson, J. & Robertson, J. (1971): Young Children in Brief Separation. In: Psychoanal. Study Child, 26, 264–315.

Rutter, M. (1987): Psychosocial resilience and protective mechanism. Am J Orthopsychiatr, 57(3), 316–31.

Rutter, M. (2006): Implications of resilience concepts for scientific understanding. Annals of the New York Academy of Sciences, 1094, 1–12. https://doi.org/10.1196/annals.1376.002.

Rutter, M. (2012): Resilience as a dynamic concept. Development and Psychopathology, 24(2), 335–344. DOI: 10.1017/S0954579412000028.

Salomonsson, B. (2007): »Talk to me baby, tell me what's the matter now«. Semiotic and developmental perspectives on communication in psychoanalytic infant treatment, 88,127–46.

Salomonsson, B. (2016): Infantile defences in parent-infant psychotherapy: The example of gaze avoidance. Int. J. Psychoanal., 97, 65–88.

Schami, R. (Hrsg.) (2018): Nachwort des Herausgebers. Die letzte Burg – Ein Versuch über die Sehnsucht. In: Sehnsucht. Cadolzburg: ars vivendi, 154–177.

Schiller, F. (1799): Die Bürgschaft. Musen-Almanach. Stuttgart: Cotta (S. 176–182).

Soulé, M. (1992): La mère qui tricote suffisamment. Rev. Française de Psychanal. 56(4), 1079–1087.

Spitz, R. A. (1969): Vom Säugling zum Kleinkind. Stuttgart: Klett-Cotta.

Spitz, R. A. (1971): angeboren oder erworben? Die Zwillinge Rosy und Cathy. Amsterdam: De Munter, Schwarze Reihe, Nr. 14.

Steck, B. (2003): Psychisches Trauma und Trauerprozess beim Kind. Schweiz. Arch. Neurol. Psychiatr., 154(1), 37–41.

Steck, A. & Steck, B. (2016): Brain and mind, subjective experience and scientific objectivity. New York: Springer.

Tedeschi, R. G., Park, C. I. & Calhoun, L. G. (1998): Posttraumatic growth: conceptual issues. In: Tedeschi RG, Park CI, Calhoun LG, editors. Posttraumatic Growth: positive changes in the aftermath of crisis. Mahwah, NY/London: Lawrence Erlenbaum.

Terr, L. C. (1995): Childhood traumas: An outline and an overview. In: Everly, G. S., Lating JM, 301–319.

Tiet, Q. Q., Bird, H. R., Davies, M., Hoven, C., Cohen, P., Jensen, P. S. et al. (1998): Adverse life events and resilience. Journal of the American Academy of Child & Adolescent Psychiatry, 37, 1191–1200.

Timimi, S. (2002); Pathological Child Psychiatry and the Medicalization of Childhood Medicalization of Childhood. Hove: Brunner-Routledge.

Tucker, D.M., Luu, P. & Derryberry, D. (2005): Love hurts: the evolution of empathic concern through the encephalization of nociceptive capacity. Dev Psychopathol, 17(3), 699–713.
van der Kolk, B. (1996): Traumatic Stress. New York/London: Guilford Press.
Winnicott, D.W. (1973): Die therapeutische Arbeit mit Kindern. München: Kindler.
Winnicott, D.W. (1974): Reifungsprozess und fördernde Umwelt. München: Kindler.
Winnicott, D.W. (1990): Der Anfang ist unsere Heimat. Klett-Cotta: Stuttgart.